U0376595

黑死病

大灾难、大死亡与大萧条

〔英〕弗朗西斯·艾丹·加斯凯 著　郑中求 译

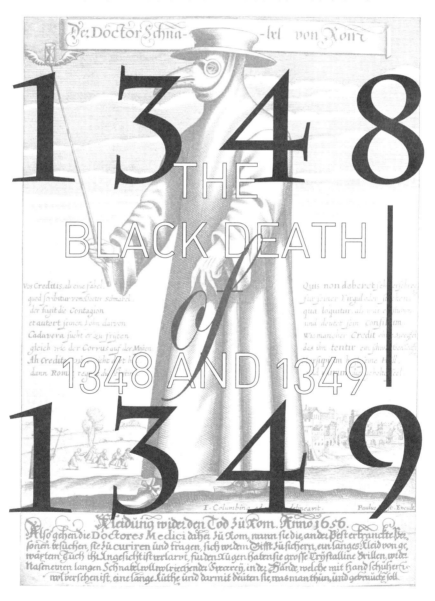

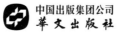

中国出版集团公司
华文出版社

图书在版编目（CIP）数据

黑死病：1348—1349：大灾难、大死亡与大萧条 /
(英) 弗朗西斯·艾丹·加斯凯著；郑中求译. -- 北京：
华文出版社, 2018.12（2020.4第3次印刷）

（华文全球史）

ISBN 978-7-5075-4986-7

Ⅰ.①黑… Ⅱ.①弗… ②郑… Ⅲ.①瘟疫—史料—
英国—1348-1349 Ⅳ.①R51-095.61

中国版本图书馆CIP数据核字(2018)第235694号

黑死病（1348—1349）：大灾难、大死亡与大萧条

作　　者：[英] 弗朗西斯·艾丹·加斯凯
译　　者：郑中求
选题策划：盛世华章
插图供应：029—85504182
责任编辑：陈红升
出版发行：华文出版社
社　　址：北京市西城区广外大街305号8区2号楼
邮政编码：100055
网　　址：http：//www.hwcbs.com.cn
电　　话：总编室010—58336239
　　　　　发行部010—58336212
经　　销：新华书店
印　　刷：三河市国英印务有限公司
开　　本：710×1000　1/16
印　　张：24
字　　数：300千字
版　　次：2019年1月第1版
印　　次：2020年4月第3次印刷
标准书号：ISBN 978-7-5075-4986-7
定　　价：96.00元

版权所有　侵权必究

出版前言

随着中国开放的大门越开越大，关注世界各国尤其是西方国家文明的源流、发展和未来已经成为当下世界史研究的一个热点。为了成系统地推出一套强调"史源性"且在现有世界史出版物中具有拾遗补阙价值的作品，我们经过认真论证，推出了"华文全球史"系列，首次出版约为一百个品种。

"华文全球史"系列从书目选择到译者的确定，从书稿中图片的采用到人名地名的规范，都有比较严格的遴选规定、编审要求和成稿检查，目的就是要奉献给读者一套具有学术性、权威性和高质量的世界史系列图书。

书目的选择。本系列图书重视世界史学科建设，视角宽阔，层级明晰，数量均衡，有所突出。计划出版的华文全球史中，既有通史，也有专题史，还有回忆录，基本上是世界历史著作中的上乘之作，填补了国内同类作品出版的空白。

人名地名规范。本系列图书中人名地名，翻译规范，重视专业性。同时，在人名翻译方面，我们坚持"姓名皆全"的原则，加大考据力度，从而实现了有姓必有名，有名必有姓，方便了读者的使用。另外，在注释方面，书中既有原书注，完整地保留了原著中的注释；也有译者注，体现了译者的研究性成果。

书中的插图。本系列图书的一个重要特征是书中都有功能性插图，这些插图全方位、多层次、宽视角反映当时重大历史事件，或与事件的场景密切相关，涉及政治、军事、经济、社会、外交、人物、地理、民俗、生活等方面的绘画作品与摄影作品。功能性插图与文字结合，赋予文字视觉的艺术，增加了文字的内涵。

　　译者的确定。本系列图书的翻译主要凭借的是一个以大学教师为主的翻译团队，团队中不乏知名教授和相关领域的资深人士。他们治学严谨，译笔优美，为确保质量奉献良多。

　　"华文全球史"系列作为一套具有较高学术价值的优秀的世界历史丛书，对增加读者的知识，开阔读者的视野，具有积极的意义。同时要看到，一方面很多西方历史学家的观点符合事实，另一方面不少西方历史学家的观点是错误的，对于这些，我们希望读者不要不加分析地全盘接受或全盘否定，而是要批判地吸收外国文化中有益的东西。

华文出版社

2019 年 8 月

2003 年，我正在读大学。当年春天，非典肆虐。学校封校，禁止学生出入，实习的学生不能返校，校内的学生要天天上报体温，有发热症状的同学都送到校医院进行隔离。学校的教学也受到影响，大班课程不敢再上。据说，有的学校期末考试也简化了程序，将试卷发放给学生，学生自找地方，作答完成后交回便可。

非典其实就是一场瘟疫。瘟疫暴发突然，传播迅速，防范不易，对国家的政治、经济等造成重要的影响。可以毫不夸张地说，在人类历史发展过程中，许多重要转折点的背后，都闪烁着瘟疫的影子。

黑死病是史上最严重的瘟疫之一。这次瘟疫规模大，持续时间长，死亡人数多，历史影响深远。由于黑死病，罗马教廷权威动摇，人文主义思想兴起。由于黑死病，人口成批死亡，劳动力匮乏，土地大量荒芜，导致欧洲社会经济结构发生深刻变化。由于黑死病，欧洲走出了中世纪，开始了现代化进程。除此之外，黑死病对医学、教育等也有着深远的影响。

弗朗西斯·艾丹·加斯凯的《黑死病（1348—1349）：大灾难、大死亡与大萧条》一书翔实记录了 1348 年到 1349 年黑死病在欧洲暴发、传播和蔓延的过程。其中，他对黑死病在英格兰传播过程的叙述尤其详尽。作者以黑死病为主题，参阅大量资料，尤其是利用了英格兰的主教登记簿、庄园档案等原始资料，阐述了黑死病给英格兰带来的影响。

此书可分为三部分。第一章到第四章是黑死病的起源及在意大利、法兰西等欧洲国家的传播情况。第五章到第八章叙述了黑死病在英格兰各地的传播。第九章和第十章分析了黑死病造成的巨大影响。尽管作者引用了大量资料，书中充斥着种种数字，但因为作者史料剪裁得体，行文详略有度，整本书读来毫不枯燥。

在人类历史发展的长河中，瘟疫如影随形，时不时暴发，扰乱甚至改变人类历史发展的进程。在与瘟疫斗争的过程中，人类不断成长壮大。随着现代医学的兴起和发展，人类抵御瘟疫的能力大大增强了。然而，在生态问题、环境问题层出不穷的当今时代，如果不保护环境，不珍爱自然，那么大自然对人类的报复随时会出现。

最后，我要交代一下本书翻译的一些细节。本书人名的翻译参考了新华通讯社译名室编、中国对外翻译出版公司 2007 年版的《世界人名翻译大辞典》，地名的翻译参考了民政部地名研究所编、中国社会出版社 2017 年版《世界地名译名词典》。上述书籍中未出现的人名地名，则根据该词读音译出。翻译过程中，我参考并查阅了大量相关资料。其中，郭方的《英国近代国家的形成：16 世纪英国国家机构与职能的变革》（商务印书馆，2007）、李云飞的《中古英国庄园制度与乡村社会研究》（暨南大学出版社，2014）、施诚的《中世纪英国财政史研究》（商务印书馆，2010）、郭方、刘诚、施诚、王丹的《中古时期的基督教与民族》（江西人民出版社，2012）和王亚平的《西欧中世纪社会中的基督教教会》（中央编译出版社，2011）等书对我启发甚多，谨向上述作者表示感谢！

感谢父母妻女，使我能腾出时间来完成此书的翻译。感谢重庆大学李永毅教授、西南大学陈庆博士和韦罕琳同学及美国伊利诺伊学院南希·泰勒·波特女士为本书翻译提供的指导与帮助。感谢老同学魏立岗帮助我通读部分译稿，使本书的表达更加流畅。感谢我的学生王电杰百忙之中帮助我从国外查找相关资料。感谢我的学生赵婵婵、王童和曹凯雪，帮助我核对了译稿中的日期、数字及专有名词，使本书避免了许多低级错误。

译事不易，译必有遗；囿于所学，毫厘千里之失，鲁鱼亥豕之误，难免出现，敬请读者批评指正！

郑中求

于河南科技学院

2018 年 7 月

致 读 者

　　本书讲述了14世纪中叶英格兰及欧洲诸国暴发的大瘟疫——黑死病，该瘟疫为害甚巨。本书出版之际，我要向那些帮助我收集资料及协助我将这些资料编织为连贯叙事的人表示感谢，尤其是我那些善良的朋友们。我要特别感谢已故的F.布里克利先生，感谢弗朗西斯·约瑟夫·贝金特先生，感谢受俸牧师辛吉斯顿·伦道夫。埃德蒙主教给我提出了批评及建议，并不厌其烦地助我校对样稿，我非常感激。

第二版前言

1893 年，本书初版，现在绝版已久。二手书也很少出现在书商的目录中，所以极难觅得。因此，重印这部关于大瘟疫的记录，实在有必要。大瘟疫曾蹂躏过全世界。该话题尽管不可避免地令人忧愁感伤，但它因范围之大、影响之远而在世界史上占有重要地位。

本书第一版出版后，适逢印度暴发了瘟疫①，人口大量死亡，欧洲诸国亦有暴发瘟疫之虞。于是，人们对淋巴腺鼠疫这个话题的兴趣再起。因为各国的卫生部门小心谨慎，所以欧洲过去几年中零星发生的瘟疫尚能控制，没有发展成可怕的灾难。

根据印度和其他地区对该疾病的性质及起源的研究，人们了解到许多关于该疾病的新情况，这有助于我们搞清楚这场 14 世纪时发生的大瘟疫。现在，那场大瘟疫被称为"黑死病"，本书将详细地叙述。报纸上关于印度疫情肆虐的记录，实在骇人听闻。尽管印度疫情严重，但欧洲几乎没有因此丧生者，否则必将引起更多人的关注。

印度当前的这场淋巴腺鼠疫，与 1897 年 10 月旁遮普的瘟疫呈现出

---

① 1896 年，印度暴发鼠疫。——译者注

同样的特征。尽管卫生部门做了充分准备，用尽了所有的现代科学资源，但人们仍然怀疑，卫生部门是否已经将瘟疫消灭干净。1907 年 4 月，西姆拉 ① 的一封电报说道，4 月 13 日之前的一周内，印度有七万五千人因瘟疫而死，其中北方省 ② 和旁遮普大约五千人死亡。至此，人们估计，仅旁遮普一地九年来已有大约一百五十万人死于瘟疫。

就目前所能追溯的源头来看，印度这次瘟疫可能是由香港传至孟买的。当调查发现瘟疫源于船上的老鼠时，疫情已经肆虐开来。据估计，1903 年 1 月至 8 月，印度有六十万人死于瘟疫。1904 年，死亡总数已达九十三万八千人。1905 年，死亡数字进一步上升，实在令人震惊。据说从 1897 年到 1904 年，瘟疫共夺去了三百二十五万人的生命。

人们轰轰烈烈地消灭传播瘟疫的老鼠，但结果不太理想，这很大程度上是因为当地人的宗教感情，也因为人们不愿离开他们不卫生的家。很明显，不卫生的家是藏匿病菌的地方。并且当地人认为，老鼠在某种程度上是一种家畜，所以不愿意消灭老鼠。这导致老鼠更容易传播疾病。但非常奇怪的是，印度当地居民好像早就意识到了老鼠与淋巴腺鼠疫之间的关系。印度有句古话"老鼠躺倒，人要快跑"。这句话表明，人们都相信，老鼠大量死亡后会发生瘟疫。但事实现在已经清楚了，这两者之间并没有联系。1905 年成立的一个委员会通过一系列的实验证明，淋巴腺鼠疫来自一种叫印度客蚤的鼠蚤，这种鼠蚤不仅将鼠疫菌从一只老鼠传给另一只老鼠，并且几乎可以确信，这种鼠蚤也将鼠疫菌传给了人。

人们都承认一个事实——疟疾由蚊子叮咬而产生。蚊子这种吸血飞虫叮咬人时将杆菌传播出去，使人患上产生昏迷的疾病。同样，人们都知道，鼠蚤将瘟疫从病鼠传到了人身上。鼠蚤叮咬人时，将致命的淋巴腺鼠疫的杆菌留在人身上。现在甚至有人断言，无论什么时候，这种瘟

---

① 印度最北部的政府直辖市、喜马偕尔邦首府。——译者注
② 亦称北方邦、联合省。——译者注

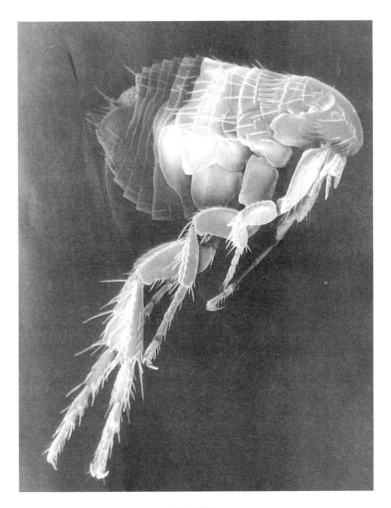

印度客蚤

疫都不可能通过鼠蚤重新传到欧洲了，因为现在的研究已经证明，卫生条件不佳是该病产生及散播的重要根源。存在于城市与乡村贫困区域的跳蚤臭虫，可能是多种疾病的传染途径，这已经得到证实。

这些现代研究的结果读来饶有趣味，也非常重要。它们能说明，为什么 1348 年到 1349 年的大瘟疫传播速度如此快。如果瘟疫是通过这些吸血的寄生虫传播的——其实这一点已经基本确定了，那么 14 世纪时人们所住的房屋太有利于瘟疫传播了。西梅翁·吕斯[①]记录了 14 世纪时法兰西农村的生活状态，可信度极高——本书第三章对此有所引用。至于我国，我们的祖先所居住的那种不干净的环境，我们的祖先所习惯的那种污泥灰土，是跳蚤滋生的绝佳环境，也可能是滋生其他传播瘟疫的虫子的绝佳土壤。

最后重申一句，除一两处小的更正及若干补充外，本书完全是在上一版的基础上重印的。

[①] 西梅翁·吕斯（1833—1892），法国历史学家，主要研究中世纪史。——译者注

目　录

第 4 章　欧洲其他国家的疫情 / 115

第 5 章　英格兰暴发瘟疫 / 141

第 6 章　伦敦及英格兰南部的疫情 / 179

第 7 章　格洛斯特、伍斯特、沃威克和牛津的疫情 / 223

第 8 章　英格兰其他地区的疫情 / 247

迄今为止，还没有人曾完整地叙述 1348 年到 1349 年的大瘟疫。这次瘟疫危害巨大，影响深远，毫无疑问是我国历史上最重要的事件之一。但事实上，直到最近，人们对大瘟疫仍没有多少关注。

一般书籍都将 14 世纪中叶看作英格兰历史上最辉煌的时期。当时，爱德华三世[①]声望正隆。1346 年，英格兰在克雷西重创法兰西。1347 年，英格兰攻占加来，这使爱德华三世的名声达到顶峰。1347 年 10 月 14 日，爱德华三世头戴着那个时代最辉煌胜利的桂冠，驾临桑威奇，整个国家的人们或者说至少是英格兰的王公贵族们正陶醉在爱德华三世的军事胜利之中。编年史作者托马斯·沃尔辛厄姆[②]写道："好像一轮新日在人群中冉冉升起，一片祥和，万物丰饶。这样的胜利，无比荣耀。随便谁家的女人都拥有几件从卡昂、加来等海对岸的法兰西城镇得来的战利品。"英格兰主妇们用从异国抢来的华丽服装、昂贵首饰骄傲地打扮着自己。这更是骑士精神的黄金年代，爱德华三世为了使自己的军事

---

① 爱德华三世（1312—1377），1327 年到 1377 年在位。——译者注
② 托马斯·沃尔辛厄姆（？—1422），英格兰编年史家。——译者注

胜利流芳百世，特设嘉德勋位。全国各地纷纷举行骑士比武来庆祝这一难得盛举。一般历史叙述常将现在称为"黑死病"的大瘟疫搁置一旁，好像黑死病并非历史发展中的一部分，只是历史进程中的旁逸斜出一般。考虑到黑死病发生在克雷西大捷和普瓦捷大捷[①]之间，发生在嘉德勋位设立之际，这并不令人奇怪。

于是，从大卫·休谟[②]堪称经典的《英国史》，到其他老先生们写的英国史，都将这次灾难几笔带过，就一点也不奇怪了。尽管已故的约翰·理查德·格林[③]对历史事件因果关系的分析胜前人一筹，但在叙述黑死病时，他仅将其作为 14 世纪农业变化的一部分略加提及。读者阅读至此，可能会略感诧异。约翰·理查德·格林虽然提到大约有一半人口死于此次瘟疫，但很明显没有意识到此次瘟疫的巨大影响。无论是对宗教的影响还是对社会的影响，都可以追溯到此次巨大灾难上来。

确实有人已经做了许多工作，发表了许多精彩的论述，吸引了我们对这个重要话题的注意，如弗雷德里克·西博姆[④]教授、奥古斯塔斯·杰索普[⑤]博士的文章，以及已故索罗尔德·罗杰斯[⑥]教授及威廉·坎宁安[⑦]博士的政治、社会、经济著作中的若干章节。但就我所知，到目前为止，还没有一个人能将黑死病当作一个整体专门论述，或者说，还没有一个人能利用目前的资料对黑死病造成的灾难做一个相对精确的估计。查尔斯·克赖顿[⑧]博士将目前的研究收录到其编著的《英国瘟疫》一书中，

---

① 1356 年，英军在普瓦捷大胜法军，俘虏法王约翰二世。——译者注
② 大卫·休谟（1711—1776），英国哲学家、历史学家。——译者注
③ 约翰·理查德·格林（1837—1883），英国历史学家。——译者注
④ 弗雷德里克·西博姆（1833—1912），英国经济史学家。——译者注
⑤ 奥古斯塔斯·杰索普（1823—1914），英国传教士、作家。——译者注
⑥ 索罗尔德·罗杰斯（1823—1890），英国经济学家、历史学家。——译者注
⑦ 威廉·坎宁安（1849—1919），英国经济史学家。——译者注
⑧ 查尔斯·克赖顿（1847—1927），英国医生、医学史家。——译者注

但此书却少人问津。查尔斯·克赖顿的书出版后，人们发现，该书虽然以瘟疫为研究主题，并以大量的篇幅论及 1348 年到 1349 年的瘟疫，但并没有使用瘟疫时期的各类文献，并且他处理黑死病这一问题的角度与本书完全不同。

因此，这里要说明一下，本书为什么要详细论述这个并不吸引人的主题。就 1348 年到 1349 年黑死病本身而言，由专业人士将这次瘟疫作为一系列瘟疫中的一个题目来处理，是非常必要的。但仅从历史学家的视角来看，为什么从来没有人详细叙述这次瘟疫，其中原因很多。但充分了解一下此次瘟疫所造成的结果，对正确理解英格兰中世纪末期的历史，是至关重要的。黑死病使社会遭受重创，给人的情感及行为带来的影响，尤其是对人们的宗教情感及行为的影响，丝毫不亚于一场革命。我们只有设身处地真正理解这场瘟疫，才能够正确解释瘟疫过后英格兰历史的发展，否则就会走上"邪路"。确实，这次大瘟疫是英格兰历史的一个转折点，真正终结了中世纪时代，真正开启了我们的现代时期。它割断了与过去的联系，带来了新时代的曙光。瘟疫使人口剧减，进而造成劳工缺乏。人们认识到，底层人有了新的、过高的期望。用现代的话说，就是劳动人民开始理解自己的价值并维护自己的利益了。

但黑死病的一个重要结果尚未引起人们充分注意。对大多数人而言，回望过去，中世纪时期的英格兰教会持续稳定地发展着。然而，可以毫不夸张地说，1351 年时，整个教会系统因瘟疫而全盘打乱，一半以上的教堂、修道院因瘟疫而毁，一切必须重新开始。大瘟疫对教士造成的灾难无法估计，对教育也产生了重要影响。为了保证不可或缺的公共宗教仪式能有人主持，教会不得不让许多不合格的人充任其事，但即便如此，人手仍然缺乏。大瘟疫对普通人最直接的影响是他们的宗教意识麻痹了。无论是英格兰还是欧洲，灾难并没有使人们仰赖上帝，反而使人们陷入绝望。无论哪个国家，都有人记录道，人们的行为因瘟疫而放荡不羁。同时，人们的宗教意识和宗教感情复兴了，但在许多方面，这是一种以新口吻说出的新声音。如果将这种变化简单地描述一下，我认为与以前相比，英格兰人对宗教更虔诚了，更愿意自我反思了。自大瘟疫时期到宗教改革时期，这种情况就存在了。在当前的宗教复兴中，这种情况也显示了出来。特别是一批宗教作家的出现，就是最好的证明。汉姆波尔的理查德·罗尔①的作品堪称此类作品的开端。理查德·罗尔本人便因瘟疫而死。瓦尔特·希尔顿②等作家及无数手抄本小册子的匿名作者后来发展了这一传统。这些作品引起了人们的注意，一般都被归入威克利夫派③。这是一种误导人的归类，其成因很容易理解。一方面，这些小册子充满了深深的宗教精神，另一方面，当时的人们深信宗教只是一系列的外在形式。直到现在，为数不多关注这一主题的人还会毫不犹豫地将宗教作家归为"罗拉德派④的宗教复兴"。他们自然不会相信宗教作家是受到一个"世俗神父已经沦落到追逐私利的教会"⑤的启发的。那些熟悉教导人们对天主教虔诚的作品的人，对这些作品的基调、精神及教义有着丰富的经验。于是他们就会意识到，上文中的小册子在基调、精神及教义上完全是天主教式的，这些小册子与那些受约翰·威克利夫影响而生的小册子有着根本不同。

新的宗教精神既体现在此时涌现出来的众多行会上，也体现在人们

① 理查德·罗尔（1305？—1349），英格兰隐修士、宗教作家。——译者注
② 瓦尔特·希尔顿（1340？—1396），英格兰奥古斯丁会神秘主义者，其作品在15世纪非常有影响。——译者注
③ 威克利夫派是中世纪基督教改革派，因追随约翰·威克利夫的学说而得名，14世纪形成于英格兰。约翰·威克利夫（1328—1384），英格兰神学家、翻译家、宗教改革的先驱。——译者注
④ 罗拉德派是中世纪晚期约翰·威克利夫的追随者。罗拉德一词源自丹麦语，意为"说话含糊不清的人"，实为贬称。——译者注
⑤ 约翰·理查德·格林：《英吉利人简史》，第216页。——原注

对宗教表达虔诚的种种行为上。这些对宗教表达虔诚的行为发展势头实在太迅猛了，致使一些人觉得夸张。新的宗教精神还表现在另一个方面，即个人更加信仰圣体、圣母玛利亚、五伤①、圣名等平易近人、令人熟悉的表象，这样的表象更容易让人虔诚。这种信仰发展迅速。即便是这个时期与众不同的教堂装饰，也见证着这些变化。从14世纪末到15世纪，教堂的装饰、家具、器皿、雕像或描以图案，或镶以花边。教堂装饰日见复杂多样，与以往简单明了的风格形成了鲜明对比。另外，这些财富及精雕细琢作品的来源，也反映了整个国家所发生的变化。教堂所得的捐献，再也不是完全由大贵族提供了，至少不是主要由大贵族提供了。现在教堂的捐献主要由城镇居民和中产阶级提供。按照当时的思想感情来看，这种慷慨大方是与人们拥有丰富的物质享受紧密相关的。从19世纪末到现在，这种丰富的物质享受是现代英国家庭的显著特征。事实上，15世纪是一场伟大的中产阶级运动的开始，其源头可以明显地追溯到大瘟疫的影响上来。16世纪时，这场运动因宗教领域的变化而停止。

本书仅简单提及英格兰人宗教生活的改变及其新趋向。如果想搞清楚英格兰宗教后来的发展史，那么将这次社会和宗教上的巨大灾难作为起点是非常必要的。只有这样，我们才能真正理解黑死病在英格兰历史上的地位。

本书如果仅仅叙述英格兰的疫情，就会导致读者对其真实性产生怀疑。因此本书简略回顾了一下瘟疫从欧洲东部发展到欧洲西部海岸的过程。相隔百里甚至千里之遥的叙述者，所述之悲惨疫情几无二致，甚至描述疫情的语言都如出一辙，这种现象有力地证明了这场灾难的真实性。

---

① 指基督被钉十字架上两手两足及肋旁之伤。——译者注

　　本书对英格兰疫情叙述最详尽，展现了瘟疫从南到北一直传播到苏格兰高地的过程。

　　最后，本书简略叙述了瘟疫结束后英格兰的情况，以期引起读者对瘟疫所造成的直接影响的注意，尤其是瘟疫对英格兰教会生活所产生影响的注意。

第 **1** 章

病源

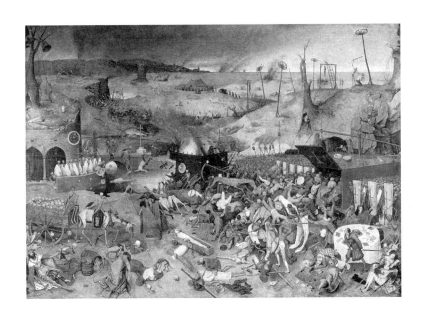

有人说，从 1347 年秋开始波及欧洲的黑死病，其源头是在三四年前的东方。但实际上，黑死病仅能追溯到黑海或地中海的几个港口。商人们通过这几个港口将亚洲国家的货物运抵西方。当时的报告曾提及远东的地震等自然灾害。据说，与灾害伴随而来的是特殊的天气，接着便是印度人和中国人大量死亡。有人向教皇克雷芒六世^①汇报道，肆虐在阿维尼翁^②的瘟疫源自东方，所及之处，蔓延迅速，致人死亡。死于瘟疫者已达两千四百万。毫无疑问，这个数字略显夸张。

布拉格的一份记录提及了在中国、印度和波斯传播的流行病。当时的历史学家马泰奥·微拉尼^③报告道，该病由意大利商人带到欧洲。疾病在黑海东岸的港口流行，商人望风而逃，回到了欧洲。据马泰奥·微拉尼所言，亲眼看见亚洲情况的热那亚商人说，地震将亚洲摧毁，瘟疫之雾将亚洲笼罩。马泰奥·微拉尼说："佛罗伦萨一位令人尊重的小兄弟会^④修士，现在已经是主教了，称他当时就在那个国家的拉麦之城。

① 克雷芒六世（1291？—1352），原名皮埃尔·罗杰，1342 年到 1352 年任教皇。——译者注
② 法国城市。——译者注
③ 马泰奥·微拉尼（1283—1363），意大利历史学家。——译者注
④ 天主教方济各会一支。——译者注

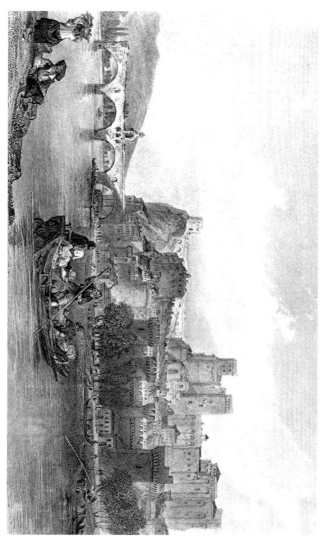

阿维尼翁

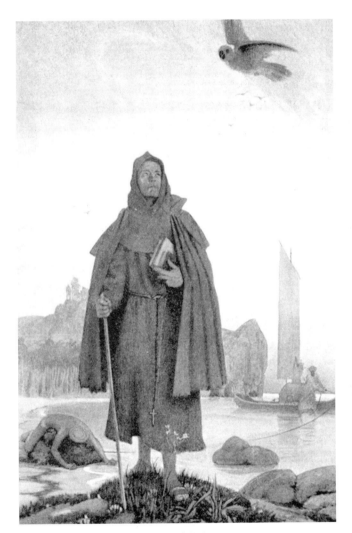

小兄弟会修士

人们如此震惊，以至穆罕默德清真寺①的一部分被摧毁了。"②

尤斯图斯·弗里德里希·卡尔·黑克尔③所著的《中世纪大瘟疫》一书很好地总结了瘟疫到达欧洲之前在东方国家的情况。"疫情最严重时，开罗每天有一万人到一万五千人死亡，比现在整个疫情暴发期内死去的人还多。据说中国有一千三百万人死亡，这个数字与其他亚洲国家的死亡数字一样有些夸张。印度人口大批死亡，鞑靼④、美索不达米亚、叙利亚、亚美尼亚等地死尸遍地。库尔德人逃进了山里，但无济于事。尕勒莽尼阿⑤和凯撒里亚⑥无人幸免。尚未埋葬的尸体在路边、营地里、旅舍里都能看见。阿勒颇⑦每天有五百人丧生。加沙六个星期内失去了两万两千人和大部分动物。塞浦路斯几乎全民遇难。地中海上漂着没有船员的船，这些船和日后北海里的船一样，到处漂荡，一旦靠岸便将疾病传播出去。"⑧

瘟疫是从通往东方的商路上传播开来的，这一点不容置疑。1321年，也即疫情暴发前不到三十年的时候，威尼斯人马里诺·萨努多⑨向教皇约翰二十二世呈递了自己的报告⑩，首次明确描述了欧洲通往印度、中国等亚洲国家的商路，并标注了当时东方商路的艰难险阻。他指出，自

---

① 拉麦之城是受到诅咒的地方。穆罕默德清真寺的一部分被摧毁，指面对肆虐的瘟疫，人们对穆罕默德的信仰动摇了。——译者注
② 卢多维科·安东尼奥·穆拉托里：《意大利史料集成》，第14卷，第14栏。——原注
③ 尤斯图斯·弗里德里希·卡尔·黑克尔（1795—1850），德意志医学史专家。——译者注
④ 指中世纪时受蒙古人统治的自东欧至亚洲的地区。——译者注
⑤ 今小亚细亚南部沿海地区。——译者注
⑥ 位于地中海东岸，现属以色列。——译者注
⑦ 叙利亚西北部城市。——译者注
⑧ 《中世纪大瘟疫》，本杰明·盖伊·巴宾顿译，第21页。——原注
⑨ 马里诺·萨努多（1260—1338），威尼斯政治家、地理学家。——译者注
⑩ 马里诺·萨努多：《如何到达及收复圣地之忠诚密报》，见于雅克·邦加尔所著《法兰克人替上帝行道》第2卷。——原注

古以来，与远东贸易的中心是巴格达，所有商路都通往这个贸易之城。但马里诺·萨努多同时指出，当时由于蒙古人对中亚的进攻，这些商路变得艰险异常。马里诺·萨努多特别提到了两条主要商路：一条从巴格达出发，穿过美索不达米亚和叙利亚，到达利西亚[11]，然后商人们把商品出售给意大利人。这是一条广为人知的商路，也是中国和印度的产品运抵欧洲最快捷的路线。但在 14 世纪时，这条商路的风险最大。另一条商路也始于巴格达，沿底格里斯河至亚美尼亚，接着或者去特拉布宗[12]等黑海港口，或者取道从里海伸过来的路，沿着高加索山脉一侧，到达热那亚或位于克里米亚的其他繁荣的意大利商站。

据马里诺·萨努多所言，当时最常走的是第三条商路，因为风险最小。通过这条商路，东方的商品先运抵亚历山大港，被苏丹课以重税后再运到欧洲。马里诺·萨努多说，印度的货物从印度半岛的两个港口起航。他称这两个港口为马哈巴尔[13]和坎姆贝斯[14]。接着货物被运到波斯湾诸港口或运到红海入海口的亚丁。接着在沙漠中穿行九天，到达尼罗河畔城市楚斯[15]。东方市场的这些货物再经过十五天的河道运输，便可抵达开罗。货物从开罗可经运河至亚历山大港。

以上就是维持亚洲和欧洲贸易的主要商道。通过这些商道，东方的香料、树脂和丝绸供应到西方。因此，来自东方的商队沿着这几条商路或其他类似的商路将大瘟疫带到欧洲，是非常可能的。商队沿着这些道路前往克里米亚的意大利商站，可以确定的是，1346 年，也就是瘟疫

---

⑪　利西亚位于土耳其在亚洲部分的最南端。——原注
⑫　特拉布宗是土耳其港口城市。——译者注
⑬　可能是马拉巴尔海岸城市马埃。——原注
⑭　现在的肯帕德。肯帕德属于孟买北部的巴罗达自治领。肯帕德原名坎贝，作者写这部书时，印度还是英国的殖民地，巴罗达是其中的一个自治领。——译者注
⑮　也称苦斯，现作库斯，位于上埃及，距底比斯不远。——原注

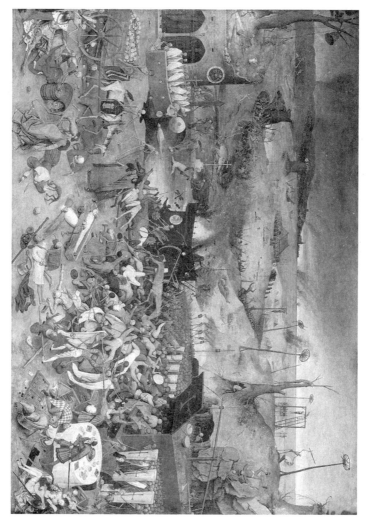

黑死病在人群中肆虐

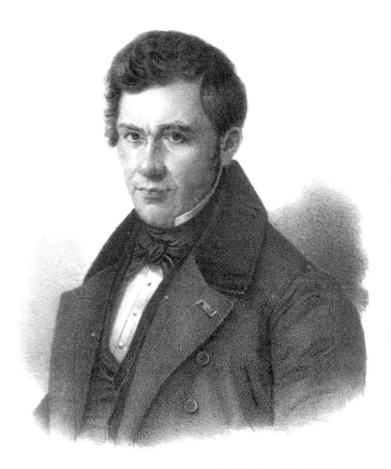

《中世纪大瘟疫》的作者尤斯图斯·弗里德里希·卡尔·黑克尔

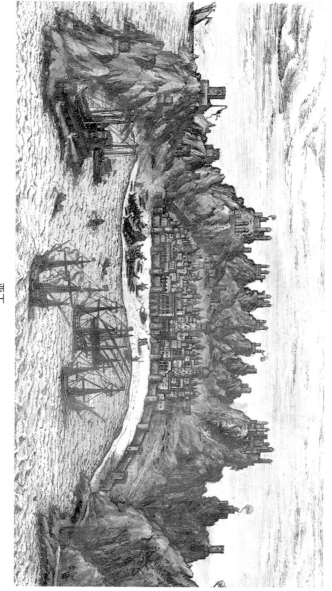

亚丁

在欧洲出现的前一年，瘟疫曾在这几条商道上的某国肆虐。另外，皮亚琴察^①公证员加布里埃莱·德姆西见证了瘟疫在上意大利的暴发。他记录了瘟疫是如何从热那亚在克里米亚的商站卡法^②的商船上传过来的。该记录详见下章，这里很有必要说一下他从瘟疫幸存者那里搜集的信息，这些信息揭示了瘟疫如何在蒙古部落中暴发，又如何在卡法出现^③。

加布里埃莱·德姆西写道：

> 1346 年，在东方，大批鞑靼人和撒拉逊人^④死于一种神秘而突然的疾病。在那广袤的地区，在那数不清的行省里，在那宏伟的王国里，在城市里、城堡里、乡村里，不计其数的人们突然染上了瘟疫，很快便死去了。东方有个叫塔纳的地方，位于君士坦丁堡以北，处在鞑靼人治下，意大利商人经常造访此地。大批鞑靼人围攻此城，很快便攻破了。^⑤基督徒商人们被粗暴地驱赶出城，热那亚人建造的卡法接纳了他们，向他们提供人身及财产的保护。

---

① 皮亚琴察是意大利城市。——译者注
② 卡法有时亦称"费奥多西亚"。14 世纪初，卡法是热那亚商人非常重要的贸易点。1316 年，教皇约翰二十二世发布敕令，使之成为大主教区总教堂所在城市。瘟疫暴发时，卡法已成为亚欧几乎所有贸易的中心。（参见《克里米亚的商业及其统治者》，第 1 卷，第 208 页，米凯莱·朱塞佩·卡纳莱著）。——原注
③ 加布里埃莱·德姆西的记录名为《1348 年的瘟疫及死亡》，1348 年首先由亨舍尔印行，见于海因里希·黑泽（1811—1884，德国医学史家。——译者注）的《医学档案》（耶拿版），第 2 卷，第 26—59 页。编者称蒙古人围攻卡法的时候，加布里埃莱·德姆西在场，后来他乘着感染了瘟疫的船到达欧洲，这艘船将瘟疫带到了意大利。托诺尼先生 1884 年重印了《1348 年的瘟疫及死亡》一书，见于《意大利考古、历史及文学学报》（热那亚），1883 年第 10 卷，第 139 页等。托诺尼先生通过考证皮亚琴察公证人的活动证明，加布里埃莱·德姆西此时从未离开过其城市，他逼真的叙述一定来自瘟疫后其他人的记录。托诺尼先生还告诉我们，加布里埃莱·德姆西 1300 年至 1356 年担任公证员，因此他可能出生于 1280 年左右，死于 1356 年上半年。——原注
④ 欧洲人称蒙古人为鞑靼人，撒拉逊人是阿拉伯人旧称。——译者注
⑤ 塔纳是亚速海西北岸上的港口。亚速海当时名为塔纳海。塔纳现名亚述。——原注

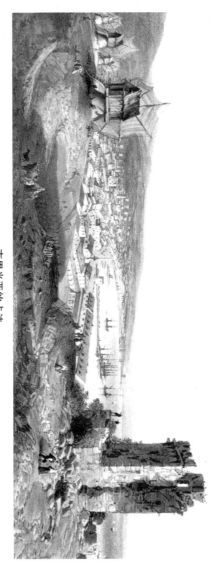

克里米亚的卡法

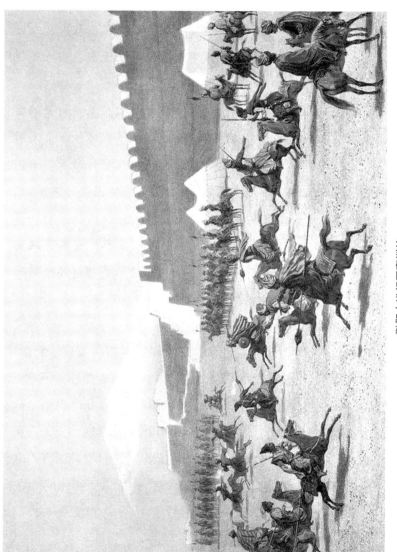

鞑靼人进行军事训练

鞑靼人追击着逃亡的意大利商人，然后像包围塔纳一样包围了卡法[1]。卡法被敌军团团包围，居民们几乎不能获得任何生活必需品，唯一的希望寄托在能为他们提供补给的船队上面。突然，居民们所称的"死亡"在鞑靼人中暴发，每天有几千人被夺去生命，好像"天堂向他们射箭无数，击垮了他们的狂傲"。

起初，鞑靼人在瘟疫面前呆若木鸡，既害怕瘟疫极强的破坏力，也害怕瘟疫早晚会让所有人死光。接着鞑靼人把仇恨撒向了城内的人，希望能把疾病传染给他们的基督徒敌人。他们借助武器将死人尸体投进城内。城内的基督徒守卫坚守着阵地，把这些染病的尸体尽可能地扔进海中。

很快，正如我们想的那样，空气被污染了，井水有病菌了，疾病在城内飞快地传播，居民们几乎没人能扛得住疫病的侵袭。[2]

加布里埃莱·德姆西接着叙述了卡法的船如何将传染病带到热那亚，疾病又如何从热那亚传到意大利其他城市和地区，这些且容下章再述。这里仅讨论一下疾病本身。1348 年到 1350 年，大瘟疫席卷整个欧洲。整个欧洲生灵涂炭。首先讨论一下"黑死病"这个名词。无论在英格兰还是其他地方，大瘟疫一般都被称为"黑死病"，但相对而言，这只是现代的叫法[3]。在当时的记录中，没人将该疾病冠以"黑死病"这样不

---

[1] 加布里埃莱·德姆西称围城持续了"三年"。托诺尼先生告诉我们，这明显不对。于是，这进一步表明加布里埃莱·德姆西本人当时没有在卡法。——原注

[2] 加布里埃莱·德姆西：《1348 年瘟疫及死亡》，见于《医学档案》（耶拿版），海因里希·黑泽编。——原注

[3] 卡尔·莱希纳：《德意志大瘟疫：1348—1351》（1884 年因斯布鲁克版、瓦格纳版），第 8 页。——原注

祥的名字。当时的人们将之称为瘟疫、大死亡、死亡或佛罗伦萨瘟疫
等等。直到几个世纪后，大瘟疫才有了"黑死病"这个名字。这个名
词好像先被丹麦人或瑞典人接受，尽管约翰内斯·伊萨契斯·彭塔努
斯[1]笔下的"atra mors"一词是否就是英语中的"Black Death"尚且存
疑[2]。这不免给人一种印象，至少在英格兰，17世纪的那场瘟疫[3]用了
"大瘟疫"这个名字后，1349年的瘟疫才被专门称为"黑死病"。无
论人们是用"黑死病"这个名字来表达对众多国家死去的人的悼念，还
是用它来标示这次瘟疫的特殊症状，鉴于这个名字出现较晚，就不过于
深究了。

　　大瘟疫看起来像普通的东方鼠疫或淋巴腺鼠疫，尽管具有普通瘟疫
的一般特点，但也有其特殊且显著的症状。这些症状并非十分普遍，但
欧洲国家都有相关记录。

　　大瘟疫最常见的症状是在腋下或腹股沟处长肿块和痈。这些肿块或
是少且大，有时能大如鸡蛋，或是小但布满病人全身。就此而言，大瘟
疫与一般淋巴腺鼠疫没有什么两样。淋巴腺鼠疫在多少个世纪里蹂躏着
欧洲，在英格兰的踪迹更是广为人知，因为1665年的大瘟疫肆虐伦敦，
死者无数。同样，这种一般形式的瘟疫也存在于东方国家。一般认为，
东方国家普遍流行的死人埋葬方式是这种瘟疫的源头所在。

　　1348年到1349年的大瘟疫有如下四个显著特点：

　　一、喉咙和肺部的坏死性炎症；

　　二、胸部剧痛；

　　三、大口小口地吐血；

　　四、病人的呼吸及尸体有鼠疫气味。

---

① 约翰内斯·伊萨契斯·彭塔努斯（1571—1639），荷兰历史学家。——译者注
② 约翰内斯·伊萨契斯·彭塔努斯：《丹麦史》（1631年版），第476页。——原注
③ 这里指1665到1666年英格兰大瘟疫。——译者注

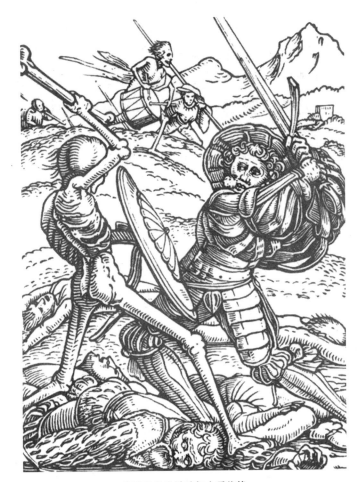

瘟疫化身为骷髅与士兵作战

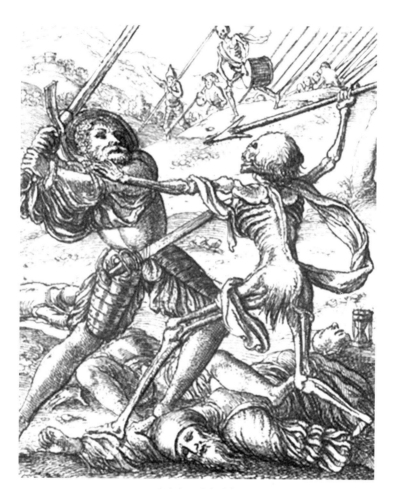

瘟疫在军队中肆虐

几乎当时所有关于疾病的详细记录都提及了上述特点，尽管并不是所有因病致死的人都呈现出所有这些症状。但有一点非常清楚，许多人——确切地说是大量的人——因为肺的快速腐败吐血而死，但没有出现任何肿块或痈的症状。当时的人认为，这种不长肿块只吐血的疾病是最致命的。当时的人写道："许多长痈和腺肿胀的人都活过来了，但吐血的无人生还。"[1] 佛罗伦萨对这次瘟疫记载最详尽的作者之一马泰奥·微拉尼说："那些一开始就吐血的病人很快就死掉了。"[2] 教皇在阿维尼翁的医生居伊·德·肖利亚克[3] 目睹了疾病的整个过程，他留下的观察记录是最有价值的医疗记录。他说该流行病可分为两类。第一类的特征是"长时间发热、吐血，有这些症状的病人不出三天就死掉了"，第二类便是广为人知的不太致命的淋巴腺鼠疫。

当时数不清的记录所记载的这次瘟疫的典型症状，看起来与肺恶性脓疱这种疾病的症状相同。这次暴发的疾病一定要与其他任何记录在案的疾病区分开来。一名著名的法国医生写道："我百分之百地确信，黑死病与之前之后的瘟疫存在巨大差异，这是一种新型的流行性疾病。"[4]

尽管如此，这种疾病显示出了各种各样的症状，正如下文中当时的人记录的那样。有人突然得病，几小时内便命赴黄泉；有人则沉睡不醒，喊也喊不起来；有人则因发热而无法入睡，口渴难耐。这种疾病刚

---

[1] 卡尔·莱希纳：《德意志大瘟疫：1348—1351》，第 15 页。加布里埃莱·德姆西也有相同的记录。——原注

[2] 多明我会修士约翰·德科尔纳扎诺所写的帕尔马编年史也有同样的记录："吐血的人很快就死去了。有些人本来身体健康，但突然就吐血，然后便死去了，无药可医。"（《皮亚琴察及帕尔马史》，第 5 卷，第 386 页）。——原注

[3] 居伊·德·肖利亚克（1298—1368），外科医生，有"外科手术之父"之称。——译者注

[4] 夏尔·安哥拉达：《大瘟疫研究》（1869 年巴黎版），第 416 页。他认为这种特殊疾病之所以具有新的特征，是因为这种疾病存在特殊的致命性。按照公认的原则，新型瘟疫通常是剧烈而致命的。相对温和的疾病侵袭从未染过该病的民族时，破坏性会非常大。斐济群岛上的人因麻疹大批死亡便是一例。人们普遍认为，那些建造了巨大史前城市的非洲人和美洲人，是因为某种新型疾病而绝迹的。——原注

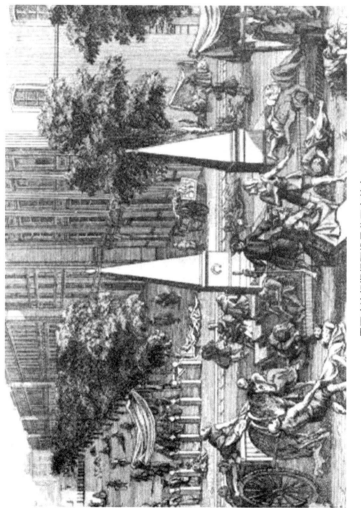

黑死病流行期间阿维尼翁死者甚众

出现时，病期一般为三天至五天，但到疫情末期，那些生肿块病人的恢复期则长达数月，就和一般的东方瘟疫一样①。

以上是对这个曾在 14 世纪中叶蹂躏过世界的疾病的简要记述。如加布里埃莱·德姆西所言，该病是从克里米亚传到意大利的。讲述该病在意大利的传播过程之前，可以先向读者介绍一下该病在君士坦丁堡和西西里肆虐的情况。君士坦丁堡位于克里米亚通往西方的交通要道上，意大利船穿过黑海后会很自然地经过君士坦丁堡这个当时东西方贸易的重要中心。据加布里埃莱·德姆西所述，热那亚在克里米亚的商站卡法被鼠疫重创。被鞑靼人围困期间，卡法要通过船获得补给。因此，说君士坦丁堡的疫情是由来自卡法这个克里米亚鼠疫中心的船带到的，并非没有可能。关于君士坦丁堡疫情的记录出自皇帝约翰·坎塔库津②笔下，他目击了自己笔下的一切。尽管他用了修昔底德③描述雅典疫情的语言来叙述自己在君士坦丁堡的亲身经历，但其记述也反映了真实的历史。

---

① 1892 年 11 月 5 日出版的《英国医学杂志》中载有一份疾病暴发的记录。这种疾病与黑死病有类似之处。"近来，圣彼得堡出版了一份土耳其总督的官方报告，里面说最近一种'黑死病'式的瘟疫肆虐。这种瘟疫紧跟霍乱而来。1348 年 9 月 10 日，瘟疫在阿斯卡巴德突然暴发，六天内一千三百零三人死亡。该地总人口是三万人。西亚的人们知道，'黑死病'是一种比霍乱和一般瘟疫更致命的疾病，来得非常突然，像沙漠里的干热风一样席卷整个地区，将人畜的性命夺去，然后便突然消失了，正如其突然到来一样。人们根本来不及弄清楚其性质及传播方式。此次瘟疫亦是如此。瘟疫在阿斯卡巴德肆虐六天后，就消失得无影无踪了，只留下病人的尸体。尸体腐烂得很快，根本没办法进行尸检。总督的报告给出了疾病症状及病程的细节，尽管读来饶有趣味，但却没有提供疾病病理方面的线索。病情初发时，病人剧烈寒战，瑟瑟发抖。寒战每五分钟一次，持续约一个小时。接着病人热得难以忍受。病人动脉紧张度提高，脉搏逐渐变快，体温慢慢上升。但不幸的是，报告中没有给出体温数据或其他确切数据。没有发现病人有腹泻或呕吐的症状。病人抽搐晕厥交替而来，痛苦无比。突然，病人的手脚僵直变冷，接着十分钟到二十分钟内，病人不省人事，很快死去。病人刚断气，身上会起大片黑色大疱，很快就遍布全身。几分钟内，疱就溃烂了。"——原注

② 约翰·坎塔库津（1292—1383），拜占庭皇帝，史称"约翰六世"，1347 年到 1354 年在位。——译者注

③ 修昔底德（约公元前 460—约公元前 396 年），古希腊历史学家、文学家。——译者注

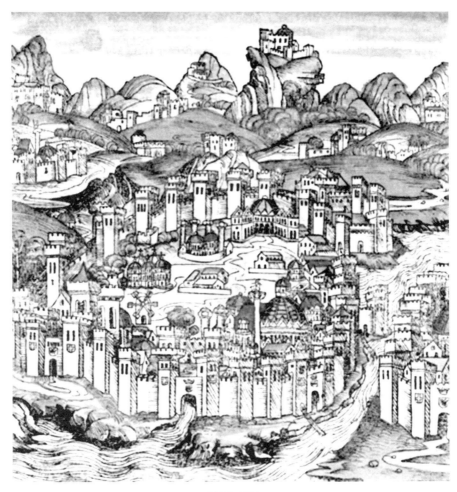

君士坦丁堡

他写道："疫情当时（1347 年）在赛西亚北部流行，接着便穿越海岸，席卷了整个世界。瘟疫不仅传到了蓬蒂斯、色雷斯和马其顿，还传到了希腊、意大利、海中的岛屿、埃及、利比亚、朱迪亚，几乎整个宇宙都有疫情。"

据约翰·坎塔库津的记录，这种疾病是无法治愈的。无论是有规律的生活还是强壮的身体，都无法抵御这种疾病。不管你是身强力壮还是弱不禁风，都会被疾病击倒。衣食无忧的贵族和一无所有的穷人一样难以避免死亡。这年没有其他类型的疾病，所有的疾病都是这种流行病的样子。医学在疫情面前无能为力。病人生病的过程不尽相同，有的突然死去，有的病情持续了一天，还有的仅仅持续了一小时。那些病情能持续两三天的人先是高烧，接着疾病侵入了人脑，病人失去了语言能力，对周围发生的事情毫无知觉，看起来像沉睡一般。如果病人能苏醒并且想说话，他的舌头也动不了，只能发出几个模糊不清的音节，因为病人的神经已经麻痹了。接着，病人便突然死去。

另外一些病人不是头部先出现症状，而是肺部。呼吸器官很快发炎，胸部剧痛，吐血，病人呼出的气变得恶臭。喉咙和舌头因高烧变黑充血。"使劲喝水的病人，与只喝一点水的病人相比，痛苦一点也没有减少。"

约翰·坎塔库津写道，一些病人无法入睡，坐立不安，大部分病人身上会起鼠疫斑。约翰·坎塔库津说："极个别能死里逃生的人，不会再次感染，至少是不会病得如此厉害。"有些人身上出现了该病的所有症状，但仍活了下来，实在出人意料。可以确信的是，还没有发现治疗此病的有效方法。此人之良丹，实彼人之毒药。照料病人的人也感染了此病，导致因病而死的人数成倍上升，甚至有的人家，全家人连同牲畜都被疾病夺去生命，房子因此废弃。

病人萎靡之状令人不忍直视。一旦出现症状，病人便放弃了一切痊愈的希冀，自暴自弃。病人的不振作使病情变得更糟糕，进而加速了死亡。

这种疾病是难以用语言来形容的，唯一能说明的是，这种疾病与平常的病大不相同，似乎是上帝带来的惩罚。基于这种观念，许多人开始积德行善，决心改变自己的生活。我说的不仅仅是被疫情夺去生命的人，还有那些能够痊愈从而决心改头换面、一心向善的人。在没有得病前，数不清的人将自己的财物施舍给穷人。得病的人没有一个能够无动于衷，心肠坚硬到不为自己的过失而极度悲哀的。这是他们在上帝的审判台前得到救赎的最好机会。

拜占庭帝国皇帝约翰六世之子安多尼哥也死于这场瘟疫。他的容貌为人称道，上天赋予他让青春闪光的最好品质。他周围的一切都表明，他将高贵地继承祖先的事业。在君士坦丁堡众多被瘟疫夺去生命的人中，我们不能不提到这个年轻人。

意大利的商船要从君士坦丁堡出发，开启回国之旅。这些船将可怕的瘟疫带到了各地。如加布里埃莱·德姆西所言，这些船的目的地是热那亚和威尼斯，"船员们好像有邪魔跟着一样，一旦靠岸，便将死亡带给与他们打交道的人"。因此，疫情出现的时间可以上溯到 1347 年秋他们到达亚得里亚海诸港口的时候。几乎不容置疑的是，正是这些从东方开往威尼斯的船将瘟疫带了过来。加布里埃莱·德姆西说，地中海诸岛，尤其是西西里岛，因这些从克里米亚开往热那亚的船而有了疫情。有一份关于西西里疫情的记录，作者一定是经历疫情的人[1]，里面说："一起致命的瘟疫席卷了整个岛屿。瘟疫发生在我主诞生 1347 年的 10 月。月初，十二艘热那亚船带着我主因其罪而施于他们的天罚，驶入墨西拿港。他们携带着这种致命疾病，和他们说话的人马上就被传染了，几乎没有活下来的可能。"接着，该记录详细描述了瘟疫的可怕症状及传染得多么迅速。和这些陌生船员交谈几句，仅仅闻一下他们呼出的空气便会感染上疾病。触碰一下这些船员的物品也能被感染。记录接着说道："看到这些因热那亚人的到来而产生的让人突然死亡的灾祸，墨西拿人匆忙逃离了他们的城市和港口。但疾病依然存在，可怕的死亡仍然持续。所有人只有一个念头——避免感染。父亲放弃了病重的儿子，地方法官和公证人拒绝去为垂死的人立遗嘱，甚至神父也拒绝去听他们的临终忏悔。照料病人的责任落在了小兄弟会修士、多明我会修士和其

---

[1]　皮亚扎的迈克尔·普兰忒尼西斯是圣方济各会修士。——原注

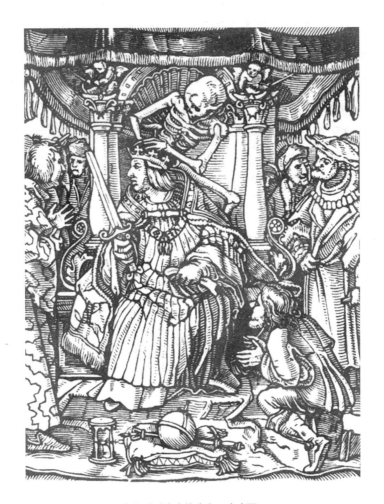

贵族受到瘟疫的攻击。瘟疫面
前众生平等，贵族也不能幸免

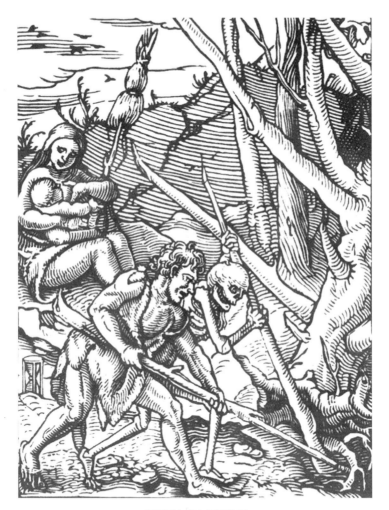

瘟疫正在袭击平民阶层

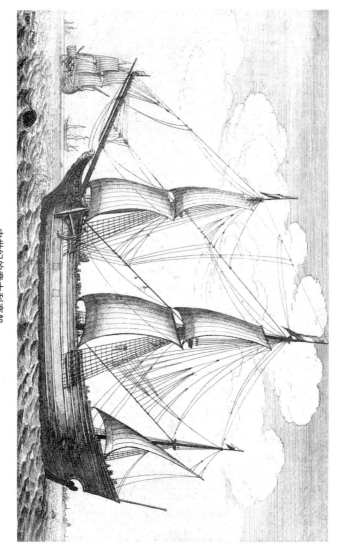

中世纪的意大利商船

他修道会的修士身上，这些修道会的修道院因此都人去院空了。病人的尸体遗弃在空荡荡的屋子里，没人能给他们一个基督徒的葬礼。死人的房子四门大开，屋内的珠宝、钱和贵重物品无人照看，无论谁想进去，都无人阻拦。瘟疫来得如此突然，根本没有时间采取防护措施。疫情开始时，官员太少，但很快连一个官员也没有了。人们成群结队地逃离了城市，甚至不敢在郊区逗留。他们在葡萄园的空地里露宿，有些人则想方设法为家人搭建个临时居所。还有人相信圣阿加莎①会保护他们，便去卡塔尼亚避难。那不勒斯女王乔安娜一世就带着其子弗雷德里克去了卡塔尼亚。11月初，墨西拿人劝说宗主教、卡塔尼亚主教②允许他们将圣阿加莎的圣骸带到墨西拿去，但卡塔尼亚人拒绝让圣骸离开其古老的安息地。为了祈求上帝的怜悯，人们组织起来列队唱赞美诗或祈祷，也有人去朝圣。但疫情愈演愈烈，威力无比。人人惊慌失措，即便是邻居也不敢互助。逃离城市并没有什么意义，因为疾病已然感染上了逃亡的人并抓住他们不放。这些逃亡的人仅仅是把疾病带到自己避难的地方而已。逃亡的人有的死在路边，有的跟跟跄跄地倒在了田地里、树林里或山谷里，然后死在那里。逃到卡塔尼亚的人在医院里咽下了最后一口气。在恐慌至极的民众的要求下，宗主教下令禁止将墨西拿难民的尸体埋葬在城内，否则逐出教会，墨西拿难民的尸体都被抛在城外的深坑中了。

"我还能说什么呢？"这个记录西西里疫情的人说道，"卡塔尼亚人如此邪恶，如此懦弱，他们甚至不敢和墨西拿人说话，不敢与其打交道。墨西拿人靠近他们，他们便飞快地逃了。如果不是有人给这些不幸的墨西拿难民提供秘密住所，他们将一点帮助也得不到。瘟疫已经传播开来，疾病很快就扩散了。卡塔尼亚发生了与墨西拿相同的一幕。宗

---

① 西西里的圣阿加莎（231—251），基督教圣女，出生在西西里岛卡塔尼亚（一说巴勒莫）。——译者注
② 该主教是方济各会成员，被封为安条克宗主教。——原注

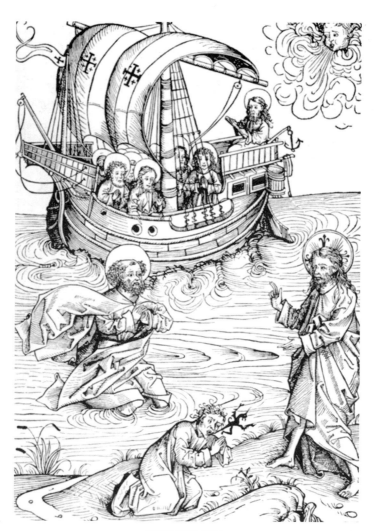

瘟疫潜伏在商船上

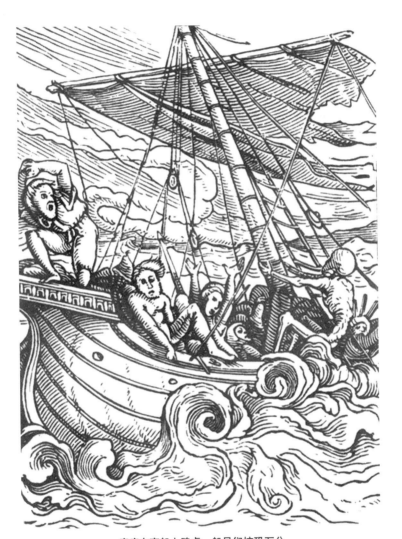

瘟疫在商船上肆虐，船员们惊恐万分

主教为了让死者的灵魂安息，将自己作为主教和宗主教的宗教权力特许给了神父，即便是最年轻的神父，以宽恕亡者的罪。"瘟疫在该城从1347年10月肆虐到1348年4月，上文提到的宗主教、方济各会成员杰拉德·奥托[1]在履行教职时染病去世，他是被疾病夺去生命的最后一批人之一。约翰公爵[2]为了自保，曾竭力避免接触一切染病的人及其房屋，此时也染病死去了。瘟疫以同样的方式从墨西拿传遍了西西里：叙拉古、吉尔真蒂[3]、夏卡和特拉帕尼相继沦陷。瘟疫在西西里岛最西边的特拉帕尼最猖獗，该记录说："当地已经几乎渺无人烟。"[4]

简略描述一下这场14世纪肆虐欧洲的大瘟疫的源头及其在意大利的传播情况后，加布里埃莱·德姆西所讲的故事可能要再次从克里米亚驶往热那亚的船上开始。本章仅仅赶在了加布里埃莱·德姆西前面，给大家叙述了一下君士坦丁堡和西西里的疫情。

---

① 杰拉德·奥托（1285—1349），亦作 Gerardus Odonis 或 Gerard of Odo。——译者注
② 约翰（1317—1348），兰达佐公爵，曾任西西里摄政。——译者注
③ 西西里语地名，意大利语是阿格里真托。——译者注
④ 罗萨里奥·格雷戈里奥：《阿拉贡王国治下的西西里史料》，第1卷，第562页等。罗萨里奥·格雷戈里奥写这些内容的时间应该不会晚于1361年。——原注

第 **2** 章

意大利的疫情

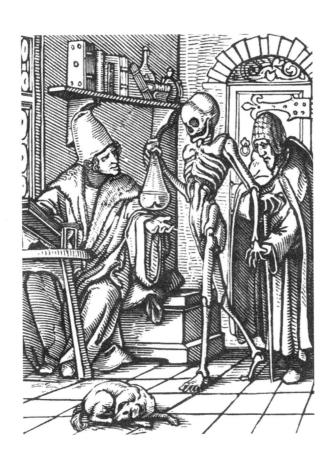

1348 年初，可怕的瘟疫传到了意大利。当时阿维尼翁的一份报告说，1 月有三艘感染鼠疫的船驶入热那亚。但另一份资料显示，与此同时，有一艘船将瘟疫从东方带到了威尼斯。瘟疫从这两个地方很快扩散到全国。加布里埃莱·德姆西因有其特殊的信息渠道，对这场可怕灾祸初期的情况叙述最详尽。但近来有人认为加布里埃莱·德姆西是上述将瘟疫从克里米亚带到热那亚的船上的乘客之一，这种观点是不对的。当时，意大利半岛诸多繁荣的大城市都有编年史来记载重大事项。瘟疫传播的情况，可以通过梳理当时非常详尽的编年史来了解。另外，薄伽丘在其《十日谈》的开篇中对佛罗伦萨遭受瘟疫侵袭后的惨状的记载，亦是广为人知。

　　记录这场灾难的作者们性格各有特点，地域不尽相同，但他们描述眼前发生的事情时，遣词造句多有雷同。详细查阅诸地关于这场灾难的记载时，这种现象不可不察。早就有评论认为，历史学家约翰·坎塔库津记录君士坦丁堡的可怕疫情时，引用了修昔底德的文字。但当时所有的记录中，都不约而同地有同样的思路、同样的语言。无论是恩格尔贝格^①山谷中教士们简单的年志，还是圣丹尼斯^②有宫廷气派的编年史，抑或公证员枯燥的技术性记录，都文字寡淡，难成谈资。无论是长于叙事的文豪薄伽丘，擅长表达的彼特拉克^③，意大利某城有条不紊的编年史作者，意欲跻身历史学家行列的记录者，从医学角度记录此事的医生，甚至连那些拿黑死病这个奇怪话题当作主题写打油诗的蹩脚文人，关于黑死病的叙述并无二致，甚至看起来是在互相抄袭。对那些有"穷根问底"的科学兴趣的人来说，这是个绝妙话题。只有当我们审视关于疫情的所有证据时，我们才会意识到这场灾难的本质。黑死病所及之处，人人恐慌，不亚于一场世界性悲剧，即便是文学家的神来妙笔，也只能尽述此事之可怕。

最重要的记录，也是时间上最早的记录，非加布里埃莱·德姆西的记述莫属，这里仅择要摘录。船离开卡法时——有的驶向热那亚，有的驶向威尼斯，有的驶向基督世界的其他港口——一些船员此时已经感染上这种致命的疾病。一人得病便传染全家，抬运尸体去坟墓的人也会被尸体感染。"嗟乎，西西里，及汝等海上诸岛，此为上帝之审判！嗟乎，热那亚，且为汝之所为忏悔！于吾等热那亚及威尼斯人，上帝之罚已降。呜呼！船入港口之日，船员已十无其一！抵家之日，亲戚高邻，不辞路远，皆来访之。悲哉！亲邻皆为吾所染！言语之间，拥吻之际，毒自吾唇出，伤亲如飞镖！亲邻各自归，疫病染家门，不出三日死，入葬墓为邻。访病者之神父，问病情之大夫，皆染病而殒身。噫！死神！何其残酷！何其痛苦！何其邪恶！亲戚离散，父母不再相见，兄妹妻子从此异途！呜呼哀哉！痛矣！欲逃无处走，欲留诚惶恐！"

---

① 瑞士城市，该地中世纪时有本笃会修道院。——译者注
② 法国地名，在巴黎以北。——译者注
③ 彼特拉克（1304—1374），意大利诗人、学者、欧洲人文主义运动的主要代表。——译者注

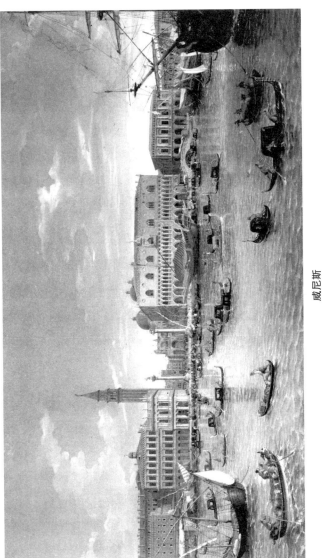

威尼斯

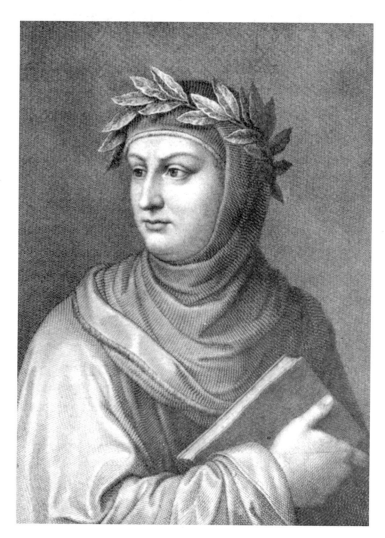

《十日谈》的作者薄伽丘

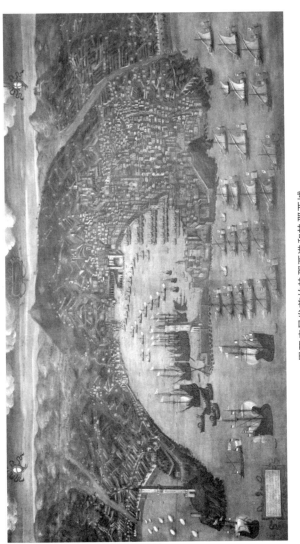

黑死病暴发前的热那亚港和热那亚城

　　当发现就连死者的衣物也能传染疫病时，人们变得更加恐慌了。人们从热那亚附近的四个士兵身上发现了这一点。四个士兵在里瓦罗洛海边的一座房子里捡了一床羊毛床罩。当时，该地的人因病死光了。士兵带着床罩回了营地，晚上就盖着床罩睡了。次日上午，人们发现他们死了。仅有七分之一热那亚人幸免。据说，威尼斯一百个人中有七十多个死掉了，当地二十四名医生中有二十人很快就染病去世了。

　　"但作为当地居民，我想把更多的笔墨放在皮亚琴察上，这样人们就能够知道 1348 年那里发生了什么。一些热那亚人逃离了自己疫情肆虐的城市，来到了皮亚琴察。他们在博比奥停留并出售自己带来的商品。买东西的人和他们的主人，以及他们全家人和许多邻居，很快便染病去世了。某死者想留遗嘱，便叫来了公证人、告解神父和一些证人。然而，第二天，这些人便埋葬在了一起。灾情如此严重，很快博比奥几乎所有居民都遭了灾。城镇里剩下的只有尸体。"

　　"1348 年春，又一个染病的热那亚人到了皮亚琴察。他找到了朋友富尔希诺·德拉·克罗斯。富尔希诺·德拉·克罗斯把他带到自己家里。这个热那亚人死后，几乎同时富尔希诺·德拉·克罗斯及其全家乃至许多邻居也很快死去。接着，疾病就遍布全城。我都不知道该如何说起了，到处是哭声，到处是哀悼。疫情如此严重，人们都不敢呼吸。死者不计其数，生者放弃了希望，随时准备赴死。"

　　"墓地不够用了，人们挖沟来埋葬尸体。经常是夫妻、父子、母女，哎，都是一家人啊，被埋在同一个墓穴里。"

　　"邻近的镇子和村庄也是如此。一个叫奥韦尔托·迪萨索的人从疫区回来，去小兄弟会的教堂里留遗嘱，他叫上了一个公证员、几个证人和邻居。这些人加上其他人共六十多个，都在很短时间里死去。还有多明我会虔诚的修士西弗雷多·迪巴尔迪，一个小心谨慎博学多知的人，一个瞻仰过我主墓地的人，与修道院的另外二十三名修士一同死去。还有那德才兼备的小兄弟会修士——皮亚琴察人贝尔托兰·考克斯阿多察修士，与另外二十四名修士一同去世。"奥古斯丁修会的隐修院七人死去，加尔默罗修会七人死去，圣母玛利亚会四人死去，皮亚琴察地区六十多名显贵及堂区主持人死去。贵族们也有许多人死掉，年轻人更是大量死亡。"

加布里埃莱·德姆西接着举了许多自己在意大利北部疫区亲眼所见的例子。病人独自在屋内忍受着疾病的折磨，无人靠近。那些与他最亲近的人也躲得远远的。医生没有去诊病，神父满心惧怕，颤抖着主持教堂里的圣事。那些强忍高烧痛苦的男男女女，祈求有杯水喝。他们哀号着想得到照顾，但无人敢靠前。父亲不敢触碰儿子的尸体，妻子不敢为丈夫操办葬礼，更不敢跟着自己的儿子或丈夫去墓地。没有祷告，没有葬礼，即便是最高贵的公民，也没有丧钟为其敲响。不分日夜，尸体仅是被带到瘟疫暴发时挖的墓坑里埋掉，没有举行任何仪式。病人的房子随即废弃了，空空如也。门关着，没人在意，当然也没人敢进去。

这便是瘟疫刚进入意大利时的景象，加布里埃莱·德姆西亲眼看见了瘟疫造成的影响及大量的死亡，看到了疫情的飞速扩散。有人可能觉得加布里埃莱·德姆西关于受灾城市恐怖景象的描写太夸张，这些景象都是他想象出来的，但就细节而言，他的描述是真实的。他对疫情主要特征的描写，意大利甚至欧洲其他地区许多独立目击者能作为佐证。所以，说他的描述只是文学性的描述，好像并非如此。

佛罗伦萨的疫情因薄伽丘翔实的记述而广为人知。这个繁荣城市的死亡状况之烈，竟使欧洲一度将该病称为"佛罗伦萨的瘟疫"。瘟疫暴发前一年（1347 年）春天，当地经历了严重饥荒。虽然九万四千人得

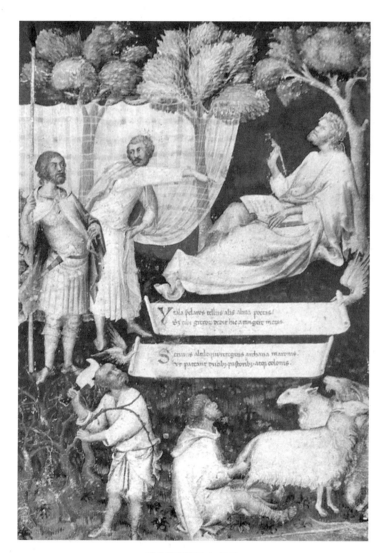

诗人彼特拉克与平民

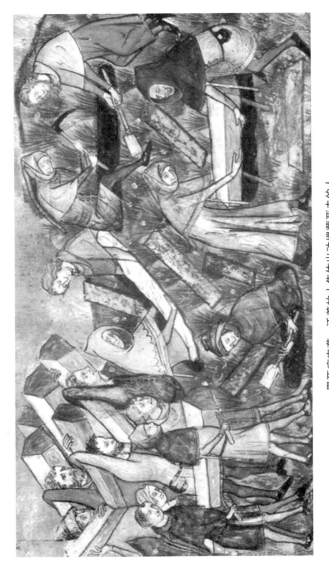

黑死病来袭,活着的人集体出动埋葬死去的人

到了官方救济，但佛罗伦萨及周边地区仍有四千人因饥饿而死[①]。当地人因 1347 年的饥荒而变得虚弱无力，碰到瘟疫时必将更加容易感染。1348 年春，可怕的瘟疫暴发了。薄伽丘写道："无论是医学知识还是药物力量，在治疗瘟疫方面都毫无作用，这可能是因为瘟疫本身就是致命的，也可能是因为医生们（医生的数量，将庸医及女性冒牌医生也计算在内，是非常大的）查不清病因，从而开不出治病良方。染病之人几乎无人生还，病人一般都在症状初现的三天内死去，没有发热或其他情况出现。染病的人会将疾病传染给健康的人，并且疫情之严重与日俱增，如同火上浇油一般。不仅与病人谈话会染上疾病，离病人太近，甚至仅仅碰一下病人的衣服或病人摸过的东西也会染病。"

"如果不是我亲眼所见，如果不是许多人亲眼看见，我所讲的好像有些不可思议。如果瘟疫的情况不是诚实可靠的人讲给我听的，我都不敢将之诉诸文字。我要讲的是该瘟疫致人死亡的特征。不仅人与人之间能互相传染，人或动物如果触碰上病人的东西，也会染病并在很短时间内死去，这就更令人不可思议了，但经常有这样的事情发生。我专门举一个这样的例子。一个贫苦人刚刚死去，人们把他的衣服扔到大街上，正好两头猪经过，它们就用鼻子拱衣服，叼着衣服晃。不到一个小时，这两头猪就倒地而亡了。"

"幸存者自保的方法很奇特。尽管自保的方法各式各样，但有一点相同：自私自利，毫无仁慈之心。人们避免接触病人，避免接触病人周围的一切。每个人心中只有自己。"

"有人认为最好的办法是自我克制，什么事情都不要过头。这些人三五成群地聚在一起，将自己与外部世界隔离开来，有节制地饮美酒、享美食，在家中以音乐或其他娱乐自娱，从不去听外面那些令人不安的

---

① 让·查尔斯·莱昂纳尔·德·西斯蒙迪：《中世纪意大利共和国史》，第 6 卷，第 11 页。——原注

消息。其他人则认为纵情享乐才是防病良策，他们要满足自己的一切欲望。他们一个酒馆接一个酒馆地欢饮，或者去那些因主人遗弃而任人出入的住宅里痛饮。尽管他们的生活毫无规律，但他们非常小心，不会靠近病人。在这样一个人人自危的时期，人间的律法抑或上帝的律法已经无人执掌了，因为执掌之人或死或病或孤立无援。于是，人人都任性而为。"

"另外一类人则取其中。他们既不像第一类人那样节制饮食，也不像第二类人那样肆意放纵，而是想吃什么就吃什么，想喝什么就喝什么，他们出去时会手持香花芳草，不时闻一闻，因为他们觉得空气都被尸体散发出来的恶臭玷污了。"

"还有一类人，冷漠无情。他们说逃离才是最保险的治病良方。基于这种想法，大批心里只装着自己的男男女女离开了城市，放弃了财物，抛弃了房舍和亲人，逃到了农村，好像上帝的愤怒只会将惩罚降临在那些城墙之内的人，所以不能留在那块必死之所。"

"但瘟疫的进程出乎所有人的意料。所有阶层，都毫无例外有人感染。每个阶层并不是所有人都死去，也不是所有人都能活命。那些首先抛弃其他人离开城市的人，现在深受折磨却无人照料。我更要讲讲人与人之间的冷漠，人们如此恐惧，以至兄弟分道，夫妻相离，父子互弃。病人只能从那些仍在行善的人那里得到帮助，或高价雇佣仆人来照料自己，但这些仆人只能做些递东西或留意一下病人在什么时间离世之类的活计。即使花钱，也不一定能雇上仆人，那些因贪财而受雇的人经常付出生命的代价。富人孤独无助地离开了世界。无论何人死亡，几乎都没有朋友来挥泪送别。尸体只能雇人抬到墓地。这些人将停尸架扛在肩上，匆匆赶到最近的教堂，然后把尸体送到墓地，没有任何仪式。"

"至于下层人士，当然还有许多中层人士，境遇更加凄惨。这些人中染病的数以千计，但无人照管，大部分都死去了。有些在大街上咽了

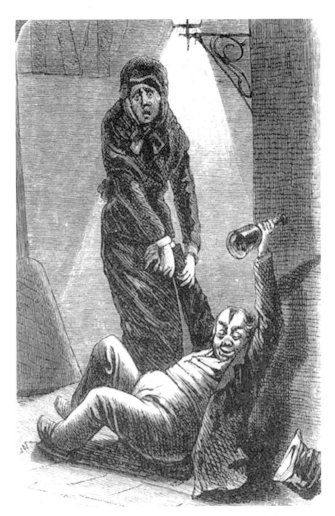

面对突如其来的瘟疫，一部分人靠酒精来麻痹自己的神经。
这幅图描绘了一个满是惊恐的妇女拉醉酒丈夫回家的场景

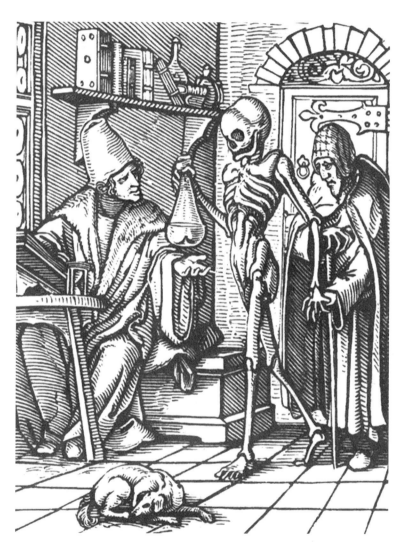

一名瘟疫感染者在瘟疫的牵引下来看医生

气。有些人家门紧闭，当尸臭散发出来，死讯才为人所知。邻居要和自己能找来的帮手清理这些人的房子。每天上午把尸体抬出门去。两三具尸体放在一个停尸架上运到墓地。没有人跟在后面送葬，没人掉泪，因为事情已经发展到这种境地，死个人和死个动物没什么差别。即便是朋友也照样欢笑作乐，女性不得不先学会保命再论其他。"

"墓地不再够用。于是人们挖了沟，将数以百计的尸体像船上的货物那样排成行，每层尸体中间稍微撒上些许泥土，直到沟被填满。周边农村的景象和城市里相同。贫苦的农人及其家人，缺医少药，孤立无助，在路边、在田野中、在自己家里忍受着疾病的折磨，像头牛而不是像个人般死去。农村人和城市人一样，慢慢变得放荡不羁，得过且过。他们觉得末日随时会到来，根本不考虑也不关心如何增加自己的财产，甚至会将之吃光用尽。牛羊被赶出家门，在无人收割的田地里游荡。夜幕降临时，它们会自己回家。"

据估计，1348 年 3 月到 7 月，仅城市里的死者就超过了十万。

薄伽丘接着写道："无论多么华丽的房屋，多么庄严的宫殿，都已经没有人烟。多少高贵的家庭全家罹难！多少财富遗留下来却无人继承！多少男男女女，正青春年少，上午被伽林、希波克拉底、埃斯库拉庇乌斯 ① 一样的名医断为健康无比，中午还在和朋友欢宴，晚上却和朋友在另一个世界用晚宴了。"

有人可能会怀疑，薄伽丘笔下所述的佛罗伦萨的惨烈疫情要么是出自想象，要么是为了讲述其《十日谈》中的故事而写的文学性引言，其记述没有过硬的事实基础。不幸的是，其他权威作者会用大量细节来证明薄伽丘这个佛罗伦萨诗人的生动描写是真实的。佛罗伦萨被瘟疫夺去

---

① 伽林是古希腊名医。希波克拉底是古希腊名医，称"医药之父"。埃斯库拉庇乌斯是古希腊罗马神话中的医神。——译者注

生命的人之一是著名历史学家佐凡尼·微拉尼 [1]。他的弟弟马泰奥·微拉尼继承了其历史事业，他的编年史开篇就是对瘟疫的记录。马泰奥·微拉尼见到的人口死亡情况如此严重，于是就告诉自己的读者，自挪亚方舟时期的大洪水以来，没有比这更大的灾祸了。根据其记录，瘟疫席卷了整个意大利半岛，只有米兰和伦巴第北部的阿尔卑斯山脉地区幸免。瘟疫在各地都持续五个月之久，处处可见父母抛弃了自己的子女和亲人，"好像只有异教徒和野蛮人" [2] 才像他们那样冷漠无情。至于佛罗伦萨，几乎没人愿意照顾病人。许多人从这个遭瘟疫袭击的城市逃离。佛罗伦萨的疫情从 1348 年 4 月持续到 9 月，马泰奥·微拉尼认为，佛罗伦萨及周边五分之三的人都死于瘟疫。至于瘟疫对幸存者的影响，马泰奥·微拉尼记录道，按常理，经历如此严重的天罚之后，人们本应该变得更好才对，但事实完全相反。人们不再劳作，"沉溺于享受继承而来的俗世财富"。瘟疫结束之后，条件好的意大利人变得懒散放荡，暴饮暴食，举行宴会，在酒馆吃吃喝喝，花钱大手大脚，衣服花样随心所欲，说变就变。穷人则变得懒散，无意劳作。要知道，瘟疫夺去了许多人的生命，那些幸免于难的人本应该有足够的事情去做 [3]。

当时所有意大利城市的记录都有这样的故事。在比萨，可怕的瘟疫持续到 1348 年 9 月，几乎每个家庭都有两个到三个成员死亡。许多人家全家死光。城里每周至少有一百具尸体被抬到墓地，那些敢去病床边探视亲友的人恳请过路人帮忙埋葬尸体，但没人敢上前。"帮我们把尸体送到墓穴吧，"他们哭喊道，"这样等我们死了也会有人抬啊。"《比萨编年史》中这种因瘟疫导致的可怕的突然死亡，在同时代记录者笔下

---

[1]　佐凡尼·微拉尼（1271—1348），意大利历史学家。——译者注

[2]　《十日谈》引言。——原注

[3]　卢多维科·安东尼奥·穆拉托里：《意大利史料集成》，第 14 卷，第 11 栏到 15 栏。——原注

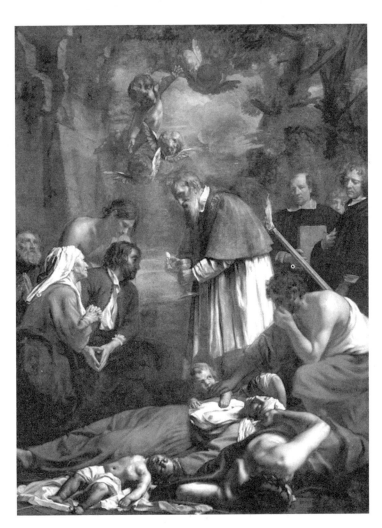

教堂牧师为瘟疫死难者祈祷并安慰死难者的亲人

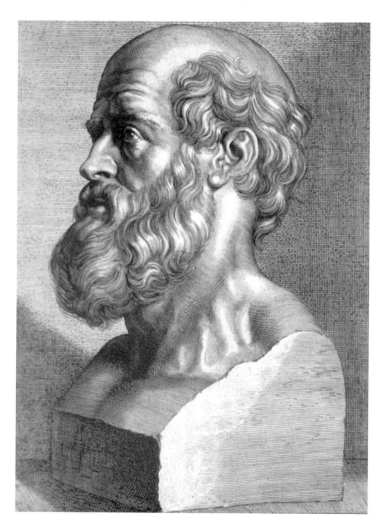

古希腊名医希波克拉底

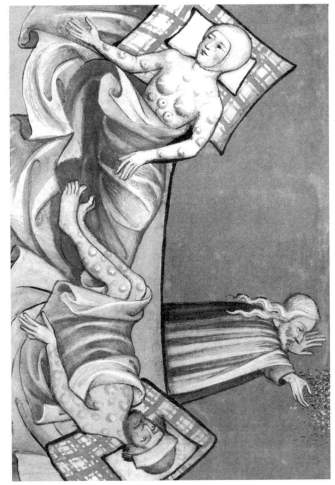

一对夫妻死于瘟疫

并不鲜见。上午还好好的一个人，傍晚就被抬到墓地了[1]。

当时的帕多瓦编年史记录道，一般来说，一人染病，整个屋子的人都会被传染。所以一旦疾病入门，所有的人都会得病，"连动物也会得病"。一个陌生人将瘟疫带到了帕多瓦，很快，全城人都感染了。瘟疫过后，该城剩下的人不足原来的三分之一[2]。据当时的编年史作者阿格尼欧禄·迪图拉的描述，锡耶纳的疫情始于1348年4月，持续到当年10月，能逃的都逃了。5月、7月和8月，死者甚众，即便是花钱也雇不到搬运工将尸体搬到公共墓坑去。阿格尼欧禄·迪图拉说："我，阿格尼欧禄·迪图拉，亲手将自己五个年幼的孩子运到墓坑，许多人也是这样。"每个人都可能会死掉。人们纷纷说世界末日已经到来，人们也相信是这样。据阿格尼欧禄·迪图拉说，锡耶纳及周边地区七个月里死了大约八万人[3]。

奥尔维耶托的瘟疫始于1348年5月，很短时间内就有约五百人死亡，好些都是暴毙。商店关门，百业停顿。瘟疫在这里也持续了五个月，到9月结束，许多家庭全家死光[4]。人们注意到，里米尼的穷人最先染病，穷人死得最多。1348年5月15日，疾病首现，直到当年12月才彻底结束。据当地编年史作者估算，有三分之二的人死去[5]。

意大利当时某佚名作者这样描述该病："快速发热，吐血，身上长痈或瘘。"他说，一旦染病，生还希望渺茫。病人通过身上的溃烂将疾

---

[1]　卢多维科·安东尼奥·穆拉托里：《意大利史料集成》，第15卷，第1021栏。——原注

[2]　卢多维科·安东尼奥·穆拉托里：《意大利史料集成》，第12卷，第926栏。——原注

[3]　卢多维科·安东尼奥·穆拉托里：《意大利史料集成》，第15卷，第123栏。此时锡耶纳人口超过十万，人们决定根据兰多·奥雷菲切的设计继续建造大教堂。工程因1348年的该城暴发瘟疫而不能进行，便暂停了下来，为建造教堂而募集到的钱捐到了其他必要的公共事务中去了。（吉罗拉莫·吉利所著《锡耶纳编年史》，第2卷，第428页）。——原注

[4]　卢多维科·安东尼奥·穆拉托里：《意大利史料集成》，第15卷，第653栏。——原注

[5]　卢多维科·安东尼奥·穆拉托里：《意大利史料集成》，第15卷，第902栏。——原注

病传染给健康的人，即便是谈个话也会传染。就因为与病人谈话，不知道有多少男女死掉被埋葬了。他说："我举一个亲身经历的例子。一个人给我放血①，但血溅到他的脸上，当天他便病了，第二天就死了。靠着上帝的仁慈，我幸免了。我提到这一点是要说明，只和病人说一会儿话，健康人就会被传染。所以父亲会躲避自己病中的儿子，哥哥会躲避得病的弟弟，妻子会远离染病的丈夫，健康的人会非常小心地避开病人。神父和医生甚至因害怕而不敢靠近病人。所有人见了尸体就跑得远远的。在许多地方，家中一人患病，家里的其他人很快就一个接一个死去了。死人太多了，原有的墓地远远难以承受。各处都开辟了新墓地。威尼斯有近十万人死去，到处是尸体，几乎没人参加葬礼或为死者唱挽歌。瘟疫从 2 月持续到万圣节（1348 年 11 月 1 日）。葬礼上，仅有男童给死者唱圣歌。这些没有好好学过圣歌、只靠死记硬背的男童，唱着圣歌穿过街道。"作者还注意到，瘟疫过后，人们普遍堕落。瘟疫让人们不再那么诚实正直，道德标准降低了②。

除加布里埃莱·德姆西关于瘟疫肆虐的热那亚和皮亚琴察的可怕记录，以及薄伽丘关于佛罗伦萨瘟疫的描述之外，我们或许还可以读一下诗人彼得拉克行文流畅的信。彼得拉克在信中为自己在帕尔马经历的势不可挡的灾难而悲叹。帕尔马人和其他城市的人一样，也想禁止人们与佛罗伦萨、威尼斯、热那亚和比萨等受灾城市交往，以便将瘟疫挡在城门之外，但同样徒劳无功。帕尔马自我孤立的措施至少在开始起过一点作用，因为帕尔马直到 1348 年 6 月初才出现疫情③。但持续时间达六个月的疫情还是将帕尔马及周边变成了不毛之地。帕尔马及雷焦④ 有大约

---

① 放血疗法是现代医学诞生前人们治病的重要手段之一。——译者注
② 卢多维科·安东尼奥·穆拉托里：《意大利史料集成》，第 16 卷，第 286 栏。——原注
③ 安杰洛·佩扎纳：《帕尔马史》，第 1 卷，第 12 页。——原注
④ 雷焦是意大利南部城市。——译者注

四万人被瘟疫夺去生命[1]。此时，彼得拉克是帕尔马大教堂的教士。他在阿维尼翁认识了劳拉·德·诺韦斯，并很快为之倾倒，因为劳拉·德·诺韦斯是一位典型的基督教徒母亲。她激发了彼得拉克写诗歌的灵感。劳拉·德·诺韦斯在瘟疫肆虐时死于阿维尼翁。一个叫路易的朋友给彼得拉克写了一封信告知劳拉·德·诺韦斯的死讯，该信于 1348 年 5 月 19 日送达身在帕尔马的彼得拉克[2]。一个月后，彼得拉克给自己在阿维尼翁的兄弟写了一封悲痛欲绝的信，他兄弟是蒙里埃的修士，其修道院共有三十五名修士，只有他一个人在瘟疫中幸免[3]。"我的兄弟啊！我的兄弟啊！我的兄弟啊！"彼得拉克写道，"尽管马库斯·图利乌斯·西塞罗[4]一千四百年前曾用过这样的语句，但这里确实是一封新信的开端。哎！我的兄弟啊，我还能说什么呢！我该从何谈起！我该去哪里！人人皆恐惧，处处放悲声！兄弟啊！我宁愿从未来过这个世界，或者在瘟疫暴发之前便已死去。我们的后代如何会相信，曾经有那么一段时间，没有天雷地火，没有战争屠杀，但整个世界一人不剩！"

"此种瘟疫谁曾听过？谁曾见过？哪本年鉴曾记录过？房子空空如也，城市横遭抛弃，农村无人问津，土地都盛不下那么多尸体。整个世界一片恐慌，人人倍感孤独。寻途于史家，史家无言；问计于医者，医者沉默；求教于哲人，哲人耸肩皱眉，手指触唇，让你不要再说。"

"尽管这是我们的亲身经历，但如何才能让子孙后代相信这一切？如果不是亲眼所见，我们一直以为这是在做梦。走出门去，只见全城举哀；回到家中，家中空无一人。这时才知道，我们真的很悲伤，而不是在梦中。"

---

[1] 《帕尔马史散记》，见于卢多维科·安东尼奥·穆拉托里所著《意大利史料集成》，第 7 卷，第 746 栏。——原注

[2] 朱尔·米什莱：《法国史》，第 4 卷，第 238 页。——原注

[3] 阿德里安·菲利普：《黑死病史》（1853 年巴黎版），第 103 页。——原注

[4] 马库斯·图利乌斯·西塞罗（公元前 106 年—公元前 43 年），古罗马政治家、辩论家、哲学家。——译者注

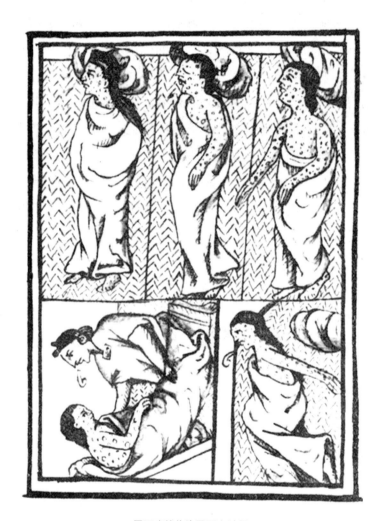

黑死病的传染及死亡过程

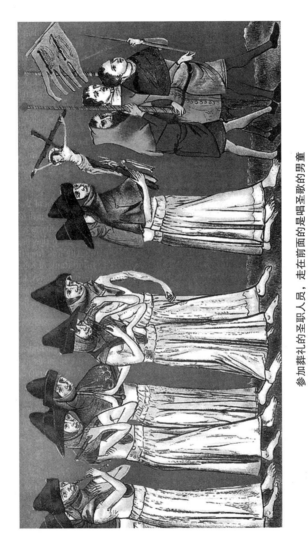

参加葬礼的圣职人员，走在前面的是唱圣歌的男童

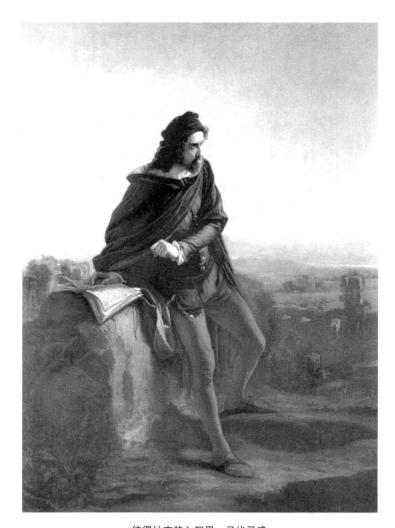

彼得拉克陷入沉思，寻找灵感

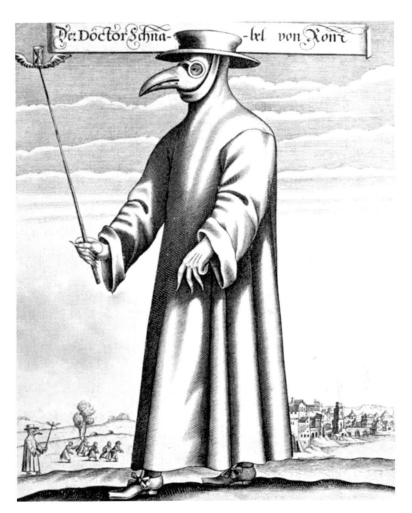

黑死病肆虐期间人们发明的防护装备

"哦，未来欢乐的人啊，你们不了解这些苦难，也许会认为我们说的只是假话。我们确实该受到这样的惩罚，甚至更厉害的惩罚。我们的祖先也应该受到这样的惩罚，但愿我们的子孙能够幸免。"

接着，彼得拉克说，灾难到处都是，足以让人觉得上帝已经不再关爱自己的子民，但如果这样想，就是对上帝的亵渎。彼得拉克继续道："无论灾难从何而来，无论灾难如何神秘，其结果已然显现。不要再为大众悲哀，想想自己的苦楚吧。这是我自意大利归来的第二年，今年已经过去几个月了。算算这些日子，想想我们原来如何，我们现在怎样。我们亲爱的朋友们现在何方？哪里才能见到那些美丽的面庞？哪里才能听到他们的欢笑？哪里才能同他们亲密谈话？过去我们亲友如云，现在却孤身一人。"

彼得拉克还专门提到了他的朋友、米兰人帕加尼努斯："帕加尼努斯夜间突然发病。和朋友用过晚饭后，他还和我说了一会儿话。情谊满满，相谈甚欢。夜里，帕加尼努斯勇敢地忍受着巨大的病痛。次日上午，他便匆匆离去了。令人极度震惊的是，三日内，帕加尼努斯的儿子及全家人都跟着他进了坟墓。"①

1348 年春天和夏天，薄伽丘和彼得拉克所描述的悲剧同样在意大利其他城镇出现。因其地理位置，威尼斯最早发生疫情。疫情非常严重，死亡人数达十万②。

巴尔托洛梅奥·切凯蒂③对威尼斯暴发瘟疫时医疗工作者的历史进行了研究④，其研究向我们提供了许多关于疾病蔓延情况的有趣细节。尽管当时法律不允许理发师行医，但因为瘟疫导致了大量死亡，人人自

---

① 《家书》（1601 年版），第 8 卷，第 290 页到 303 页。——原注
② 卢多维科·安东尼奥·穆拉托里：《意大利史料集成》，第 12 卷，第 926 栏。——原注
③ 巴尔托洛梅奥·切凯蒂（1838—1889），意大利历史学家。——译者注
④ 巴尔托洛梅奥·切凯蒂：《1300 年的威尼斯医学》，见于《威尼托档案》，第 25 卷，第 361 页等。——原注

危，亟需医生，一个叫安德烈亚·迪·帕多瓦的理发师获准行医，因为他及时相助，一百多人获救[①]。整个 14 世纪，威尼斯经历了大约十五次瘟疫。然而，在当时的编年史作者笔下，1348 年的那场瘟疫是"大瘟疫""可怕的死亡"。因此，在之后很长一段时间里，许多原来法律规定不允许的事情合法化了[②]。威尼斯官方向仍在坚守岗位的医生颁发奖状，这表明威尼斯第一次暴发瘟疫后很短时间内死亡情况是严重的。威尼斯城人口锐减，可以说已经空无一人。许多医生逃走了，没有逃走的则大门紧闭。手工艺人[③]甚至青少年承担起了医生的责任，使许多人康复了[④]。

1348 年 3 月 30 日星期日，威尼斯市政会组成了一个三人委员会来监视公共卫生状况。该委员会几天后命令，在某岛屿土挖若干深坑以埋葬死于医院的富人和穷人的尸体。为了将尸体运到岛上，该委员会安排了船随时待命。

富人逃走了，官员杳无踪迹，市政会的人也少了，最终都凑不齐法定人数来处理公务。公证人大量死亡，监狱四门大开[⑤]。瘟疫结束后，威尼斯参议会打算找三名医生为大家服务，但困难重重。威尼斯人马尔科·莱昂是一名好医生，本来在佩鲁贾行医。1349 年 1 月 12 日，马尔科·莱昂自愿回威尼斯服务，因为"由于瘟疫，威尼斯缺少正直而有能力的医

---

① 巴尔托洛梅奥·切凯蒂：《1300 年的威尼斯医学》，见于《威尼托档案》，第 25 卷，第 369 页。——原注

② 巴尔托洛梅奥·切凯蒂：《1300 年的威尼斯医学》，见于《威尼托档案》，第 25 卷，第 377 页。——原注

③ 这里的手工艺人应该指理发师。——译者注

④ 巴尔托洛梅奥·切凯蒂：《1300 年的威尼斯医学》，见于《威尼托档案》，第 25 卷，第 377 页。——原注

⑤ 巴尔托洛梅奥·切凯蒂：《1300 年的威尼斯医学》，见于《威尼托档案》，第 25 卷，第 378 页。——原注

生，甚至可以说一个都没有。如果我能回乡服务，上帝会高兴。"①

意大利的疫情可以从修道会的记录中窥知一二。1347 年，橄榄会修道会修士们让贝尔纳德·托勒密担任终身院长。次年，也就是 1348 年，该修道会因瘟疫失去了八十名成员，占其成员总数的一半以上。他们新推举的修道院院长也在死者之列。②

在当时意大利的历史记录中，类似的细节还有很多。大瘟疫有多么可怕，意大利半岛因瘟疫而荒凉破败到什么程度，读者可以通过这些细节做出判断。意大利年鉴中记载，每座城市，每个城堡，每处城镇，都是死尸遍地，一片破败。司法已无可能，罪犯为所欲为③。瘟疫过后很长一段时间里，法院里人头攒动，为争夺死者遗产争讼不已。疫情波及其他岛上时，意大利面临着饥荒和萧条。但令人奇怪的是，这时竟有人在大肆挥霍。他们认为，死人给活下来的人留下了足够的财产。田地无人耕种，庄稼无人收割，生活用品价格高昂。市场停顿，城市乡镇不见人影，一片荒凉。据说意大利至少一半人在瘟疫中丧生。从当时许多关于疫情的记录来看，好像没有理由怀疑这种说法。当时一群波希米亚的学生从博洛尼亚回乡。我可以用他们在 1348 年意大利这场可怕瘟疫中的所见所闻来结束本章：

"当时，"《布拉格编年史》记录道，"一些学生从博洛尼亚返回波希米亚。他们发现途经的城市或城堡生者寥寥，一些地方空无一人。许多家里，侥幸未死的人身体极度虚弱，互相之间连口水也递不过去，更不用说互相扶持。他们只能在极度痛苦中煎熬度日。为病人行圣事的神父和为病人诊病的医生都因染病而死去。许多人死前没有进行临终忏

---

① 巴尔托洛梅奥·切凯蒂：《1300 年的威尼斯医学》，见于《威尼托档案》，第 25 卷，第 379 页。——原注
② 塞孔多·兰切洛蒂：《橄榄会史》，第 22 页。——原注
③ 拉法埃洛·龙西欧尼：《比萨史》，见于《意大利历史文献》，第 4 卷，第 808 页。——原注

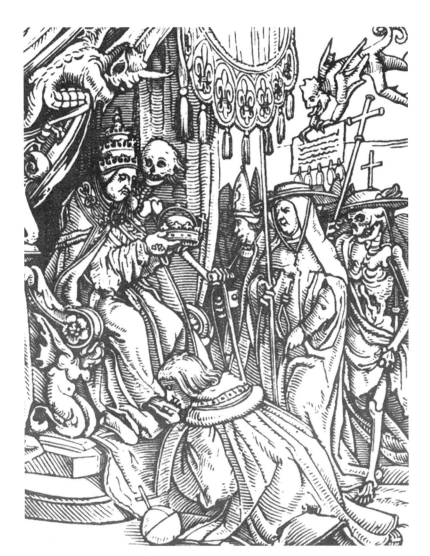

基督教圣职人员受到瘟疫的袭击

悔，也没有在教堂进行圣事，因为神父都死了。人们挖了又大又深又宽的沟来埋葬死者。好些地方的死尸因无人掩埋而腐烂。尸臭弥漫在空气中。这种空气比有毒的食物更致命。上文提到的那几名学生仅有一名活着回到波希米亚，他的同伴都死在路上了。"①

---

① 约翰·洛泽斯：《布拉格编年史》，见于《奥地利史料》中的《意大利史料集成》，第1卷，第395栏。——原注

第 **3** 章

法兰西的疫情

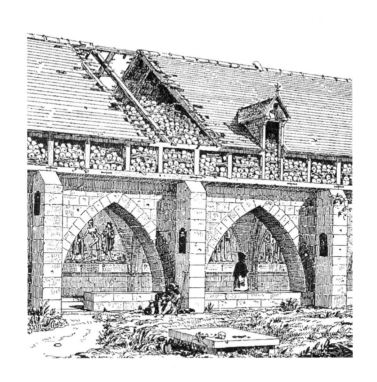

瘟疫在意大利暴发时，也在法兰西南部现身。据 1348 年写于阿维尼翁的一份记录，瘟疫是由三艘热那亚船中的一艘带到马赛的。马赛人发现热那亚船将瘟疫带了过来，便迫使它们离去。因此，马赛瘟疫开始的时间应该在 1348 年 1 月的头几天，尽管有一份记录认为瘟疫暴发的时间是 1347 年的万圣节（11 月 1 日）[1]。法兰西这个南方大港口城市的死亡数字与意大利人口稠密城市的死亡数字大体相当。据说一个月内，马赛及周边地区便有五万七千人因瘟疫而死[2]。一份编年史说，其间，"主教连同大教堂的全体教士，以及几乎所有的托钵修士、宣教士和小兄弟会修士，以及三分之二的居民都死了"。该编年史还说，海上偶尔可见满载着货物的船随波漂荡，船上的舵手和船员都因瘟疫而死[3]。另一份描述马赛瘟疫后的景象的记录说："死人太多了，该城就像从未有人住过一样。"[4] 有趣的是，英格兰医生、牛津大学墨顿学院

---

① 菲利普·拉贝：《图书馆抄本新编》，第 1 卷，第 343 页。——原注

② 夏尔·安哥拉达：《大瘟疫研究》，第 432 页。——原注

③ 《诺伊恩堡的马修编年史》，见于约翰·弗里德里克·伯默尔，《德意志史料》，第 4 卷，第 261 页。——原注

④ 《罗勃多夫的亨利编年史》，见于约翰·弗里德里克·伯默尔，《德意志史料》，第 4 卷，第 560 页。另一份记录说，瘟疫袭击马赛后，"人口锐减""邻近城镇死者数千"。《布拉格编年史》，见于《奥地利史料》中的《意大利史料集成》，第 1 卷，第 395 栏。——原注

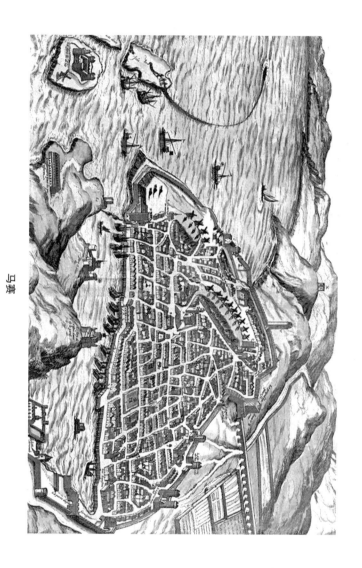

马赛

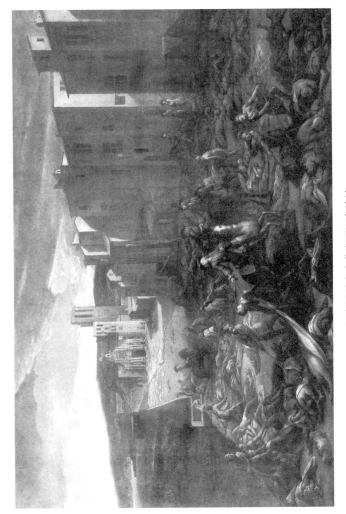

马赛因受瘟疫袭击而死者遍地

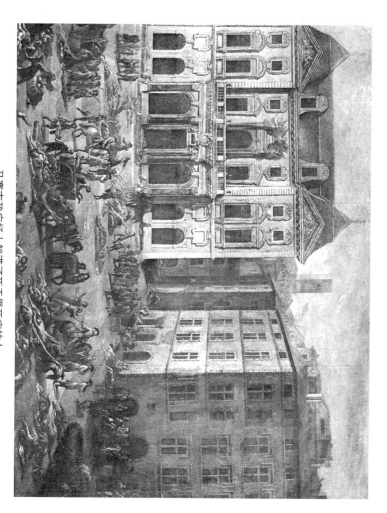

马赛市政广场上躺满了死于黑死病的人

的威廉·格里桑在这次瘟疫中得以幸存。当时，他在著名的蒙彼利埃医学院学医。瘟疫暴发时他正在马赛实习。两年后，也就是 1350 年，他去世了①。

　　蒙彼利埃的疫情更加严重。当地十二名地方法官或执政官中有十人去世。无数修道院几乎无人幸免。当地多明我会成员众多，约有一百四十人，据说只有七人幸免②。巴黎医生西蒙·德·科维诺可能目睹了蒙彼利埃的疫情。1350 年，他以诗歌的形式记录了自己的经历。西蒙·德·科维诺的诗歌的寓意与薄伽丘作品的寓意相同。其作品的意义在于，西蒙·德·科维诺和薄伽丘一样是瘟疫的目击者，并且因为西蒙·德·科维诺受过医学训练，所以他关于病征的记录就至关重要了。西蒙·德·科维诺将该病称为 Pestis inguinaria，即东方的淋巴腺鼠疫。据其描述，病人先是腋下或腹股沟灼痛，接着灼痛扩展至心脏区域。随后，身体的重要部位高烧，心脏、肺和呼吸道成为主要感染区域，病人体力迅速下降，很快病入膏肓，不能对抗疫病了。

　　西蒙·德·科维诺注意到该病的一种独特现象。他写道："每个人身上都可以看见瘟疫的印记。病人脸色苍白，令人恐惧的末日显示在病人的额头上。只要看看这些男男女女的表情，就能读出瘟疫侵袭的痕迹。病人面色苍白，说明已经染病。病人大限将至的预兆也会在脸上显现。气候对这种怪病毫无影响。无论天冷还是热，该病都在传播。无论地势高低，无论空气干湿，都会招致疫情。冬季至寒之日和夏季酷热之时，瘟疫传播一样迅速。"

　　毫无疑问，该病具有传染性。西蒙·德·科维诺写道："一旦瘟疫入门，几乎全家遭难。"瘟疫传染得如此厉害，以至一个病人"能感

---

① 让·阿斯特吕克：《蒙彼利埃医学院史》（蒙彼利埃 1862 年版），第 184 页。——原注
② 夏尔·安哥拉达：《大瘟疫研究》，第 432 页。——原注

染整个世界。触碰甚至呼吸都足以传染该病"。那些为病人提供服务的尽职尽责的人被感染了。"神父，这些令人尊敬的灵魂医生，在提供灵魂援助时，仅仅因触碰了一下病人，或吸入了病人呼出的气体，便被疾病抓住。神父甚至会在为之提供服务的病人前死去。"病人的衣服自然被当成了传染源，人们甚至怀疑病人房中的家具也能传播瘟疫。西蒙·德·科维诺写道，这场天罚来临之际，蒙彼利埃的医生比其他地方多，但几乎所有的医生都染病而亡。可见医术对瘟疫的效果微乎其微，或者说没有效果。

据西蒙·德·科维诺对蒙彼利埃瘟疫的记录，穷人死亡人数最多，因为穷人生活艰苦，更容易感染疫病，并且穷人条件有限，不能像富贵人家那样去求医问药，从而获得一线生机。至于瘟疫的传播情况，西蒙·德·科维诺写道："因病而死的人远远多于劫后余生的人。现在（1350年），各个城市人口锐减。数以千计的房子大门紧锁，数以千计的房子四门大开，房主及住在房子里的人都死掉了。"最后，西蒙·德·科维诺见证了瘟疫中幸存的人道德上的堕落。西蒙·德·科维诺认为，这样的天罚定会对世人的德行产生不好的影响[1]。

瘟疫从马赛向北沿着隆河谷飞快传播，向西经过朗格多克迅速传播。同样，瘟疫也从蒙彼利埃飞快地传播开来。纳博讷的瘟疫始于1348年大斋节[2]的第一周，据说当地居民有三万人死亡。确实，这次天罚如此可怕，致使这座古城再也没有从瘟疫造成的荒凉破败中恢复过来[3]。

---

[1] 当时人写的关于1348年瘟疫的小册子，见于《法国档案学院文献》，系列1，第2卷，第201页到243页。——原注

[2] 大斋节，亦称封斋节，是复活节前为期四十天的斋戒及忏悔，以纪念耶稣在荒野禁食。——译者注

[3] 亨利·马丁：《法国史》，第4版，第5卷，第109页。——原注

瘟疫进入法兰西后，很快波及阿尔勒，当地居民死亡大半[1]。早在 1348 年 1 月，瘟疫便抵达阿维尼翁。这是行事武断的教皇克雷芒六世在阿维尼翁任教皇的第六年。人们还没意识到这场可怕瘟疫到来的迹象前，加尔默罗会已经有六十六人被瘟疫夺去生命。瘟疫暴发的头三天，据说有一千八百人死亡。瘟疫在阿维尼翁肆虐了七个月，死亡人数达十五万，其中就有上文提到的彼得拉克的密友劳拉·德·诺韦斯，她死于 1348 年 3 月 27 日，当天正是受难节[2]。甚至连英格兰都注意到了阿维尼翁人的大量死亡，并进行了评论[3]。据说，大量犹太人因居住地卫生状况糟糕而死亡，而住在阿维尼翁的西班牙人因其优渥的生活而易病，死亡人数与犹太人相当[4]。

居民的大量死亡很快引起了恐慌。一位描述教皇克雷芒六世在阿维尼翁生活的作者说：“几乎人人自危，不管是谁，只要身上长了溃疡或疖子，别人便离他远远的，不管他们之间的关系有多么亲密。病榻之前，纵父子亦不再相亲。无论是谁家，只要有一人染病去世，其他人也很快被传染，一起进了坟墓。即便是家里的动物，猫啦、狗啦、鸡啦，也死去了。因此，出于对发生在眼前的一切的惧怕，能逃的都逃了。结果，一些本来能挺过来的病人因无人照顾而死去。还有许多人染了病，别人认为其回天无望，必死无疑，便将病人抬到墓坑埋了。所以许多人其实是被活埋的。”

该作者注意到了教皇克雷芒六世值此危难之际展示出的仁慈。教皇克雷芒六世派医生去照顾病患。“因为平时的墓地不足以埋葬那么多死

---

① 阿德里安·菲利普：《黑死病史》，第 103 页。——原注
② 夏尔·安哥拉达：《大瘟疫研究》，第 431 页。——原注
③ 雷纳夫·希格登：《诸国编年史》（史料汇编版），第 8 卷，第 344 页。——原注。
④ L. A. 约瑟夫·米雄：《有关 1348 年大瘟疫的未刊文档》，1860 年巴黎版，第 22 页。——原注

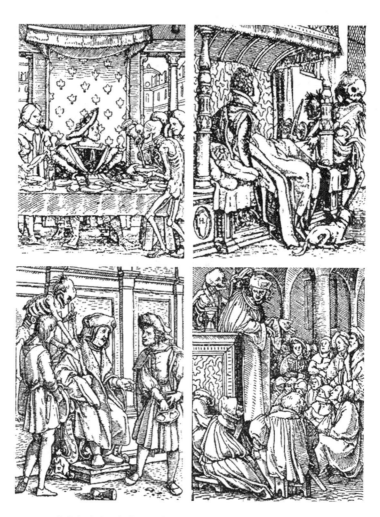

瘟疫在法兰西各个阶层传播，上至贵族阶层，下至平民阶层

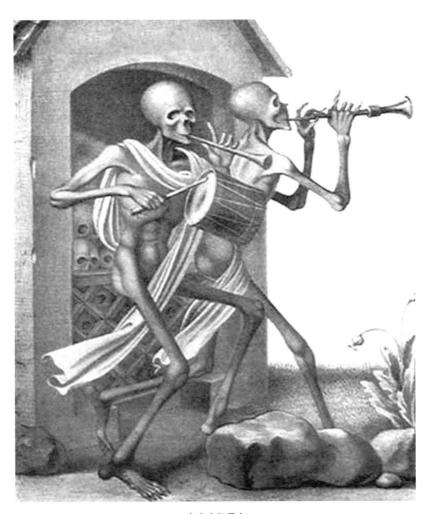

瘟疫吹起号角

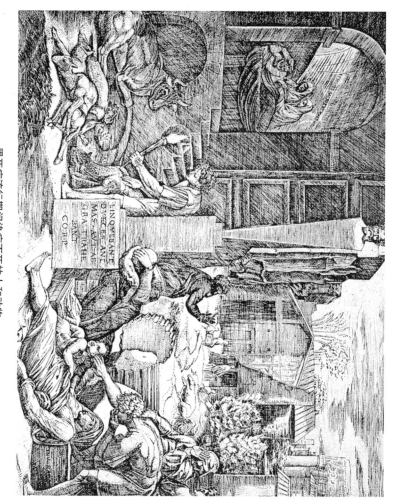

黑死病流行期间染病而死的人和动物

者，所以教皇购买了一大块土地作为埋葬死者的墓地。这里埋葬了无数死者。"⑤

　　低地国家⑥的一个传教士正在阿维尼翁。他给布鲁日的朋友写了一封信，这封信是关于阿维尼翁疫情最重要最独特的记录。瘟疫暴发时，他随一名枢机主教正在去罗马教廷⑦的路上。他记录道："疾病的感染过程可分为三种。首先，肺部和呼吸系统得病的人，只要这些部位腐烂，甚至只是稍微染病，无论如何也难逃一死，活不过两天。奉教皇敕令，意大利许多城市及阿维尼翁的医生做过许多检查来确定病源。解剖了许多尸体后，人们发现，那些突然死亡的人都有肺部感染和咯血的现象。当时该疾病最让人恐惧的地方是它能够传染，因为染病的人死亡时，那些去问病的、去拜访的或其他与病人打交道的人，甚至抬着病人入葬的人，都很快随病人而去了。人们不知道应当如何保护自己。"

　　"目前，除第一种形式外，该疾病还以另外一种形式流行。病人腋下出现脓肿，有这种症状的人死得也很快。同时流行的第三种形式是，无论男女，腹股沟处都长了肿块。与前两种形式一样，这种形式的疾病很快致人死亡。疫情实在太严重了。医生因害怕感染不敢为病人看病，即使病人乐意倾其所有，也找不到医生。父亲不去探视病中的儿子，母亲不去看望染病的女儿，哥哥不去问候病中的弟弟，儿子不去拜谒病中的父亲，朋友熟人亦是如此。事实上，不管血缘关系多么亲密，没人会去拜访病中的人，除非这个人不要命了或愿意马上随病人而去。尽管如

⑤　艾蒂安·巴吕兹：《阿维尼翁的教皇》，第 1 卷，第 254 页。一本关于克雷芒六世的传记
　　（第 274 页）写道，公墓挖了许多大坑，将死者如"牛群"般埋葬。——原注
⑥　低地国家是对荷兰、比利时、卢森堡三国的统称。——译者注
⑦　当时的罗马教廷在阿维尼翁，所以他们去的是阿维尼翁。——译者注

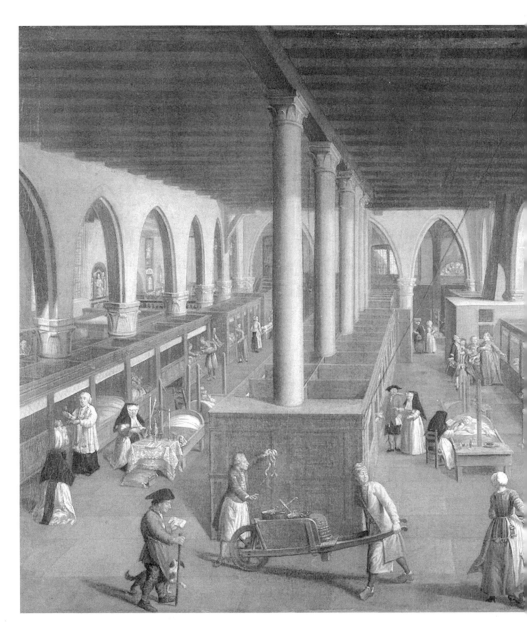

修女们正在熬制药物治疗瘟疫患者

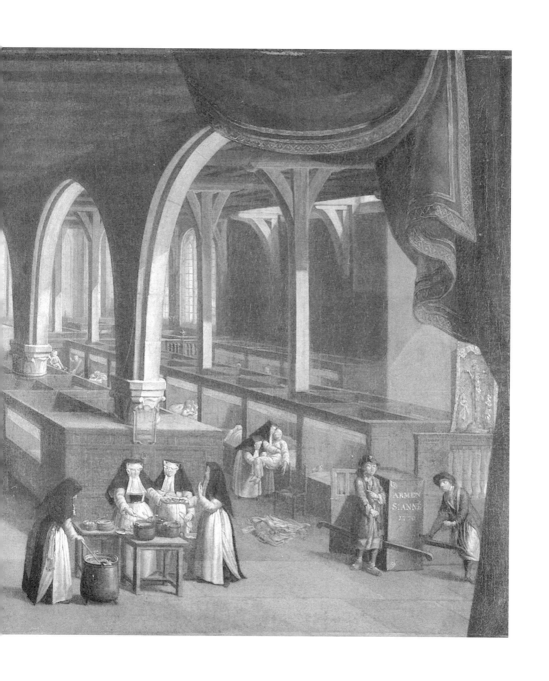

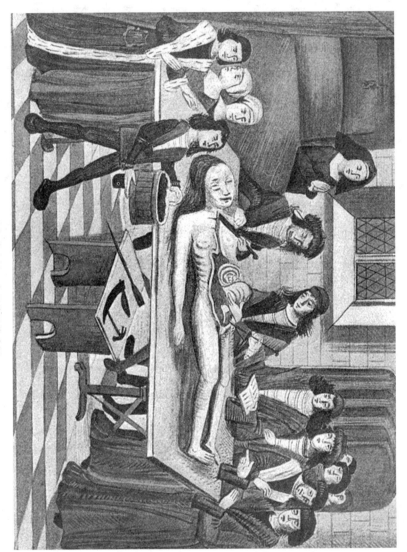

医生解剖女性死者尸体寻找病源

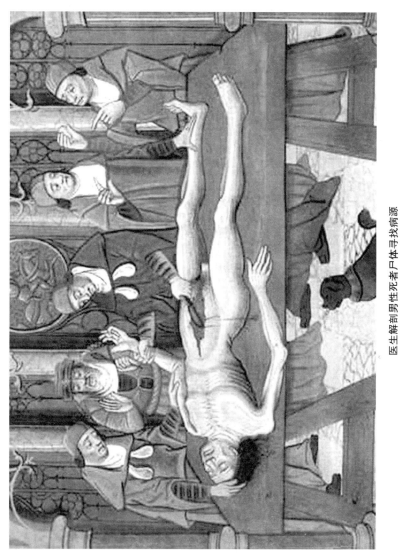

医生解剖男性死者尸体寻找病源

此，还是有许多人仅仅出于对别人的爱而死掉了。这些人本来能避免一死，但他们没有。出于虔诚和博爱，他们仍然去看望了病人。"

"简而言之，阿维尼翁有一半人甚至一半多的人死去了。城墙之内，七千多所房子大门紧闭，无人居住，原来住在房子里的人都死掉了。城郊也难觅人踪。教皇买下了附近的一块地作为公墓。自 3 月 13 日起^①，这里已经埋葬一万一千具尸体。这个数字不包括那些埋在圣安东尼医院墓地、宗教团体墓地及阿维尼翁其他墓地的人。我不得不提一下阿维尼翁周边地区。除两个小门之外，马赛所有城门都关了，这里五分之四的人已死。"

"普罗旺斯省所有城市和乡镇都是这样。瘟疫已经穿过隆河，直抵图卢兹，在乡村和多个城市肆虐，愈演愈烈。由于这次大瘟疫，人们惧怕死亡，因而都不敢与那些有亲人死于瘟疫的人说话。因为人们都说家里只要有一个人死掉，几乎所有的亲人都会随之而去，大家都相信这一点。病人没有亲人照顾，只有狗陪伴左右。健康的人将食物放在病人旁边供其吃喝，然后便飞快地逃离房子。人死之后，一些被称为'加伏提'的粗汉，会收取巨额报酬后将尸体运到墓地。亲友不会来探视病人，甚至神父也不会来听病人的临终忏悔或给他们行临终圣事。身体健康的人只知道关心自己。一些富人死后，那些粗汉将之抬到墓地。没有蜡烛。除了雇来的哭丧人，没有人送葬。这样的事情天天都有。尸体过处，街上的人们纷纷往家里跑。那些抬尸体的加伏提尽管身强力壮，但也难逃一死。习惯于从富人那里领面包吃的穷人们都死了。于是，平日里富人们每天要施舍六十四袋麦子来做面包，每袋麦子能做五十条面包；现在每天只需施舍一袋麦子，有时半袋就足够了。"

"据说从 1 月 25 日到今天（4 月 27 日）三个月里，阿维尼翁共埋

---

① 该信的寄出时间为 1348 年 4 月 27 日，距 3 月 13 日大约六周。——原注

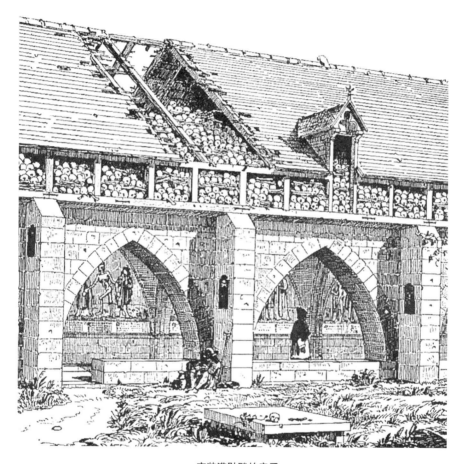

一座装满骷髅的房子

葬了六万二千人。教皇经过深思熟虑，于刚过去的三月中旬，将复活节前的时间定为特赦期。特赦期内，只要向上帝真心忏悔，即便突然因病去世，也能得到上帝的原谅。教皇下令每周要组织忏悔游行，唱诵连祷文。据说，当时来自周边的两千民众参加了忏悔游行。其间，男男女女赤着脚，有的穿着麻布忏悔服，有的在头上撒灰表示忏悔，泪水涟涟地走着，撕扯着自己的头发，用鞭子抽打自己，直至血流如注。有时，教皇也会亲临宫殿附近的游行。这一切从何而始，从何而终，只有上帝知道……"

"有些可怜的人因携有某种粉末而被抓。人们指控他们往水里下毒。许多人吓得连井水都不敢喝了。好些被指控携带粉末的人被判刑烧死，每天都有。这样做公正与否，只有上帝知道。"

"人们一般不吃鱼，尤其是海鱼，因为人们说鱼都被肮脏的空气传染了。未放足一年的香料不用说吃，人们碰都不敢碰，因为他们害怕这些香料是上文提到的船运来的。确实，有许多次，那些吃新香料的人甚至吃海鱼的人突然就得病了。"

"我的朋友，读了我的信，你就知道我们所面临的危险了。如果你想安全，我给你的最好的建议是饮食要有节制，避免受凉，什么都不要过度，最重要的是，除了个别口气清新的人，少和其他人说话，尤其是在这些日子。但你最好还是待在家里，直到瘟疫结束……"

"你要知道，据说教皇近日已经离开阿维尼翁，去隆河边离瓦朗斯两里格 [①] 的斯特拉城堡了，教皇会一直在那里，直到瘟疫过去。教廷仍留在阿维尼翁，但假期已经延长到圣米迦勒节 [②]。所有的稽核员、辩护律师和检控官，想离开的都离开了，有的死了。我把我自己交到上帝手

[①] 旧时长度单位，1 里格约为 5 千米。——译者注
[②] 西方教会每年的圣米迦勒节在 9 月 29 日。——译者注

中。我的枢机主教将跟随教皇离开，我也要跟着去。那云雾缭绕的山里还有一些没有出现瘟疫的地方。人们觉得活命的最后机会在那里。愿全能而仁慈的上帝能引导我们按照最好的选择行事，阿门！"①

另外一封信可以作为这封信所描写的瘟疫情况的佐证。一位佚名的传教士在信中写道，从 3 月 13 日到 4 月 27 日，有一万一千具尸体埋在了教皇安排的新墓地里。这个数字可能略有夸大。另有消息说，从瘟疫第一次暴发的 1 月 25 日到此信写作时，三个月内有六万两千人死去。在记录这样大的灾难时，尽管人们常常夸大死亡数字而不是减小死亡数字，但作者给出的数字如此详尽，有零有整，所以这个关于阿维尼翁及周边地区死亡人数的估计很可能是准确的。这封信写于 1348 年复活节后的第一个星期日。作者很清楚地说明大斋节期间的瘟疫最严重。德意志的一份编年史中有一句话可以证明这一点："威尼斯乃至整个意大利以及普罗旺斯，尤其是沿海城市，无数人死亡。罗马教廷所在的阿维尼翁，在大斋节第四个星期日之后的三天里，有一千四百人被埋葬。"② 1348 年的大斋节第四个星期日是 3 月 30 日，所以，根据这份资料，3 月的最后一天和 4 月最初两天里，每天超过四百五十人死亡。

如果没有注意到居伊·德·肖利亚克及其留给后代的关于瘟疫暴发的记录，那么关于阿维尼翁这场瘟疫的描述是不完整的。居伊·德·肖利亚克是教皇克雷芒六世的御医。瘟疫期间，他全心全意地照顾病患。尽管居伊·德·肖利亚克亦被感染，但令人高兴的是，他因照顾病人的善行而幸免于难，这使他能为这场瘟疫留下记录。居伊·德·肖利亚克说，瘟疫始于 1348 年 1 月，持续了七个月。"瘟疫可分为两个阶段。

---

① 《佚名教士的家书》，见于约瑟夫·让·德斯梅所著《佛兰德斯编年史汇编》，第 3 卷，第 14 页到 18 页。——原注

② 《罗勃多夫的亨利编年史》，见于约翰·弗里德里克·伯默尔所著《德意志史料》，第 4 卷，第 560 页。——原注

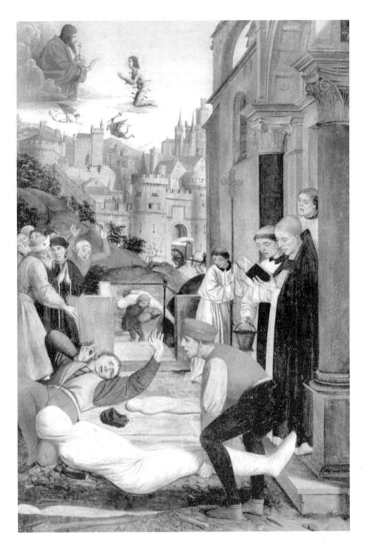

圣职人员与民众面对尸体祷告

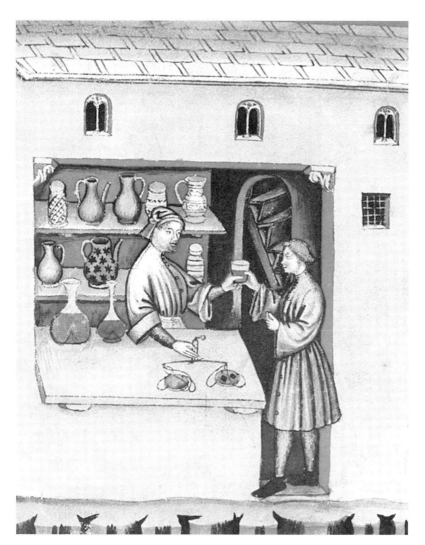

瘟疫流行期间，药店医生正在给一名患者递上调配好的药物

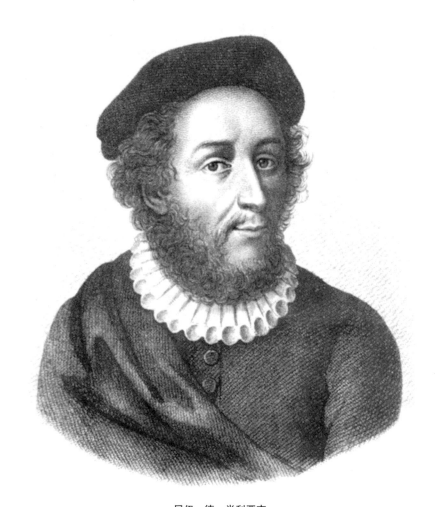

居伊·德·肖利亚克

第一个阶段持续了两个月。病人持续发烧，吐血，三天内便死亡。"

"第二个阶段持续五个月。这个阶段的病人除了持续发烧，还在腋下及腹股沟长痈或横痃，整个病程持续五天，传染得非常厉害（尤其是病人吐血时），在病人处逗留都能被传染，即便是看看病人也会被传染。因此，许多人病了无人照顾，死后埋葬时没有神父在墓前祈祷。"

"父亲不会去看儿子，儿子也不会去看父亲。慈悲仁爱荡然无存。瘟疫太严重了，活下来的人不足四分之一。即便是医生，也因害怕感染不敢去诊病。纵使医生去了，也无计可施，所以几乎所有染病的人都死了。只有在瘟疫末期，极少数人才能康复。"

"至于我自己，我不敢不恪尽职守以免背上臭名，但我一直很害怕。"瘟疫末期，居伊·德·肖利亚克被感染，六周之内，命若游丝，但最后康复了[1]。

在居伊·德·肖利亚克的建议下，教皇克雷芒六世将自己与他人隔离，经常在住所内燃一大堆火，正如教皇尼古拉四世[2]在上次瘟疫中做的那样。整个普罗旺斯地区的死亡人数很大。1348年的大斋节，据说有不少于三百五十八名多明我会修士死亡[3]。即使到了当年11月底，瘟疫还没有从阿维尼翁离开。11月23日，教皇克雷芒六世致函匈牙利国王路易一世[4]，函中解释道，来函较晚的原因是"致命的瘟疫。这场瘟疫蹂躏了本地及其他地区，人口大量死亡，不计其数。它不仅按照上帝的旨意带走了我们的一些教友，也迫使其他教友离开教廷去躲避"[5]。

---

① 夏尔·安哥拉达：《大瘟疫研究》，第 413 到 414 页。——原注

② 尼古拉四世（1227—1292），1288 到 1292 年任教皇。——译者注

③ 乔舒亚·巴尔内斯：《爱德华三世传》，第 435 页。——原注

④ 路易一世（1326—1382），出身于安茹家族的匈牙利国王，1342 年到 1382 年在位，被尊称为"路易大帝"。——译者注

⑤ 蒂纳：《匈牙利历史文献》，第 1 卷，第 767 页。——原注

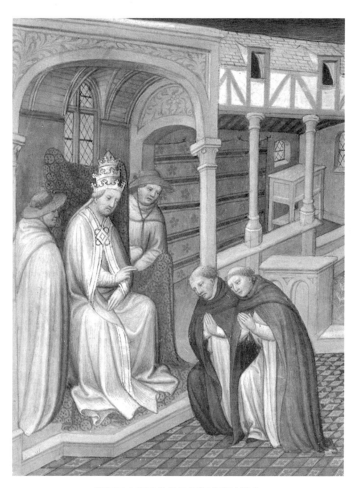

教皇尼古拉四世接见汇报疫情的修士

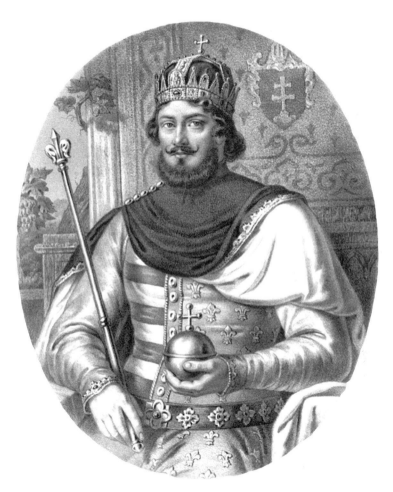

匈牙利国王路易一世

1348 年夏初，阿维尼翁灾情放缓，教皇克雷芒六世致函当时在维罗纳开会的小兄弟会总会，表达了痛惜之意。他说，世界陷入了痛苦，特别是"因瘟疫而突然离开我们的老老少少、穷人富人"更让人们痛苦。教皇敦促与会人士一同为结束瘟疫而祈祷，并且授予"参会及回程期间可能会死亡的与会人士"特赦 ①。据说，仅在意大利，方济各会修士就有三万人死去。

自 1348 年初进入法兰西以来，瘟疫四处传播。那个低地国家的传教士从阿维尼翁寄出的信中提到，瘟疫已经传遍整个普罗旺斯，并且在 4 月末向西传到图卢兹。1348 年 8 月，波尔多显然也被波及了。爱德华三世的女儿琼公主 ② 要嫁给卡斯蒂尔 ③ 国王的儿子佩德罗，但出嫁途中突然死于波尔多。

法兰西北部疫情同样严重。里昂博物馆的一处碑文可作为该地曾发生瘟疫的证据。据该碑文记载，1352 年，一个叫米夏埃尔·潘克索斯的市民建造了一座小教堂。小教堂要为市民们"死于 1348 年瘟疫"的家人做弥撒 ④。布鲁日某佚名神父保存着一份来自阿维尼翁的信，该信可能写于瘟疫时期，里面记述了瘟疫的过程："1348 年，我们所提到的那场瘟疫、传染病和大死亡，依照上帝的旨意，还没有结束，而是日见其盛，传向其他地区。在勃艮第、诺曼底及其他地区，瘟疫已经夺走数以千计的人和动物的生命，并且这种情况还在持续。" ⑤

---

① 卢克·沃丁：《小兄弟会编年史》（1723 年版），第 8 卷，第 25 页。——原注
② 全名为琼·普朗塔热内（1335—1348）。——译者注
③ 卡斯蒂尔是西班牙历史上的一个王国。——译者注
④ 奥利维尔·德拉海：《1348 年大瘟疫之诗》，乔治·吉格所作引言之第 18 页注释。——原注
⑤ 《佚名教士的家书》，见于约瑟夫·让·德斯梅所著《佛兰德斯编年史汇编》，第 3 卷，第 19 页。——原注

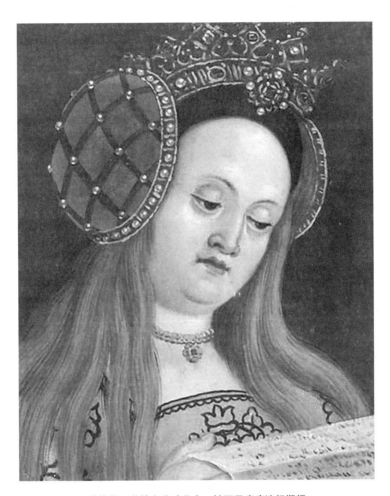

爱德华三世的女儿琼公主。她死于瘟疫流行期间

大约在 1348 年圣雅各节（7 月 25 日）时，瘟疫传至诺曼底。福卡蒙修道院当时的一份手稿有如下记录："1348 年圣雅各节时，大死亡进入了诺曼底。瘟疫先传到加斯科涅、普瓦图和布列塔尼，接着传到皮卡第。瘟疫如此可怕，所到之处，三分之二甚至更多的人口死亡。父亲不敢去看望儿子，哥哥不敢去看望妹妹，人们也不敢互相照顾，因为一旦吸入病人呼出的空气便难逃被感染的命运。当时已经到了找不到人抬尸体去墓地的境地。人们都说世界末日到了。"[1] 利奥波德·维克托·德利勒[2] 在另一份手稿中发现了关于诺曼底可怕疫情的进一步记录。瘟疫所到的城市或乡镇，大部分居民都染病死了。"当时，诺曼底死人甚多，皮卡第亦然。"[3]

巴黎当然也受到了瘟疫的侵袭。疫情在巴黎显现的时间应该是 1348 年夏初。圣丹尼镇编年史记录："1348 年，人们口中的大死亡在法兰西开始了，持续了大约一年半。巴黎平均每天有八百人因病而死。在一年半时间里，有人说巴黎人死亡达五万以上，圣丹尼镇死亡一万六千人。"[4] 兰斯[5] 的加尔默罗会编年史认为巴黎的死亡人数更多，达到八万[6]，死者中包括一名公主和一名王后——路易十世[7] 的女儿纳瓦拉的琼[8] 和瓦卢瓦王室腓力六世[9] 的妻子勃艮第的琼[10]。

---

[1] 利奥波德·维克托·德利勒：《内阁文抄》，第 1 卷，第 532 页。——原注

[2] 利奥波德·维克托·德利勒（1826—1910），法国历史学家。——译者注

[3] 利奥波德·维克托·德利勒：《内阁文抄》，第 1 卷，第 532 页。该记录到此突然中断，中断原因不详。——原注

[4] 亨利·马丁：《法国史》，第 5 卷，第 111 页。——原注

[5] 兰斯是法国东北部城市。——译者注

[6] 纪尧姆·马洛：《兰斯史》，第 4 卷，第 63 页。——原注

[7] 路易十世（1289—1316），法国卡佩王朝国王，1314 年到 1316 年在位。——译者注

[8] 亦称胡安娜二世（1312—1349），1328 年到 1349 年为纳瓦拉女王。——译者注

[9] 腓力六世（1293—1350），瓦卢瓦王室第一位国王，1328 年到 1350 年在位。——译者注

[10] 勃艮第的琼（1293—1349），亦称瘸子王后琼。——译者注

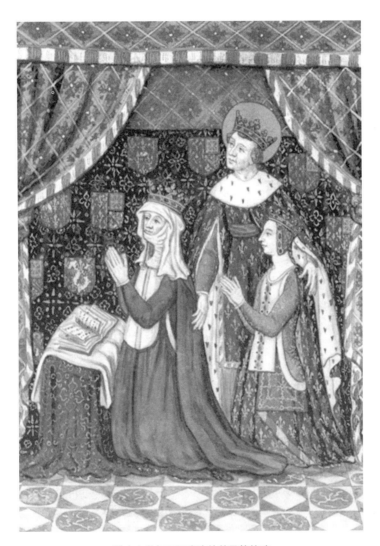

腓力六世与死于瘟疫的勃艮第的琼

巴黎被瘟疫侵袭时法兰西疫情最详尽的记录，可见于《南吉斯的威廉①编年史》的续编。《南吉斯的威廉编年史》很可能完成于1368年之前，其中写道："同年（1348年）及次年，法兰西王国的巴黎及人们提到的其他地区，男男女女大量死亡，年轻人比老年人死得多，以至死人都无法埋葬了。有的病人得病不过两三天，突然就死去了。今天还是好好一个人，第二天就被抬到墓地埋葬。病人腋窝下或腹股沟突然出现肿块。一旦出现肿块，便必死无疑。这种病或瘟疫，被医生称为'流行病'。1348年和1349年死人数量之多，简直是闻所未闻，见所未见，简直就没有过这样的记录。疾病和死亡常通过人与人的交往而传染。健康的人探望病人后几乎难逃一死。许多镇子，无论大小，神父因害怕而退却了，把圣事交给更勇敢更虔诚的人去主持。许多地方活下来的人十无其一。"

"巴黎主宫医院的死亡现象非常严重。很长一段时间内，每天有五十多具尸体被车拉走埋葬②。主宫医院虔诚的修女们无惧死亡，仍虔诚而谦逊地工作。她们工作不是为了追求世俗的荣誉。许多修女得到的'回报'是被死神召走，与基督一同安息——人们虔诚地相信这一点。"

编年史接着记载道，瘟疫传到了加斯科涅和德意志。"瘟疫从一个乡镇传到另一个乡镇，从一个村子传到另一个村子，从一家传到另一家，甚至从一个人传给另一个人，接着传到了法兰西，传到了德意志，但德意志的疫情比我们这边要轻一些。"

编年史作者说："1348年到1349年大部分时间里，瘟疫在法兰西传播。瘟疫过后，许多城市、乡镇和村庄已经人死屋空。"

---

① 南吉斯的威廉（？—1300），亦称纪尧姆·德·南吉斯，法兰西编年史家。——译者注
② 编年史的所有版本写的都是"quingente（五百）"。许多资料都说每天埋葬五百具尸体。为法国历史学会续编《南吉斯的威廉编年史》的H.热罗认为这个数字当为五十之误，他引用了两份手稿，在手稿的页边空白处有如下笔记"L corps par jour a l'Hostel-Dieu de Paris"（巴黎主宫医院每日尸体）。因此，这里的五十很有可能引自该笔记。——原注

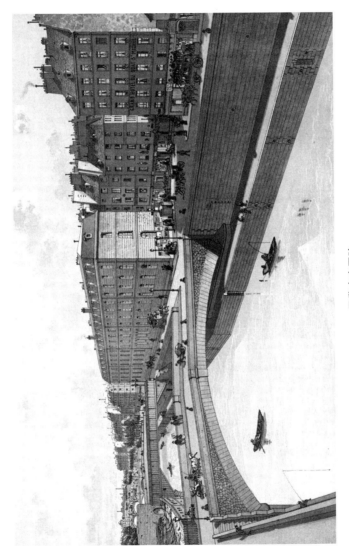

巴黎主宫医院

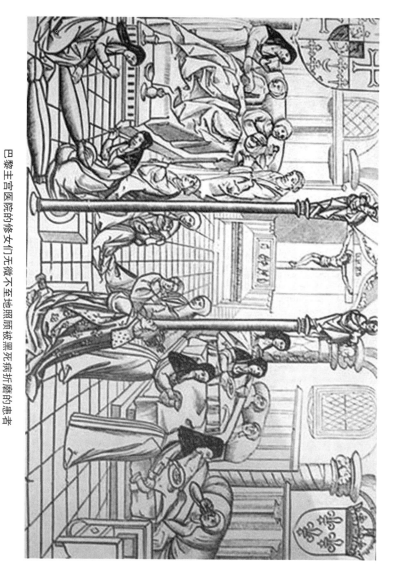

巴黎主宫医院的修女们无微不至地照顾被黑死病折磨的患者

最后，作者说人们很快便寻求顺乎本性的补偿："但是，天哪！世界并没有因为瘟疫而变得更好。瘟疫过后，人们变得更加贪婪，尽管占有的东西更多了，但仍贪心不足。他们愈加垂涎财物，为之吵闹不断，纠纷不停，争讼不已。"所有的东西都卖得非常贵，家具、食物及各种商品的价格翻了一番，仆人只为出钱多的人服务。"从此仁爱之心开始变冷，冷漠伴着邪恶肆虐。城里、村子里或家里，几乎找不到人来教小孩子一点基本的语法知识。"[①]

疫情最严重时，法王腓力六世召集巴黎的医务人员会诊，让他们报告对抗疾病最好的办法。这些医生的讨论结果可能在 1348 年 6 月公布[②]。不幸的是，医生们尽管是严格按照腓力六世提出的问题回答的，但不能提供任何历史细节。这些医生泛泛地讨论了瘟疫发生的可能根源，仅仅提了一些如何医治的建议，以及如何避免感染的方法。医生们非常清楚疾病的传染性，并强烈建议能远离病人的就尽量远离。医生们说："主要是同住一处的人，尤其是关系近的家庭成员死了，因为这些人离病人近。我们建议这些人离开病人，否则大量的人会感染瘟疫。"[③]

瘟疫此时正向法兰西北部传播。据说，亚眠有一万七千人丧生。瘟疫好像在次年夏天，也就是 1349 年夏天，才达到顶峰。瘟疫自巴黎出发，"兵"分两路。一路经诺曼底扫向沿海地区，可能于 1348 年 7 月或 8 月抵达加来周边。另一路可能因秋冬季节的到来而势头变缓，慢慢传向比利时和荷兰。

---

① 《南吉斯的威廉编年史续编》，H. 热罗为法国历史学会编，第 2 卷，第 211 页到 217 页。——原注
② 他们在文件中提到"在下个月——7 月的 17 日。"——原注
③ L.A. 约瑟夫·米雄：《有关 1348 年大瘟疫的未刊文档》，第 22 页。——原注

1349 年 6 月，腓力六世恩准了亚眠市长建造新墓地的奏议。据文献记载，亚眠的疫情非常严重，墓地爆满，不能再妥善安葬新尸体。腓力六世的信中说："该城死者甚众，病发与死亡所隔时间甚短，晚间染病，次晨便亡故，据闻更有甚者。"[①] 这是 1349 年 6 月的情况。刚到 1349 年 9 月，当地政府便要处理一起某制革厂工人"因人口大量减少"合伙要求增加工资的事件。市长反应之迅速及工人要求提升工资之急切，足以证明人们认为该危机是非常严重的[②]。亚眠所遇到的难题，预示了法兰西、德意志和英格兰等地未来将要面临的困难。这些困难源于瘟疫过后劳动力的短缺。

图尔奈圣马丁修道院院长吉勒·利·穆伊西斯[③]的编年史详细记录了法兰西的疫情及图尔奈自 1349 年 8 月发生瘟疫以来的情况。吉勒·利·穆伊西斯记录了自己经历的灾情。他说："整个国家有多少人死亡，是不可能搞清楚的。路过该地的旅行者、商人、朝圣者都说，他们看见无人照看的牛群在田野中、城镇里、荒野上四处游荡。谷仓酒窖四门大开，房中空无一人，到处难觅人踪。许多原来有两万人的城镇、城市和村庄现在仅剩不到两千人。原来有一千五百人的城市或农村，现在只有不到一百人。许多地方的田地都撂荒了。这些事情是一个深谙法律的爵士告诉我的。这个爵士是巴黎议会的议员。腓力六世派他和一个主教去觐见阿拉贡国王佩德罗四世。他们返回时经过了阿维尼翁。他告诉我，在阿维尼翁和巴黎，许多值得信赖的人给他讲述了上面的一切。"

介绍了一名去圣地亚哥的朝圣者提供的材料后，吉勒·利·穆伊西斯接着用诗叙述了 1349 年夏天他自己在图尔奈的经历。该诗首先谈及

---

① 奥古斯丁·蒂埃里：《第三等级史未刊文献汇编》，第 1 卷，第 544 页。——原注
② 奥古斯丁·蒂埃里：《第三等级史未刊文献汇编》，第 1 卷，546 页。——原注
③ 吉勒·利·穆伊西斯（1272—1352），法兰西诗人，编年史家。——译者注

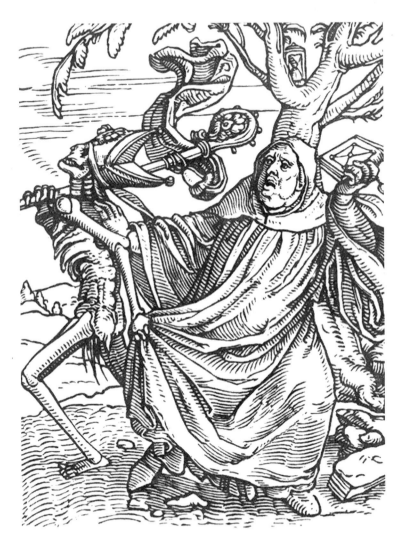

一名朝圣者遭到瘟疫的袭击

上帝展现的愤怒，描述了起于东方传到法兰西及佛兰德斯的瘟疫。和其他作者一样，吉勒·利·穆伊西斯说他有些犹豫，不愿将自己的所见所闻讲出，因为后代可能不会相信①。所有旅行者和商人关于这个国家糟糕情况的报告，都讲述了同样一个悲伤的故事：到处是死人，到处是悲痛。在诗中，吉勒·利·穆伊西斯对图尔奈的瘟疫描述最详。

图尔奈主教约翰·德·普拉蒂斯是最早被瘟疫夺去生命的人之一。他本来没有在图尔奈。圣体节，亦即 1349 年 6 月 11 日这天，他主持了阿拉斯的宗教游行。6 月 12 日，他离开阿拉斯去坎布雷，但 6 月 13 日就突然死了②。约翰·德·普拉蒂斯被葬在图尔奈。"时间慢慢过去了。"吉勒·利·穆伊西斯说，一直到 1349 年 8 月初，图尔奈都没有其他知名人物死去。圣约翰节③之后，瘟疫开始出现在墨尔登绍的圣皮亚堂区④，接着在其他堂区出现。每天都有多具尸体运到教堂，有时五具，有时十具，有时十五具。圣布里塞堂区偶尔会有二三十具。所有的堂区教堂里，助理神父、堂区执事和教堂司事⑤为了拿钱，整日整夜地敲响丧钟。整个城的男女老少开始害怕起来。

城镇的官员最后发现主教座堂⑥教士团监理及神父们对目前的疫情无动于衷，因为疫情持续对他们有好处，他们可以从中渔利。官员们经过商议，发布了一些命令。命令规定，未婚但以夫妻名义住在一起的男

---

① 此次瘟疫中，所见的景象，我不敢说出。——原注
② 皮乌斯·博尼费修斯·加姆斯《天主教会主教名录》一书认为其逝世于 1349 年 6 月 13 日。——原注
③ 每年的 6 月 24 日。——译者注
④ 堂区是教会中的信友团体。——译者注
⑤ 教堂司事负责管理教堂、教堂墓地、打钟和挖墓穴等事务。——译者注
⑥ 主教座堂是施行主教制的基督教派（如天主教、东正教等）在教区中设立的具有特殊地位的教堂，内设主教座位，供主教主持敬礼仪式、教导信徒及总览教务，且通常其附近建有主教公署。——译者注

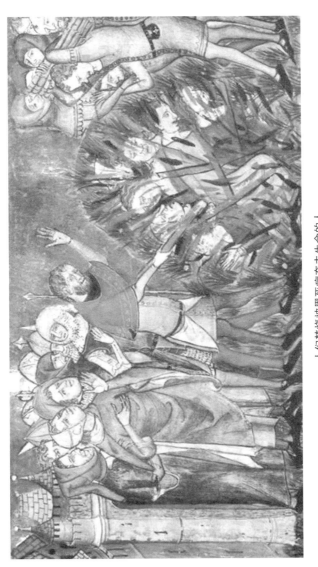

人们焚烧被黑死病夺去生命的人

女，要么结婚，要么马上分手。死者的尸体要立刻入葬，墓坑至少深六英尺。葬礼上不允许敲任何钟。尸体不再运往教堂做圣事。葬礼上，只把棺材放在地上就行。葬礼后，不得在死者房子里聚集。星期六午后及星期日全天禁止一切工作，同时禁止掷骰子作乐及咒骂他人。

这些法令持续了一段时间，但病人仍然在增多。圣马修节 ① 那天，法令又规定不再允许敲钟，任何葬礼不得超过两人参加，不允许穿黑色衣服。吉勒·利·穆伊西斯认为，当局的做法是非常有益的。他说，据他所知，许多原来同居的人结婚了，诅咒骂人的现象明显减少了，人们几乎不再用骰子了，制骰子的手工业者把"四四方方的骰子"制成"人们用来计算念了多少祈祷文的圆圆的东西"。

吉勒·利·穆伊西斯尽力把自己知道的记录下来，"以便让后代相信，图尔奈曾发生过一次这么严重的死亡。圣诞节期间，我听许多人声称图尔奈的死亡人数超过了两万五千。并且非常令人奇怪的是，非富即贵的人死得尤其多。那些喝酒的、尽量远离污浊空气及避免探视病人的人，几乎都活了下来。但那些去过或经常光顾病人房子的人要么病重，要么死亡。市场上以及穷人所住的地方死亡数量要远多于广阔宽敞的地方。房子里一旦有一个或两个人死亡，房子里其他人马上或在很短时间里也死了。一家里十口人或更多口人死在一起的现象非常常见，甚至有的人家猫猫狗狗都死了。无论富人、中等人家还是穷人，没有平安无事的。每个人都在日复一日地等待着上帝的安排。死者还包括那些聆听死者忏悔、为死者主持圣事的助理神父或专任神父 ②，甚至跟着神父去探视病人的堂区执事。他们的死亡数量也很多"。

河岸一侧的几个堂区的死亡情况和图尔奈一样严重。一般来说，尽

---

① 9月24日。——译者注

② 专任神父指受教会委托专门为军队、医院、学校等团体从事工作的神父，一些权贵人家的小教堂或私人教堂也会有专任神父。——译者注

管死亡是突如其来的，但大多数人都能接受临终圣事。圣马丁修道院院长吉勒·利·穆伊西斯用了与彼得拉克和薄伽丘同样的语言，来描述死亡来临得多么快。头一天晚上人好好的，还能一起说话，第二天便死了。圣马丁修道院院长吉勒·利·穆伊西斯特别提到了那些探视病人的神父的死亡[1]。他还提到，城墙外新设了两处墓地。一处在德瓦勒麻风医院附近的田地里，另一处在圣十字会修道院里。说来也怪，吉勒·利·穆伊西斯提到，新设墓地作为预防措施遭到了一些人的反对。吉勒·利·穆伊西斯说，人们之所以埋怨，是因为不允许把他们埋葬在自己家的墓穴里了，而且地方当局的立场非常坚定。随着疫情发展，当局在新设墓地挖了深坑，数不尽的尸体源源不断地被埋进去，每层尸体之间只盖着一层薄薄的土[2]。

　　许多人怀疑，当时作者的记录一定过度夸大了欧洲人死亡的数字，并且怀疑 14 世纪中叶时的欧洲人口没那么多，要低于他们所记录的死亡数量。一方面，很显然，大多数记录中出现的整数，至多只是对确切死亡数量的一个估计，1348 年及接下来几年的瘟疫疫情严重，范围广泛，那些目睹了如此灾难的人，更倾向于将死亡数字夸大，而不是将死亡数字缩小。另一方面，尽管我们承认，大多数情况下记录的数字只是对实际死亡数字的猜测，代表了当时的人们对那场瘟疫危害之大的认识，但我们一定要承认，当时意大利、法兰西等欧洲国家的人口数量，要比我们现在所认为的多。

　　法国文物研究者西梅翁·吕斯专门做过一个大瘟疫时期法兰西人生活状态的研究[3]。这里简要引用一下其结论是非常有益的。西梅翁·吕

---

① 有多少神父，因探视病人而命赴黄泉。——原注
② 《图尔奈的圣马丁修道院院长吉勒·利·穆伊西斯编年史》，见于约瑟夫·让·德斯梅所著《佛兰德斯编年史汇编》，第 2 卷，第 279 页到 281 页及第 361 页到 382 页。——原注
③ 西梅翁·吕斯：《贝特朗·迪盖克兰传》，第 1 卷，第 3 章。——原注

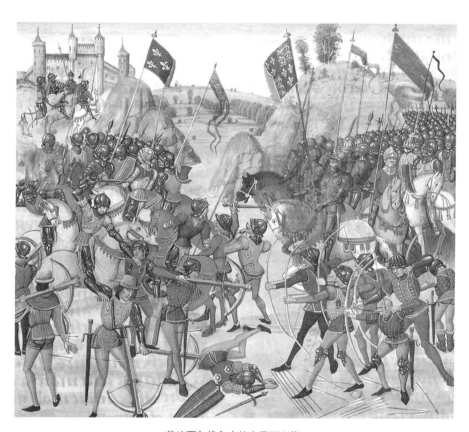

英法百年战争中的克雷西之战

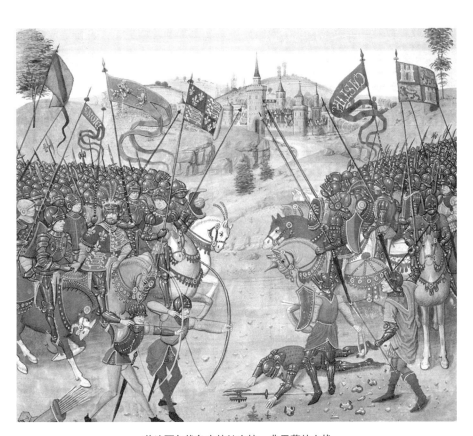

英法百年战争中的纳杰拉－弗里萨特之战

斯的研究表明，1348 年到 1349 年的大瘟疫和英法百年战争之前的法兰西总人口和 19 世纪法国总人口数量相当。在法兰西，数不尽的村庄曾星罗棋布，但现在已经看不到当时的痕迹了。法兰西农村人住的房子，更确切地说是茅舍，很少有石造的结构，大部分用黏土建成。墙有时用柳枝做衬，缝隙用干草或稻草填充。一般来说，茅舍仅有一层，尽管酒馆之类有时会有两层。屋顶用茅草、木头或石头覆盖。一般没有窗户，个别有窗户的也只是在泥墙上开个口，再用木窗板遮一下。即使是当时制造的粗糙、不透明的玻璃，一般农民也用不起，就连巴黎富贵之家也只是用蜡布或仿羊皮纸来糊窗户。茅舍的门用木门闩闩住，门上面一般会有木窗板以通风采光，卧室烧柴产生的烟也通过木窗板排出去。农村茅舍的生活状况就是这样，这就容易理解为什么农村地区的房子不能阻止瘟疫的传播了。这样的房子如果没人住，即便是很短一段时间，房子也会塌掉。大瘟疫过后，许多人都提到了农村房倒屋塌一片荒凉的样子，原因就在这里。

农村茅舍中的家具非常简单，和现在农村房子里的家具非常相近。当时的一份物品清单显示，大部分家里有铜制、锡制和玻璃器皿，没有个把件银制器皿的人家几乎没有。大部分人吃的是面包和粗磨粉做成的汤[①]。但即便是 14 世纪，人们也不知道白面包是什么东西。人们吃的肉主要是猪肉，猪养在林子里。各家各户几乎都有烤肉叉，偶尔会烤上一次腌制好的鸡肉。佐料以芥末为主，大部分人家都用，尽管不是家家户户用。即使是最贫寒的家庭，吃饭时也会铺上桌布。喝的东西有乡间自酿的葡萄酒及诺曼底盛产的苹果酒。饮料里一般会加上些许姜汁，铺天盖地的酒馆里更是如此。人们穿各式皮毛。大瘟疫时期，用亚麻衬衫做贴身衣服已经非常普遍了。人们睡觉的地方是黑暗无风的凹进处。脱去

---

① 当时，做面包不发酵，所以面包极硬，需要煮汤泡开食用。——译者注

衣物后，人躺在草垫子上，有时在羽绒褥垫上休息。与许多有头有脸的人想象的不同，有证据表明，洗澡非常普遍，村民们经常洗澡。即便是个小村子，也有公共洗浴的地方。

　　本章关于法兰西疫情的描写，可以以一两个瘟疫后农村土地所有权困境的例子作结。1349 年 8 月 16 日，查理四世[①] 向列日主教区圣特龙修道院的佃户发布谕旨，敕令他们服从教会管辖。谕旨提到，租用修道院土地的人及其他依附于修道院谋生的人现在为所欲为，要求自定租期，结果造成修道院院长及修道院成天世俗事务缠身[②]。第二个例子是

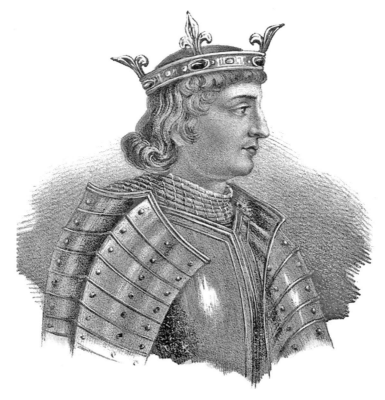

法王查理四世

---

①　查理四世（1316—1378），德意志国王，1355 年加冕为神圣罗马帝国皇帝。——译者注
②　夏尔·皮奥：《圣特龙修道院文抄》，第 1 卷，第 507 页。——原注

拉昂的圣约翰修道院。法王查理六世[1]致修道院院长和修女的公函中说，圣约翰修道院收入减少，已经不能维持日常的教堂仪式。公函虽然写于14世纪末——1392年到1393年，但将修道院财政困难及衰落的原因追溯至"1349年发生的大死亡"及由此导致的什一税及其他收入的锐减。

　　最后再举一个例子："1352年7月5日，阿拉斯镇的居民受赐救济，因为战争及世界上普遍发生的瘟疫，该地人口减少，房屋朽烂，收入及其他物品亦见减少，日益荒凉。"[2]

---

[1]　查理六世（1368—1422），1381年到1422年在位。——译者注
[2]　卡尔·莱希纳：《德意志大瘟疫：1348—1351》，第93页。法兰西人口减少的情况可参见《腓力六世时期法兰西预算及人口》，阿蒂尔·米歇尔·德布瓦利勒著，1875年版。——原注

第 4 章

欧洲其他国家的疫情

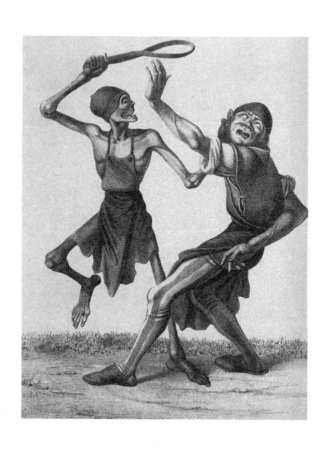

沿着瘟疫在欧洲蔓延的足迹，根据历史上欧洲国家发生瘟疫的先后顺序，现在应该叙述瘟疫在英格兰的传播过程了。因为本书将详细描述英格兰的疫情，所以将英格兰的情况放在本书最后一部分来讲是最妥当的。本章将插叙欧洲其他国家的疫情，将带着读者跳到 1351 年。

　　瘟疫从西西里岛、撒丁岛和科西嘉岛传播到了巴利阿里群岛。来自西西里岛等三岛的瘟疫在马略卡岛会合，给当地带来了巨大的破坏。历史学家赫罗尼莫·德·苏里塔[①]称，不到一个月岛上便有一万五千人死亡。另外一名历史学家估计，大瘟疫期间死亡人数是三万。他引用了一些历史记录。记录显示，岛上十分之八的人死掉了。比例当然有些夸张，但这是当地瘟疫非常严重的传统说法。据他所言，当地男女修道院的修士修女们都死了。多明我会为了招募新的修士，连小孩子都要[②]。

　　1348 年初，大瘟疫的灾难降临到西班牙。人们认为，瘟疫首先在阿尔梅里亚[③]暴发。巴塞罗那人口锐减，一片荒凉。1348 年 5 月，瘟疫已在巴伦西亚肆虐。仲夏时节，该城每天要埋葬三百人。1348 年 9 月，

---

①　赫罗尼莫·德·苏里塔（1512—1580），西班牙历史学家。——译者注
②　阿德里安·菲利普：《黑死病史》，第 54 页。——原注
③　阿尔梅里亚是西班牙南部良港，濒临地中海的阿尔梅里亚湾。——译者注

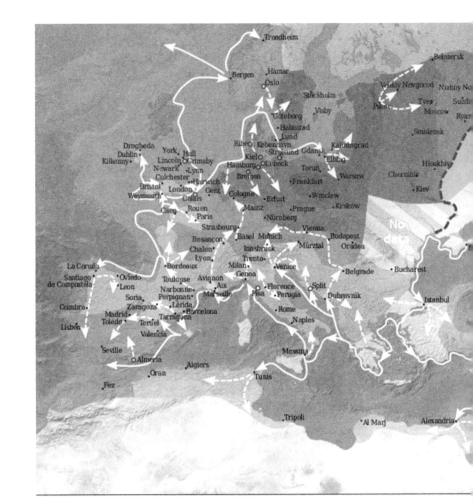

| 1346 | 1347 | 1348 | 1349 | 1350 | 13 |

‑ ‑ ‑ Approximate border between the Principality
of Kiev and the Golden Horde - passage
prohibited for Christians.

Land

Mari

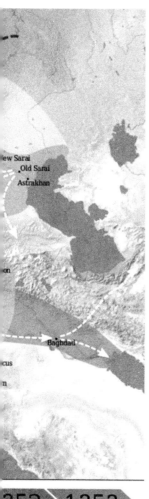

New Sarai
Old Sarai
Astrakhan

Baghdad

352 1353

es

routes

黑死病的传播路线：1346 年，黑死病发端于俄罗斯南部草原；1347 年，传播到高加索山脉、克里米亚半岛、拜占庭帝国的首都君士坦丁堡、爱琴海沿岸地区、埃及的亚历山大港、意大利的西西里岛、撒丁岛及意大利本土一些沿海城市；1348 年，黑死病一路扩散，横扫意利、东南欧、法兰西中南部、西班牙北部、英格兰南部、北非地区等地；1349 年，黑死病继续向北、向南扩散到德意志西南部、西班牙南部、英格兰北部、爱尔兰、挪威、瑞典等地；从 1350 年到 1353 年，黑死病肆虐的区域达到巅峰，几乎整个欧洲、亚细亚半岛、伊拉克两河流域、沿地中海的北非地区都笼罩在黑死病死亡的恐惧中

佩德罗四世[①]所在的萨拉戈萨的疫情达到高峰。萨拉戈萨的人们像其他地方的人们一样变得冷酷无情。在死亡的恐惧面前，仁慈博爱已经荡然无存。他们从病人身边逃离，让病人孤独死去，尸体被抛在街头无人过问。西班牙城市乡村多多少少都受到了瘟疫的危害，疫情在西班牙持续的时间要比在其他大多数国家长。初婚的阿拉贡王后[②]是最早因瘟疫而死的人之一。阿方索十一世[③]是最后染病而死的人之一。1350年3月，阿方索十一世正在围攻直布罗陀，军中突然暴发了严重的瘟疫，军官们建议阿方索十一世先避一下，但他拒绝了。1350年3月26日受难节这一天，阿方索十一世因瘟疫驾崩[④]。

图尔奈圣马丁修道院院长吉勒·利·穆伊西斯的编年史记录了西班牙北部的疫情。第三章里我们引用了吉勒·利·穆伊西斯编年史中的许多内容。吉勒·利·穆伊西斯说他了解到的疫情细节是从一个朝圣者那里得知的，该"朝圣者要去孔波斯泰拉的圣雅各教堂朝圣。因为受战争的影响，他不能走平时的路线，只能通过罗卡马杜尔圣母院[⑤]和图卢兹到达目的地"。这位14世纪中叶去孔波斯泰拉的朝圣者最后要穿过比利牛斯山脉的某个关隘进入纳瓦拉，然后沿着西班牙北部到达圣地亚哥。吉勒·利·穆伊西斯告诉我们，该朝圣者完成了自己的朝圣之旅后，取道加利西亚返回，"和他的同伴们到达了一个叫萨尔瓦特拉的镇子"。现在该镇有可能叫萨尔瓦特拉。萨尔瓦特拉坐落在比利牛斯山脉下，正好在谢拉德拉佩纳之上。"该朝圣者说，萨尔瓦特拉因瘟疫而人口锐减，

---

① 佩德罗四世（1319—1387），曾为阿拉贡国王、撒丁国王及科西嘉国王（称佩德罗一世）和巴伦西亚国王（称佩德罗二世）。——译者注
② 即纳瓦拉的玛丽亚（1329—1347），1347年4月29日死于黑死病。——译者注
③ 阿方索十一世（1311—1350），卡斯蒂利亚国王。——译者注
④ 阿德里安·菲利普：《黑死病史》，第54页到第56页。——原注
⑤ 罗卡马杜尔圣母院是阿曼都的一处朝圣地，距图卢兹不远。——原注

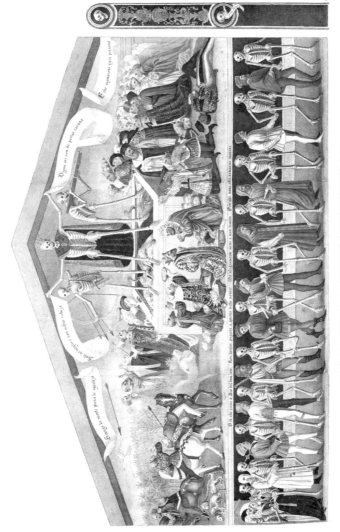

高高在上的瘟疫，它的下面是贵族阶层和平民阶层

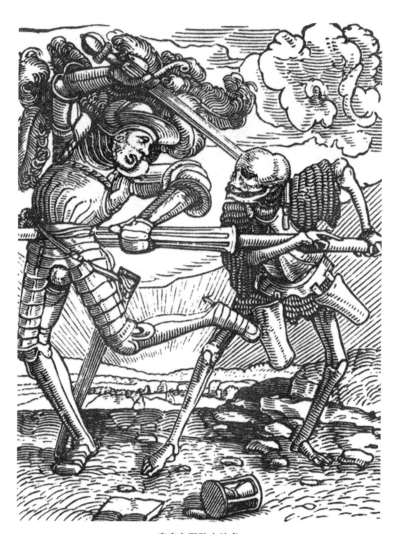

瘟疫在军队中肆虐

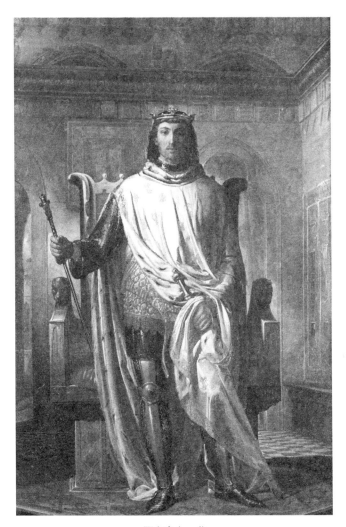

阿方索十一世

所剩十无其一。"吉勒·利·穆伊西斯说。"他还告诉我，与招待他的主人（该主人当时没感到病痛）用完晚餐后，他和主人算清了食宿费用。因为他打算破晓就启程，所以早早睡下了。第二天清晨起床后，朝圣者们想和昨天一起吃晚饭的人要点东西，但喊破了喉咙也没人答应。最后，朝圣者们发现了一个老妇人。老妇人告诉他们，主人和他的两个女儿及一个仆人都在夜里死了。一听完，朝圣者们便匆匆离去了。"①

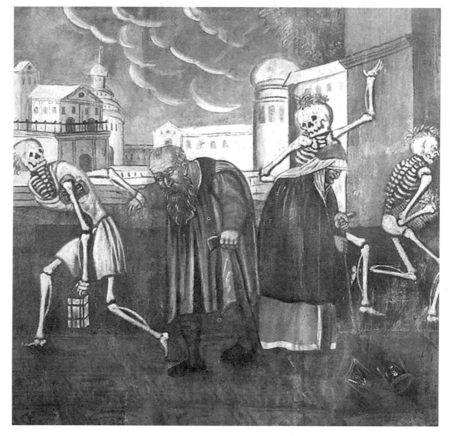

感染瘟疫的老人

① 《图尔奈的圣马丁修道院院长吉勒·利·穆伊西斯编年史》，第2卷，第280页。——原注

　　瘟疫很快就从意大利北部穿过亚得里亚海传到了西班牙，该地的瘟疫如果不是自己产生的，便很可能是由东方的船带来的。达尔马提亚的拉古萨港据说早在 1348 年 1 月 13 日便有了疫情，有七千多人因瘟疫而死。4 月寄给当地当局的一封信"对该地导致人口锐减的严重疫情表示慰问"①。1348 年 3 月 22 日，斯帕拉托的多米尼克·德·卢卡里斯大主教因瘟疫去世。瘟疫在斯帕拉托已经持续数月。15 世纪时，斯帕拉托某佚名编年史作者称自己关于该阶段疫情的叙述引自古代的记录。他说，"这段令人悲伤的时间给人带来的恐惧和痛苦"是难以用语言描述的。他说，狼等野生动物从山上下来，肆无忌惮地攻击饱受瘟疫之苦的城市和在瘟疫中幸存下来的人，这种状况恐怖至极。他提到，人一旦得病，很快就会死去。据他所述，病人身上不管什么部位一旦起了肿块或痈，治愈的希望便破灭了。一般来说，身上起肿块或痈的人一般三天最多四天就死了。死亡人数如此之多，以至尸体被抛在街头无人埋葬，因为没人抬他们去墓地②。

　　1348 年春，更北一点的塞贝尼科暴发了瘟疫。瘟疫很可能通过这里传到了匈牙利。1348 年 5 月 8 日，一位伯爵写道，瘟疫造成塞贝尼科人大量死亡，几乎无人幸免，境况非常凄惨③。1348 年 8 月 27 日，威尼斯的报道称，伊斯特拉半岛疫情严重，尤其是波拉城，许多人都"因为近来的瘟疫"④而死。全城人口所剩无几。

　　瘟疫从威尼斯向北传到了奥地利和匈牙利。瘟疫穿过伊茨谷，沿途袭击了帕多瓦和维罗纳。1348 年 6 月 2 日，瘟疫已经出现在特伦托，瘟

① 卡尔·莱希纳：《德意志大瘟疫：1348—1351》，第 21 页。——原注
② 达妮埃尔·法尔拉蒂：《伊利里亚教会史》，第 3 卷，第 324 页。——原注
③ 卡尔·莱希纳：《德意志大瘟疫：1348—1351》，第 22 页。——原注
④ 卡尔·莱希纳：《德意志大瘟疫：1348—1351》，第 22 页。——原注

疫很快从特伦托沿着博尔扎诺向上穿过提洛尔阿尔卑斯山^①的布伦纳关。1348 年 6 月 29 日，瘟疫出现在巴伐利亚因河^②边的米尔多夫^③。疫情在此持续了一段时间。一位编年史作者记录 1349 年的情况时说："自 1348 年圣米迦勒节开始，米尔多夫有一千四百名上层市民死掉。"^④ 一份提到瘟疫的记录说："瘟疫如此猖獗，导致卡林西亚、奥地利和巴伐利亚许多城市人口锐减。在瘟疫经过的镇子里，许多家庭被完全摧毁，无人幸存。"^⑤

1348 年 11 月，瘟疫出现在施蒂里亚、诺伊堡和米尔茨河谷。诺伊堡的编年史记录了相关情况："可怕的瘟疫到处肆虐，原本人头攒动的城市变得荒无人烟。城市人死了很多，城门紧闭，以防死者财物被盗。"叙述完威尼斯的情况后，该记录接着写道："瘟疫蔓延到了卡林西亚，攻陷了施蒂里亚，当地人无计可施，疯了似的四处奔逃。"

"病人身上散发出了传染瘟疫的气息，感染了探视和服侍病人的人。经常是一人死后，房子里的其他人都一个接一个地死去。没人在病人房前驻足，病人的亲人，和其他地方所发生的那样，看起来像都死完了。这场惨烈的天罚造成的后果是，牛在田野里自由游荡，无人看管，因为没有人再花心思考未来。狼群从山上下来攻击这些牛，但与其天性不符的是，狼群好像被一些从未见过的东西吓着了，很快就逃回荒野中去了。病人遗留下来的财产，不管是动产还是不动产，都没有人敢碰，好像一碰上就会染病似的。疫情在 1348 年圣马丁节，也即 11 月 11 日前后结束，诺伊堡许多修士和居民死亡。"^⑥

---

① 提洛尔阿尔卑斯山位于意大利和奥地利交界处。——译者注
② 因河是多瑙河右岸主要支流，发源于瑞士阿尔卑斯山，经奥地利流入德国。——译者注
③ 卡尔·莱希纳：《德意志大瘟疫：1348—1351》，第 23 页。——原注
④ 《马特塞修道院年鉴》，见于《日耳曼历史文献》，第 9 卷，第 829 页。——原注
⑤ 《梅尔克修道院年鉴》，见于《日耳曼历史文献》，第 9 卷，第 513 页。——原注
⑥ 《诺伊贝格修道院年鉴续编》，见于《日耳曼历史文献》，第 9 卷，第 675 页。——原注

很有必要再次回到意大利北部。另一路瘟疫从这里出发，最后传播
到了瑞士。诺瓦拉瘟疫发生前后，公证员彼得·阿扎里厄斯提到，瘟疫
出现在莫莫、加拉泰、瓦雷泽和贝林佐纳①。然后瘟疫经圣哥特哈德关
越过阿尔卑斯山脉。彼得·阿扎里厄斯根据个人经历所述的可怕情况是
非常有意思的。他因为害怕得病，就离开了自己在诺瓦拉的家，到托尔
托纳镇休息了一下。他陷入了哲理思考。他开始思索降临在伦巴第的灾
难，注意到了人们对病人的漠视。这是非常奇怪的，也不是基督徒应该
做的。他说："我见过一个垂死的富人，他即使出一大笔钱也找不到人
来帮他。我见到过——因为害怕传染，父亲不敢去照料儿子，儿子不敢
去照料父亲，哥哥不敢去照料弟弟，朋友邻居也不敢互相照料。更糟糕
的是，我见过一家人，尽管地位很高，但仍悲惨地死去了，得不到任何
帮助。药物对瘟疫无济于事。年轻力壮的男男女女，一旦被瘟疫击倒，
便谁也不敢凑前了。人们连他们的屋子也不敢进。"②

瘟疫穿过圣哥特哈德关后，沿着莱茵河谷向下传播，1348 年底蔓
延到了第森提斯附近。1349 年 5 月，普法费斯修道院周围地区出现了
疫情。普法费斯修道院位于圣哥特哈德关和康斯坦斯湖中间。不久，瘟
疫袭击了圣加伦修道院附近地区③。

同时，还有一路瘟疫从法兰西一侧进入瑞士。1348 年初，阿维尼
翁暴发了瘟疫，此事前文已经讲过。瘟疫从隆河谷向上传播到了日内瓦
湖。瘟疫从日内瓦湖分为两股，一股往东北而去，传遍了瑞士；另一股
沿着隆河传播。1349 年 3 月 17 日，瘟疫穿过伯尔尼，抵达卢塞恩附近

---

① 《编年史》，见于卢多维科·安东尼奥·穆拉托里所著《意大利史料集成》，第 16 卷，
　 第 361 栏。他将该事件记录于 1347 年。——原注
② 《编年史》，见于卢多维科·安东尼奥·穆拉托里所著《意大利史料集成》，第 16 卷，
　 第 298 栏。——原注
③ 卡尔·莱希纳：《德意志大瘟疫：1348—1351》，第 27 页。——原注

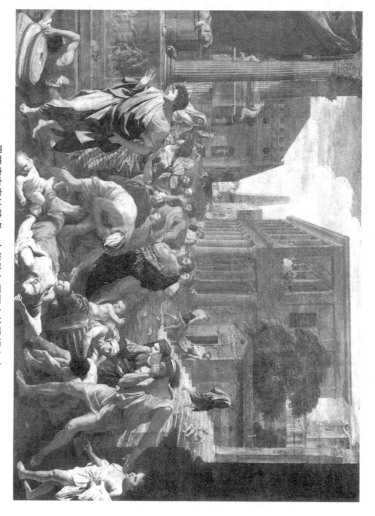

黑死病在奥地利肆虐，人们陷入了死亡的恐惧之中

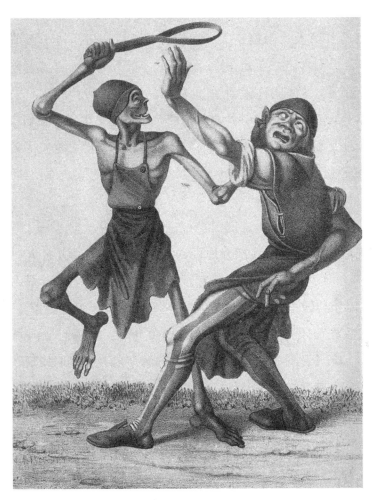

瘟疫即将夺走一名鞋匠的生命

的鲁斯维尔①。据说，卢塞恩一地就有三千人染病死去。瘟疫一定在日
内瓦湖附近持续了几个月。因为直到 1349 年 9 月，瘟疫才在人们健康
状况较好、地势较高的恩格尔贝格山谷出现。恩格尔贝格修道院编年
史的作者说："今年（1349 年），瘟疫非常严重。尤其是恩格尔贝格
山谷，二十多户人家因瘟疫人死房空。从 9 月 8 日圣母圣诞节到主显
节②，一百一十六名修女死在修道院。最早的死者之一是凯瑟琳院长。
到了瘟疫中期，前任院长、阿尔贝格伯爵夫人比阿特丽克斯去世。悼
婴节③次日，新院长沃尔芬希森的梅西蒂尔德也去世了。我们自己的人
中有两名神父和五名学者去世。"④1349 年 6 月，巴勒暴发了瘟疫，据
说一万四千人死亡。9 月 11 日，苏黎世暴发了瘟疫。康斯坦斯暴发瘟
疫的时间是在冬季。

没必要继续详细描述瘟疫在欧洲的传播情况了。几乎每个国家的年
鉴都明确地记载着该国大部分地区先后发生过瘟疫，并且人口因此锐
减。1349 年 4 月 4 日，威尼斯有报告说瘟疫在匈牙利肆虐。到了 6
月 7 日，匈牙利国王路易一世宣称："上帝保佑，瘟疫在我国停止了。"
因此，瘟疫在匈牙利开始的时间应是 1349 年初，尽管有证据表明 1349
年 10 月，该国个别地方仍有瘟疫。波兰与匈牙利几乎同时出现了疫情。
据说，许多贵族死亡。人们对每天都发生的不幸束手无策。疾病不仅使
无数房子中的人死光，更使许多乡镇村庄空无一人⑤。

上文已经提到过，1348 年秋瘟疫到达了施蒂里亚的诺伊堡。1349
年 6 月 24 日施洗者圣约翰节前后，这一闻所未闻、见所未见的瘟疫袭
击了维也纳。

---

① 卡尔·莱希纳：《德意志大瘟疫：1348—1351》，第 27 页。——原注
② 每年 1 月 6 日。——译者注
③ 每年 12 月 28 日。——译者注
④ 《恩格尔贝格修道院年鉴》，见于《日耳曼历史文献》，第 17 卷，第 281 页。——原注
⑤ 若阿尼斯·德卢戈什：《波兰史》，见于菲利普·拉贝所著《图书馆抄本新编》，第
　94 页。——原注

维也纳的疫情好像始于复活节期间，一直持续到圣米迦勒节。三分之一的人口因瘟疫而死。每天有五六百人死去[6]，有一天死了九百六十人[7]。死者被埋在一条条大沟中。据一份编年史记录，每条沟可埋六千具尸体。圣斯蒂芬堂区有五十四名教士在瘟疫中去世。瘟疫造成七十多户人家死光，结果很多人家的财产由非常远的亲戚继承。

另一份记录说，维也纳及周边地区仅有不到三分之一的人在瘟疫中幸存。"因为尸臭及尸体带来的恐惧，教堂墓地不允许埋葬尸体。病人一断气，就被抬到城外的一处公共埋葬点。该埋葬点被称为'上帝之地'。"又深又宽的沟很快就被尸体填满了。瘟疫从五旬节[8]一直持续到圣米迦勒节。瘟疫同样在维也纳周边肆虐，纵使修士修女也不能幸免。西多会的海利希克罗伊茨修道院有五十三名修士修女同时死亡[9]。

冬天的寒冷阻止了波希米亚[10]刚露头的瘟疫，"一开始，瘟疫在波希米亚非常严重，但现在被严寒和降雪阻止了。"可是，"1350 年，瘟疫再次在多个国家肆虐，波希米亚也没能幸免。"[11]

穿过莱茵河谷的瘟疫在巴勒肆虐，然后传到了科尔马。1349 年 7 月，瘟疫在斯特拉斯堡出现[12]。1349 年底，大约 12 月 18 日，瘟疫抵达科隆。编年史记录道："大主教威廉·冯·热内普（12 月 18 日继任）在位的第一年，科隆及周边地区发生了大瘟疫。"[13]

---

⑥　《茨韦特尔修道院年鉴》，见于《日耳曼历史文献》，第 9 卷，第 692 页。——原注
⑦　《马特塞修道院年鉴》，见于《日耳曼历史文献》，第 9 卷，第 829 页。——原注
⑧　复活节后第五十天是五旬节，亦称"圣灵降临节"。——译者注
⑨　《诺伊贝格修道院年鉴续编》，见于《日耳曼历史文献》，第 9 卷，第 675 页。——原注
⑩　原为中欧国家，现为捷克一部分。——译者注
⑪　约翰·洛泽斯：《布拉格编年史》，见于《奥地利史料》中的《意大利史料集成》，第 8 卷，第 603 栏。——原注
⑫　卡尔·莱希纳：《德意志大瘟疫：1348—1351》，第 35 页。——原注
⑬　卡尔·莱希纳：《德意志大瘟疫：1348—1351》，第 35 页。——原注

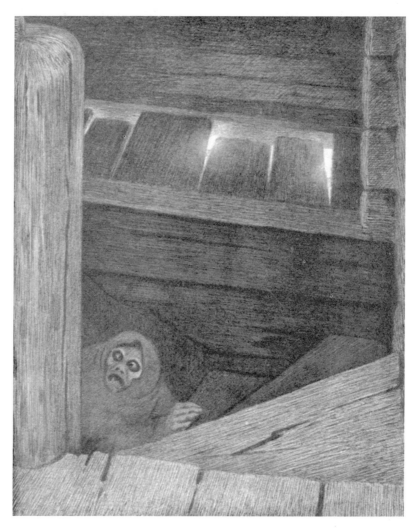

当时的人们把瘟疫描绘为一个恐怖的幽灵，它时刻准备着
吞噬人的生命。这幅图描绘了人们想象中的幽灵正从狭窄
的木制楼梯向上攀爬，将灾难带到人间

维也纳

　　同时，瘟疫沿着莱茵河谷向下传播。1349 年夏，瘟疫在法兰克福肆虐。卡斯帕·卡门茨写道："那一年，从圣玛丽·玛格达莱尼节（7月 22 日）到次年的圣母行洁净礼日（1350 年 2 月 2 日），瘟疫处处流行，最后袭击了法兰克福。七十二天内，法兰克福死了两千多人。每隔一小时便埋葬一次尸体，没有丧钟，没有蜡烛，没有神父。有一天一次埋了三十五人。"[1]

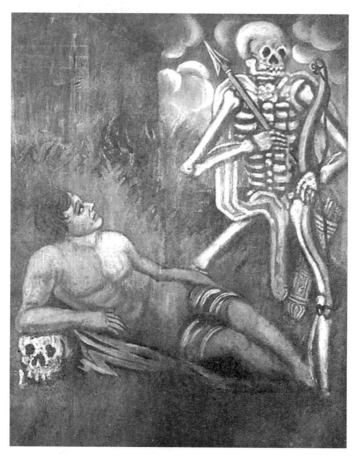

一个被瘟疫感染的青年

---

[1]　约翰·弗里德里克·伯默尔：《德意志史料》，第 4 卷，第 434 页。——原注

1349 年到 1350 年，瘟疫在普鲁士乡镇和农村流行。1350 年，瘟疫在不来梅暴发。1351 年，不来梅当局做了一个瘟疫致死人数的普查。记录显示："1350 年，瘟疫在全世界肆虐，并在不来梅暴发。议会决定统计一下死亡人数，发现有名有姓的死者（在死亡名单上）圣玛丽堂区有一千八百一十六人，圣马丁堂区一千四百一十五人，圣安斯加尔堂区一千九百二十二人，圣斯蒂芬堂区一千八百一十三人。另外，还有数不清的人死在城外或公墓。就目前所知，该数字几乎到了七千。"①

如前文所述，1349 年 12 月，瘟疫传到图尔奈，接着瘟疫从佛兰德斯传到荷兰。1350 年，瘟疫在荷兰肆虐，人口大量死亡，尤其是男女修道院中的修士修女等死亡数量更大。编年史作者记录道："此时，荷兰瘟疫猖獗，势头之猛烈前所未有。人们正在街上走着，忽然就死了。弗勒尚帕修道院有八十名修士和世俗教友去世，福斯沃特修道院中既有修士也有修女。最后死了两百零七人，包括修士、修女及男女世俗教友。"②

以上简单回顾了欧洲瘟疫的过程，这足以表明，瘟疫带给欧洲的死亡和危害是普遍性的。英格兰的瘟疫传向北欧的丹麦、挪威和瑞典。英格兰北部地区 1349 年夏末和秋天饱受瘟疫之苦。该地区的瘟疫要么是由英格兰东部海岸某港口的船带来的，要么由伦敦的船带来的，这些情况下文会另述。瑞典著名历史学家斯文·拉格尔布林③说，1349 年夏初，一艘载满粗纺毛织物的船从伦敦启航④。当时，英格兰疫情已经非常严重。船还没有靠岸，船员们就都死光了。海风和洋流推着这艘致命的三桅帆船停靠在挪威的卑尔根港。很快，瘟疫便在挪威蔓延开来。德龙塞

---

① 罗伯特·赫尼希格：《德意志黑死病》（1882 年柏林版），第 26 页。——原注
② 菲利普·拉贝：《图书馆抄本新编》，第 124 页。——原注
③ 斯文·拉格尔布林（1707—1787），瑞典历史学家。——译者注
④ 斯文·拉格尔布林：《瑞典史》，第 3 卷，第 406 页。——原注

姆大主教及其主教座堂教士团的所有教士除一名幸存外，其他都死了。幸存的那位教士被任命为大主教。他的副手大都被瘟疫夺去了生命①。许多家庭逃离卑尔根以避瘟疫，尽管逃到了山上，但还是死在了那里。

另一名瑞典历史学家说，西哥特兰有四百六十六名神父因瘟疫而死。这里大约有四百七十九座教堂，许多教堂由一名以上神父负责，所以该历史学家给出的死亡数字并不是不可能②。人们说在挪威很早就存在所谓的 *Find-dale*，意即"荒野"，荒野中人生活过的痕迹非常明显。瘟疫过后，处处荒芜，人烟稀少。这种情况持续了几代人，所以瘟疫前曾经有教堂和村落的地方变成了森林。

我们可以了解一些哥特兰岛上的维斯比镇③发生瘟疫的详情。方济各会女修道院的年鉴记录道，1350 年，瘟疫开始肆虐④。该修道院的亡故者名录中包含许多死于 1350 年的托钵修士和见习修士。将死亡名录中的人分一下组，各部分比较一下就会发现，维斯比最糟糕的时期是1350 年 7 月、8 月和 9 月。期间共有二十四名托钵修士好像因瘟疫去世，这个比例很大。维斯比教堂仍保存着五块墓碑，上面刻着 1350 年。尽管这些墓碑逃脱了被破坏的命运，但其他年份的墓碑一无所剩。

---

① 芬尼尔·荣松在《冰岛教会史》第 2 卷第 198 页中说，大部分主教都死了。冰岛侯拉尔主教区主教奥尔穆斯当时正好在挪威，"侥幸得脱"。当时的尼达罗斯或德隆塞姆大主教管辖区包括七个主教区。有六个主教区任命了新主教，包括德隆塞姆主教区和卑尔根主教区。据说奥斯陆主教区主教所罗门是"唯一一个在瘟疫中幸存的主教"（皮乌斯·博尼费修斯·加姆斯：《天主教会主教名录》，第 336 页）。冰岛的修道院编年史也有同样的记载（《弗拉泰岛之书》：第 3 卷，第 562 页）。——原注

② 亨里克·雅各布·西雷尔斯：《瘟疫史》，第 23 页。——原注

③ 原著拼为 Wisby，可能是现在的 Visby。——译者注

④ 雅各布·朗厄柏克：《丹麦史抄》，第 6 卷，564 页。感谢斯德哥尔摩里克斯姆西的林德斯特伦博士帮我整理了有关北欧瘟疫情况的资料。他非常友好地为我核查了维斯比方济各会的死亡名录手稿。——原注

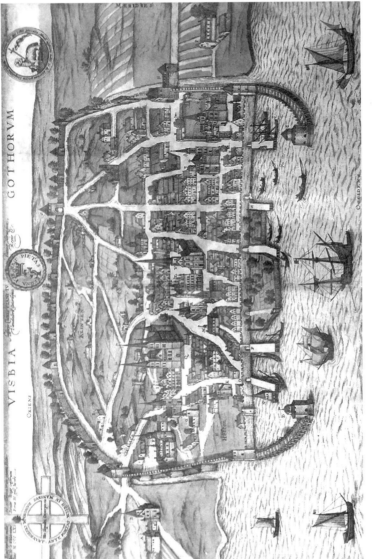

哥特兰岛上的维斯比镇

1350 年，瑞典国王马格努斯二世[①] 通谕全民说："因为人类犯了罪，上帝向全世界降下了突然死亡的惩罚。我们国家西边的土地[②] 上，大多数人死掉了。现在天罚降临到了挪威和荷兰，正向我们瑞典王国逼近。"马格努斯二世号召他的子民每周五只吃面包喝水或者"最多吃面包，喝艾尔啤酒"。要赤足去堂区教堂，沿着教堂的墓地携圣物游行。

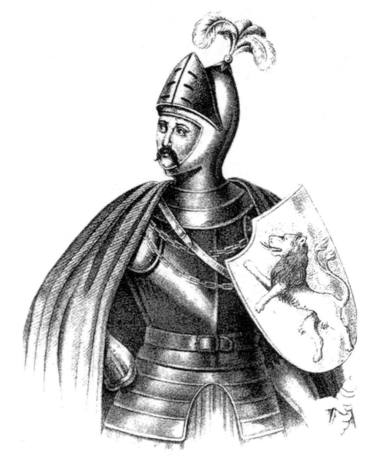

瑞典国王马格努斯二世

[①] 马格努斯二世（1316—1374），瑞典富尔昆王朝末代国王。——译者注
[②] 即挪威。——原注

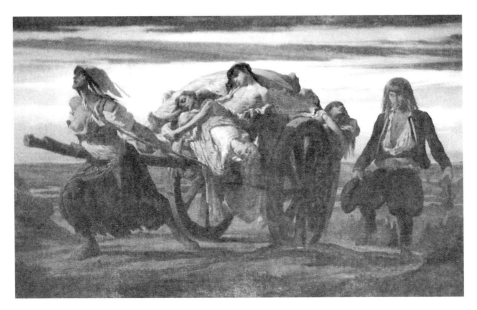

黑死病在瑞典传播期间，人们用车拉着死者去墓地

瘟疫在该国暴发时，据记载，瑞典首都"满街都是尸体"。死者中有马格努斯二世的两个兄弟哈康和克努特。

丹麦和石勒苏益格—荷尔斯泰因发生瘟疫的时间与挪威、瑞典几乎相同。一本编年史记载，该瘟疫是"最严重的腹股沟淋巴结炎瘟疫"。另一本编年史记载，1350年"瘟疫肆虐，人和牛突然死亡"①。1370年，也就是瘟疫过去二十年后，西兰岛上罗斯基勒主教区的记录显示了瘟疫后的荒凉。该记录说，田地荒芜，无人耕种；村落房屋，无人居住。原来能带来四马克或四十八"镑"收益的产业，现在只能收益十八"镑"。在这些长长的记录中，同样的事情几乎俯拾皆是②。

现在只需几句话描述一下欧洲瘟疫后各地的荒凉景象，这显然是大瘟疫造成的结果。帕尔马的约翰描写意大利北部时写道："1348年，

---

① 雅各布·朗厄柏克：《丹麦史抄》，第1卷，第307页、395页。——原注
② 雅各布·朗厄柏克：《丹麦史抄》，第7卷，第2页等。——原注

找不到人来干活，丰收的庄稼仍长在田地里，因为没有人来收割。"[1]
瘟疫发生二十年后的 1372 年，美因茨"毫无疑问，众所周知，因为可怕的瘟疫和死亡，劳工和公簿持有农突然死亡，即便是身强力壮者也在劫难逃。现在人手奇缺，许多田地无人耕种，都撂荒了"[2]。1359 年，康斯坦斯主教亨利将马尔巴赫教堂等移交给瑞士圣加伦修道院，以使该修道院能"招待来客，施舍救济，并完成其他责任"。亨利说，修道院现在做这些事情有困难是因为"瘟疫在这些地方肆虐。人口大量死亡，供养修道院的人们及依照法律为该修道院服务的人们大都离开了这个世界，投入了我主的怀抱。离开世界的人实在太多了，致使修道院的田地都无人耕种了，因此也就没有收益交上来了"[3]。

---

[1] 安杰洛·佩扎纳：《帕尔马史》，第 1 卷，第 52 页。——原注
[2] 《赫福德的亨利编年史》，奥古斯图斯·波特哈斯特编，第 274 页。——原注
[3] 卡尔·莱希纳：《德意志大瘟疫：1348—1351》，第 73 页。——原注

第 5 章

英格兰暴发瘟疫

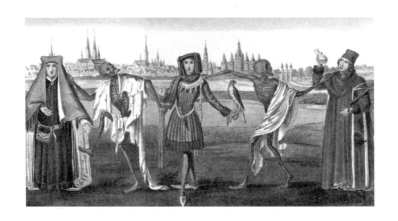

1348 年秋，疫情开始在英格兰出现。前面已经提到，1348 年夏，法兰西北部正饱受瘟疫之苦，8 月瘟疫传到诺曼底并在加来出现。当时，加来是英格兰的领土。与英格兰联系密切的泽西岛和根西岛的人口很可能因瘟疫而锐减，十无其一。这些岛屿受瘟疫的影响之大，导致英王爱德华三世连惯常的渔业税都征不上来。爱德华三世致函总督约翰·马特拉沃斯说："这些岛屿和其他地方一样，人口大量死亡。每年要上交给我们的渔业税现在征收不上来了，除非我们向那些幸免一死的渔民多征税，而这样一来，他们将更加贫穷。"[①]

1348 年夏初，有传言说英格兰要发生瘟疫。1348 年 8 月 17 日，巴斯兼韦尔斯主教什鲁斯伯里的拉尔夫向其教区发布通告，命令"每个教堂都要在星期五进行宗教游行，拜苦路[②]，祈求上帝保护人民，不要让人民受到这场来自东方、已经袭击邻国的瘟疫的危害"。他宣布了四十天的特赦期。在特赦期内，蒙受神恩的人应该施舍救济、斋戒或祈祷，以消除上帝的愤怒[③]。

---

① 《原始令状卷轴》，爱德华三世 24 年，文档 2。——原注
② 拜苦路是一种宗教仪式，信徒参拜教堂内（或外）描写耶稣受难的一组画像或雕像。一些教会还带领信徒重读《圣经》中关于耶稣受难的记载。——译者注
③ 大英博物馆：《哈利手稿》，第 6965 号，文档 132。——原注

　　主教通告中提到的"邻国"，毫无疑问是指法兰西。瘟疫很可能是由来自加来的船传到英格兰的，船上坐着急于逃离的人。许多记录都认为多塞特郡沿岸是最早暴发瘟疫的地方。当时一个叫加尔弗里德·勒贝克的人说："瘟疫先在多塞特郡的一处港口出现，接着进入多塞特郡，几乎使当地人全部丧命。接着，瘟疫经德文郡、萨默塞特郡进入布里斯托尔郡"[①]。有两三种编年史与众不同，它们认为梅尔科姆里吉斯才是应该让人铭记的英格兰首次出现瘟疫的地方。马姆斯伯里修士所做的名为《史颂》的编年史记载："1348年，圣托马斯升天节（7月7日）前后，让子孙万代闻之变色的冷酷的瘟疫从海上传到了英格兰南方海岸，降临到多塞特郡一个叫梅尔斯科姆的港口。瘟疫席卷英格兰南部地区，多塞特郡、德文郡和萨默塞特郡死者无数。"[②]尼古拉·特里维特[③]所著编年史的补编记载："大瘟疫经英格兰南部深入内陆。从海上来的船到达一个叫梅尔斯科姆的镇子，瘟疫由此传播开来。"[④]该补编记载的历史止于爱德华三世驾崩，作者是布里德灵顿的一名教士，他很可能生活在瘟疫暴发的时期。

　　梅尔科姆里吉斯或韦茅斯在当时是非常重要的港口。比如，1347年到1348年，爱德华三世围攻加来。该港口为爱德华三世提供了二十艘船和二百六十四名船员。布里斯托尔郡仅送过去二十二艘船和六百零八名水手。即使是伦敦，也仅仅提供了二十五艘船和六百六十二个人[⑤]。这一事实读来饶有趣味，不仅显示了梅尔科姆里吉斯作为南部海

① 爱德华·蒙德·汤普森：《加尔弗里德—勒贝克编年史》，第98页。——原注
② 《史料汇编》：《史颂》，第3卷，第213页。如果说这个记录是瘟疫仍在英格兰西部肆虐时写下的，并非不可能。——原注
③ 尼古拉·特里维特（约1258—约1328），英格兰编年史家。——译者注
④ 大英博物馆：《哈利手稿》，第688号，文档361。——原注
⑤ 约翰·哈钦斯：《多塞特郡志》（第3版），第2卷，第422页。——原注

港的重要地位，而且展现了在这个非常时期该港口与加来的联系。毫无疑问，该港口与法兰西沿海城镇也有联系。很有可能是一些梅尔斯科姆的船从加来返回，将瘟疫带到了该地。关于梅尔斯科姆港人口死亡的情况，还没有发现相关证据，但有资料显示了瘟疫给梅尔斯科姆邻近地区带来的影响。瘟疫过去三年后，爱德华三世下诏，禁止波特兰岛任何居民离开他们在波特兰岛的家，并禁止他们将自己的谷物出售给其他地区。诏令中说：“我们知道，在上次瘟疫中，多塞特郡的波特兰岛人口锐减，瘟疫中幸存下来的人已不能抵御外敌以自保。”①

　　多塞特郡首次出现瘟疫的确切时间仍然存疑。马姆斯伯里的修士在其《史颂》一书中认为 1348 年 7 月 7 日是瘟疫在梅尔科姆里吉斯开始的第一天，这是最早的日期。最晚的日期是亨利·奈顿②给出的，他是莱斯特的教士，活动时间在瘟疫后。他提到，一般来说，瘟疫始于 1348 年秋。有的编年史认为瘟疫始于 1348 年 7 月 25 日，有的认为是 8 月 1 日，有的则只说是 8 月。在这种情况下，考虑到巴斯兼韦尔斯主教什鲁斯伯里的拉尔夫在 8 月中旬时正在主教区，他显然不知道瘟疫到达英格兰的消息。比较可能的情况是，瘟疫蔓延到英格兰西部的时间应当在 8 月中旬，晚则不过 8 月底。

　　瘟疫早期的发生可由一份文件证实。该文件是坎特伯雷主教座堂教士团及监理的档案。斯特拉福德大主教逝于圣巴托洛缪日的前一天，即 1348 年 8 月 23 日。9 月末之前，坎特伯雷修道院院长在大主教空缺时暂代其职。他委任伦敦主教为主教团团长，能向坎特伯雷诸代理主教③

① 　《公函卷轴》，爱德华三世 26 年，第 3 部分，文档 5。——原注
② 　亨利·奈顿（？—1396），奥古斯丁会修士，他写了一部从诺曼征服到 1396 年的英格兰史。——译者注
③ 　代理主教为主教分担一些宗教方面的职能，执行某些临时性的宗教使命，但不享有司法管理权，没有专设的法庭。——译者注

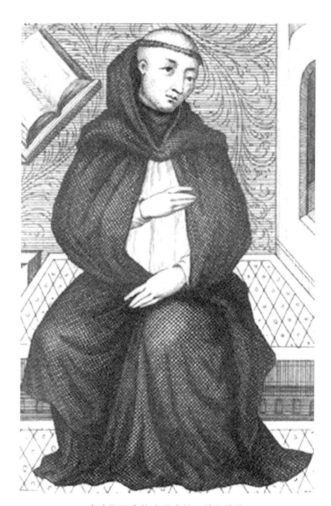

奥古斯丁会修士尼古拉·特里维特

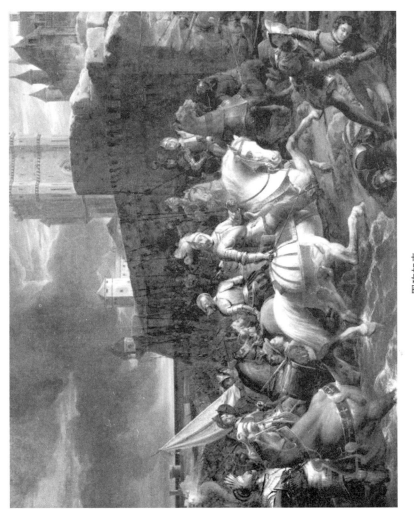

围攻加来

发布指令，让他们在各自主教区内主持公共游行，祈求上帝的帮助，以抵御已达到惊人程度的"瘟疫"①。

1348 年夏秋两季，英格兰降雨反常。编年史记载，从圣约翰节（6月 24 日）到圣诞节，几乎天天下雨，要么白天下，要么夜里下。在原本就利于瘟疫传播的季节里，致命的瘟疫更具备了快速传播的条件。

瘟疫从梅尔科姆里吉斯很快就传到了多塞特郡、德文郡和萨默塞特郡及索尔兹伯里郡、埃克塞特郡和韦尔斯教区的其他郡。当时坎特伯雷法院记录员埃夫斯伯里的罗伯特写道："瘟疫由一地飞快地传播到另一地。上午还健健康康的一个人，中午便因瘟疫而死。瘟疫不管人的贫富，一律传染（只有几个富人能逃避），因染瘟疫而必死的人活不过三天，最多能活四天。每天有二十、四十、六十甚至更多具尸体被投入同一个坟墓。"②事实上，英格兰西部 1348 年秋末至次年初几个月的状况，正可用古代戏剧中的两句话来形容：

> 死讯接踵而至，
>
> 令人应接不暇。

要想知道当时瘟疫致死的人数，首要目标是尽量多分析当时编年史和其他材料中略显宽泛、模糊不清的记录，并进行确定性的统计分析。但因为这样的材料多付阙如，研究中世纪的历史便困难重重。中世纪的历史错综复杂、非常棘手，研究材料不足，话题单调枯燥，所以现代作者对当时欧洲国家具体有多少人口这一课题的研究没有多少进展。尽管如此，该研究还是可以好好进行的。一般来说，基督教会的文献为进行

---

① 历史手稿委员会：《第八次报告》，附录，第 338 页。——原注
② 《史料汇编》：《爱德华三世英武史》，第 406 页。——原注

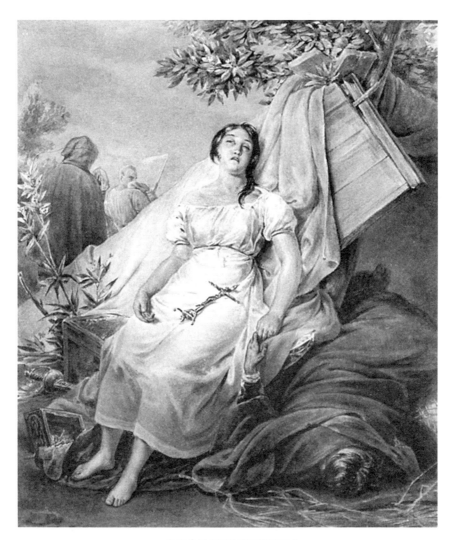

一名感染黑死病即将死去的妇女

统计提供了翔实的基础，其中的主教登记簿能为我们提供确切的数字。主教登记簿对本书的研究异常重要，所以本书会经常引用相关材料。只有这些主教登记簿能提供足够的信息，从而让我们了解因瘟疫而死的人所占的比例。有可能圣职人员的死亡比例要高于世俗人士的死亡比例，但只有了解了因瘟疫而死的教士的数量，我们才能对世俗人士的死亡数量做出估计。所以，本书对教士的死亡数量进行了系统的探讨。

我们要通过这些材料了解当时因瘟疫致死的人口数量。这里先要介绍一点背景，以帮助读者了解这些材料的性质和价值。每个主教区都有一本主教登记簿，主教在上面开列着因圣职空缺而授予某人圣职的记录。按照惯例，主教登记簿上面不仅记录着发生调动的地方及去职和就职的神父，而且记录着调动发生的时间及圣职空缺的原因，不管是因为任职人员的死亡、调动还是辞职。关键时段或者说 1348 年秋到 1349 年的记录，为我们开辟了判断教士死亡情况的途径。但我们一定要知道，这些材料仅仅记录了重要岗位上的教士，没有记录数量众多的助理神父、专任神父，更不用说主教区里那些修士、主教座堂教士团成员、托钵修士了。近来，有研究者说，不享圣俸的教士数量要稍多于享圣俸的教士的数量，所以在估计瘟疫期间某主教区教士的死亡数量时，我们可以将该主教区因死亡而发生变动的数字翻一番[1]。这些授予圣职的册子还记录了各种圣职任命的时间，这就能让我们确定，至少是大体确定某一地区瘟疫流行的时间，甚至某个具体地方瘟疫流行的时间。当然，我们要考虑到填补圣职产生的时间延迟。

除每个主教区的主教登记簿外，一系列名为"公函卷轴"的官方材料，也包含着许多瘟疫破坏情况的证据。在各式各样的政府公文中，公函卷轴记录了当时国王颁布的王室特许权、许可令状和圣职推荐令状

---

[1] 随后我们可以看出，奥古斯塔斯·杰索普所估计的数字实在偏低。所以，不享圣俸的教士，包括修士修女的数量，当是享有圣俸教士数量的四倍，这可能更符合实际。——原注

等文件，这些文件将当时的空缺圣职置于国王监护之下。一般包括：

一、国王应充当赞助人的享圣俸圣职。

二、国王对承租人未成年继承人有监护权的地区所推荐的圣职。

三、由国王推荐的空缺的主教区主教职位及修道院院长职位。

1348 年到 1349 年，圣职推荐令状的数量大幅度增长，因为当时设在英格兰但所有权隶属外国的修道院也由英王任免院长了。按照政府公文的说法，"因为与法兰西的战争，国王将这些修道院的财产控制在自己手里了"。

公函卷轴登记的一条条信息可以作为推断瘟疫期间享有圣俸教士的死亡情况的证据。现将该情况简要归纳如下：1348 年 1 月到 5 月，国王推荐圣职四十二次，在接下来的四个月里推荐了三十六次。因此，瘟疫到来前的八个月里，国王平均每月推荐圣职的次数低于十次。瘟疫到来之前，国王每年推荐圣职的平均次数几乎不过百。通过公函卷轴记录的从 1348 年 9 月到年底国王推荐圣职的情况，可以确定，1348 年的最后四个月里，由国王推荐的圣职数量上升，国王多推荐了八十一次圣职。

1349 年的公函卷轴同样分为三个部分或三卷。第一部分包括国王自 1 月 25 日到 5 月底推荐圣职的情况。这长长的记录略显奇怪，因为所载政府公文中一大部分是爱德华三世向空缺圣职推荐圣职的文件，这样的记录有二百四十九条，而上年同时期的记录是四十二条。第二部分是爱德华三世 1349 年 6 月到 9 月中旬推荐圣职的记录，数量达到了令人不可思议的四百四十条，而 1348 年同时期的记录数是三十六条。第三部分是 1349 年 9 月中旬到 1350 年 1 月 24 日的记录，数字有所减少，但总数仍达两百零五次。

总的来说，从 1349 年 1 月 25 日起整整一年内，爱德华三世共为空缺圣职推荐圣职八百九十四次。与正常年份 1348 年的数字相比，大

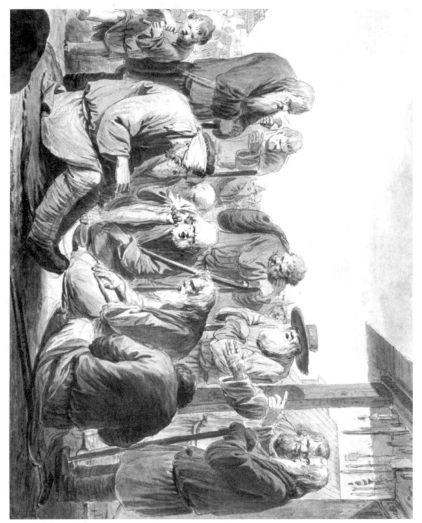

托钵修士正在娱乐

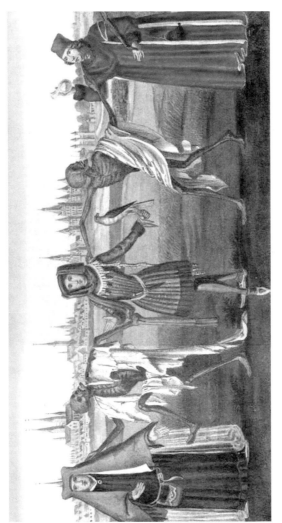

圣职人员被瘟疫传染

概可以说，爱德华三世这两年推荐的一千零五十三次圣职中，至少有八百次是因为瘟疫造成教士死亡而形成了圣职空缺。虽然爱德华三世推荐了这么多圣职，但这在空缺圣职任命数量中也只占很小一部分。考虑到这一点，我们不难断定，瘟疫造成的死亡更严重了。

统计所显示问题的详情及通过统计数据看到的瘟疫造成的影响，后面几章会详细讨论，此处暂且不表，以免打断我们对瘟疫的讲述。1349年秋，爱德华三世多次推荐圣职，其中提到塞勒姆主教区的次数很多，多塞特郡就位于塞勒姆主教区。1348年10月8日到1349年1月10日三个月内，爱德华三世为塞勒姆主教区推荐圣职不少于三十次，其中大部分圣职都推荐给了多塞特郡。阿伯茨伯里修道院显然是英格兰最早暴发瘟疫的修道院。1348年10月8日，爱德华三世为宾库姆堂区推荐圣职。这两个地方都位于首先暴发瘟疫的梅尔科姆里吉斯附近。

仅仅根据爱德华三世推荐圣职的情况，我们就惊奇地发现，英格兰瘟疫的传播路径与河流和水道的走向十分紧密。比如，1348年11月和12月，布兰德福德周边地区的疫情一定非常严重，两个温特本和斯佩茨伯里连同布兰德福德这四个毗邻斯陶尔河的地方，都因瘟疫失去了堂区神父。在很短的时间里，爱德华三世三次向斯佩茨伯里推荐圣职。格里姆斯比的

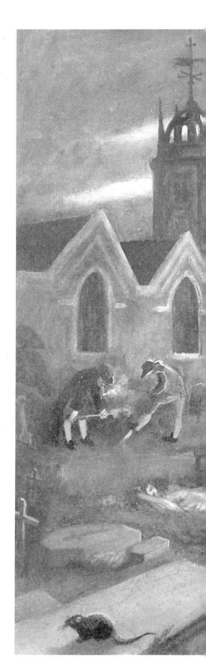

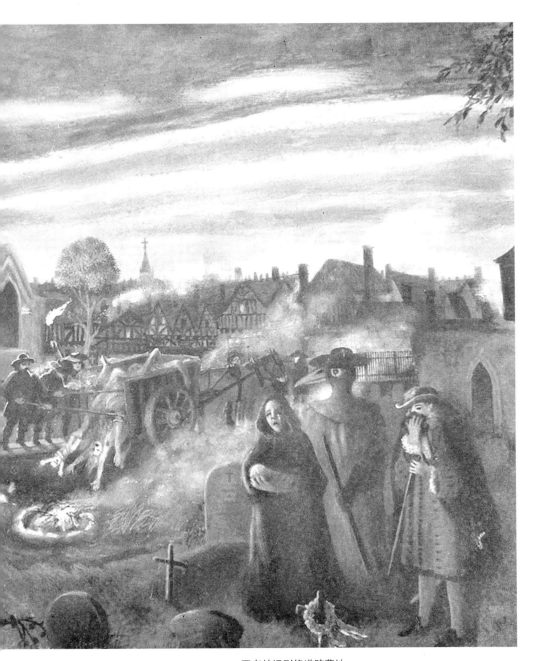

死者被运到修道院墓地

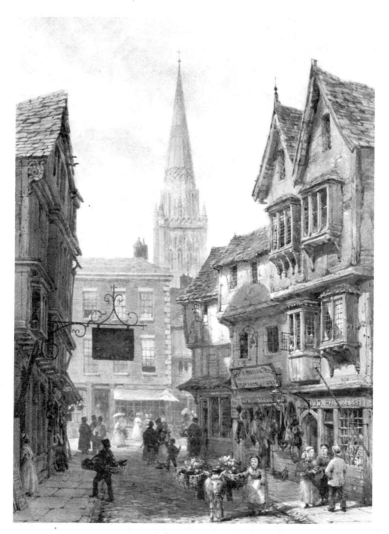

塞勒姆主教区的街道

约翰·勒斯宾塞 12 月 7 日被推荐圣职，他可能在治病过程中就被正式任命了。事实上，他很可能在被推荐圣职之前就死了。因为仅仅三天后的 12 月 10 日，另一份公文发布了，约翰·勒斯宾塞死后，亚当·德·卡尔顿被推荐了。亚当·德·卡尔顿任职时间也很短，1349 年 1 月 4 日，罗伯特·德·霍夫顿奉命担任圣职。在公函卷轴为数不多的记录中，像 1348 年 12 月多塞特郡这种短时间内连续为同一职位推荐圣职的现象并非孤例。

　　看一下该时期每个月的圣职任命数字。尽管考虑到一些圣职在获授前的确会产生一段时间的空缺，但非常明显，多塞特郡从 1348 年 10 月到 1349 年 2 月瘟疫普遍流行，死亡人数最高的时段是 1348 年 12 月到 1349 年 1 月 [①]。从 1348 年 10 月起，瘟疫在多塞特郡的存在便通过圣职任命的数量显示出来了。1348 年前几个月一共才任命了十二个圣职。靠近梅尔科姆里吉斯的西奇克列利 10 月 14 日新任命了一名堂区神父。宾库姆的堂区神父也空缺，爱德华三世 10 月 8 日的圣职推荐令可证明此点，直到 11 月 4 日，新堂区神父才就任。稍微东边一点的沃姆韦尔和库姆卡伊纳斯的堂区神父分别于 10 月 9 日和 19 日上任。此时，多塞特郡首府多塞特瘟疫也很严重。

　　据主教登记簿所示，多塞特郡的瘟疫在 1348 年 11 月初便很明显了，因为可以看出此时沿海乡镇出现了大量圣职空缺。此时，瘟疫已经抵达布里德波特、东拉尔沃斯、泰恩汉姆、兰顿和韦勒姆。11 月底之前，瘟疫已经穿过多塞特郡出现在沙夫茨伯里。12 月 3 日，沙夫茨伯里南部两个相邻的代理主持人主持的堂区——阿伯茨伯里和波特舍姆都任命了新堂区代理主持人。

---

①

1348 年			1349 年			
10 月	11 月	12 月	1 月	2 月	3 月	4 月
5	15	17	16	14	10	4

上表显示了多塞特郡几个月中实际授予圣职数量。——原注

1348 年 11 月 29 日，沙夫茨伯里为圣劳伦斯教堂授予圣职，12 月 10 日，为圣马丁教堂授予圣职，1349 年 1 月 6 日为圣约翰教堂授予圣职，5 月 12 日再次为圣劳伦斯教堂授予圣职。韦勒姆隶属他国的韦勒姆小修道院 11 月 4 日前便出现了圣职空缺，因为这一天爱德华三世为新近去世的迈克尔·德·莫里斯任命了继任者①。1349 年 12 月 8 日，爱德华三世为韦勒姆的圣马丁堂区授予圣职，12 月 22 日为圣彼得堂区授予圣职，1350 年 5 月 29 日为圣约翰堂区授予圣职，6 月 17 日为圣米迦勒堂区授予圣职。2 月 27 日至 5 月 3 日，温特本的圣尼古拉教堂任命了三次圣职。从这些授予圣职的时间判断，1350 年 4 月底瘟疫好像又暴发了一次，危害巨大。

布里德波特市政当局的记录显示，1349 年有四名市政官副手在职，而平常只有两名，但因为受瘟疫影响，现在有四名②。与内陆大多数地方相同，普尔这个应召为围攻加来提供四艘船和九十四人的重要城市，因瘟疫而受损严重，盛景不再。约翰·哈钦斯③写道："普尔有块凸出去的地，该处有个叫拜特的地方。现在人们还知道，拜特是埋葬瘟疫死者之所。"④约翰·哈钦斯还说，普尔在瘟疫结束后一百五十年的时间里一直没有完全恢复，因为在亨利八世⑤统治时期，"普尔和多塞特郡的其他城镇"都在一份名单上，该名单列出了数不尽的地方，有命令要求这些地方修复废弃的建筑。

1348 年底，瘟疫已经深入到英格兰西部诸郡。而 1348 年秋末，与萨默塞特郡相连的巴斯和韦尔斯教区，以及由德文郡和康沃尔郡所构成

---

① 《原始令状卷轴》，爱德华三世 22 年，文档 4。——原注
② 历史手稿委员会：《第六次报告》，第 475 页。——原注
③ 约翰·哈钦斯（1698—1773），英国教士、地志学者。——译者注
④ 约翰·哈钦斯：《多塞特郡志》（第 3 版），第 1 卷，第 5 页。——原注
⑤ 亨利八世（1491—1547），英格兰都铎王朝第二位君主，1509 年到 1547 年在位。——译者注

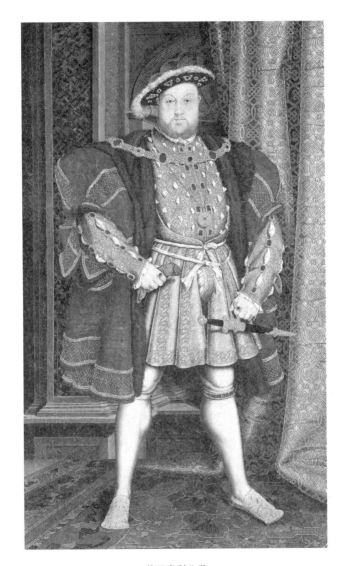

英王亨利八世

的埃克塞特教区，都出现了疫情。整个英格兰西部，如同一份旧编年史所记载的，"死者无数，呜呼哀哉"！

瘟疫给萨默塞特郡的圣职人员带来了严重影响。早在1349年1月17日，巴斯和韦尔斯主教感到他不得不给他的教徒们写封信发倡议了。这封信读来饶有趣味，因为它不仅表明主教区当时就因人口大量死亡而陷入窘境，而且通过该信发出的倡议——这些倡议将在后文大量引用——看出，人们因疾病而恐惧，进而人们的宗教生活严重堕落了。一切关系都松散了，教会的一切清规戒律都被弃置一旁，没有一条能执行下去，当然，也没有人遵守了。主教写道："当前的瘟疫极易传染，因而到处传播。随着许多神父及助理神父①去世，许多堂区的教众没有神父来牧养。找不到神父或出于宗教热情或出于献身精神或为了圣俸来为上述教区行牧养之职。没有神父来探访病人或为病人在教堂行圣事（可能是害怕被感染）。正如我们所知，许多教友临终都没有进行忏悔圣事。在如此必要的时刻，有人已经不管应该怎么做了，而是认为如果不向拿着天堂钥匙的神父悔罪，悔罪是没有用的，是不值得称赞的，即便是在非常需要的时候。因此，渴望灵魂得救的我们，想把迷途于罪的道路上的羔羊带回的我们，基于你们向我们宣誓过的服从，急切地责令你们，命令你们，堂区主持人们，堂区代理主持人们，堂区神父们，待在你们的教堂里；监理们，在你们缺少神父的监理辖区里，你们要马上宣布，公开宣布，可以自己宣布，也可以让其他人宣布，告诉大家，所有染上目前瘟疫的人，或有可能得病的人，或行将就木的人，如果找不到神父，可以（根据使徒②所教的方式）向平信徒悔罪；如果周围没有男人，可

---

① 本书此处及他处的助理神父是指堂区主持人和堂区代理主持人。实际上，他们履行着牧灵的责任。——原注

② 这里的使徒是指主教，主教被看作耶稣的使徒。——译者注

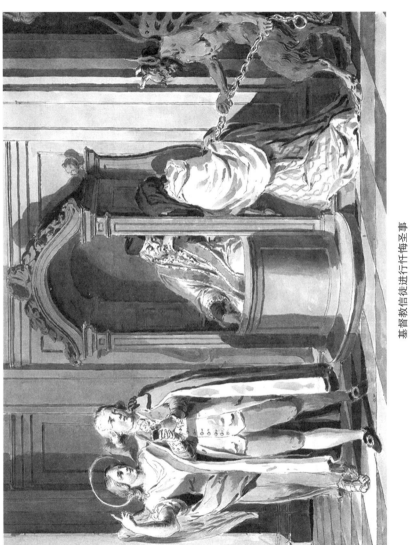

基督教信徒进行忏悔圣事

以向女人悔罪。通过这封信，蒙耶稣基督的怜悯，我们劝告你们这样做，并公开在上述地区宣布，根据教会的教导，根据《圣经》的教导，在没有神父的情况下，向平信徒忏悔，对赦免他们的罪是非常有益的。有人可能担心听忏悔的平信徒将忏悔内容泄露，不敢在必要时进行忏悔。我们要让所有人知道，尤其是让那些已经听过忏悔的平信徒，或者那些可能以后会听忏悔的平信徒知道，根据教会的规诫，他们一定要保守秘密。根据《圣经》的教导，他们不能泄露忏悔的内容，无论是通过话语、手势还是其他任何方式，除非忏悔的人允许他们说出忏悔内容。如果忏悔内容被泄露，泄密者要知道，这是犯了大罪，定会招致全能的上帝及整个教会的愤慨。"为了进一步激励教士及俗人这样做，主教还向遵从其意见的人授予了特赦。

主教说："如果忏悔迟了（比如当病情危急或因害怕惩罚而惴惴不安时），人们经常会失望。我授予所有教众四十天的特赦期。在特赦期内，不愿意耽搁到有必要的那一天的教众，可以在病前向拿着天堂钥匙、有束缚和释放权力的神父忏悔。凭着全能上帝的仁慈，凭着对圣母的善行和祷告的信仰，凭着对圣彼得、圣保罗、我们的主保圣人圣安德鲁及所有圣人的信仰，我们向每位引导教众这样做的神父及听健康教众忏悔的神父同样授予特赦。"

"你们也要告诉那些必要时向俗人忏悔的教众，他们如果恢复了健康，就可以再向他们的堂区神父忏悔一次。如果神父没有在场，圣餐礼可以由执事来主持。如果没有神父来主持临终涂油礼，那么同其他情况一样，只要心存信仰，就符合圣礼的要求了。"①

这样大幅度降低对教会仪式的要求，尽管符合基督的慈善，也符合教会的教导，但这只是紧急情况下的权宜之计。巴斯和韦尔斯主教的通

① 大卫·威尔金斯：《大不列颠和爱帕尼亚宗教会议》，第 2 卷，第 735 页到 736 页。——原注

告显示了整个主教区的严峻形势。这种形势早在 1349 年 1 月就萌芽了。从主教的信中可以看出，教士已经不足，萨默塞特郡的教众在垂死之际得不到精神上的慰藉。堂区神父因病而死后，找不到其他神父来填补其位置。什鲁斯伯里的拉尔夫主教的登记簿中所列的圣职空缺情况显示，该郡自 1348 年 11 月起教士死亡现象就比较严重了。

虽然通过主教区圣职空缺的情况可以判断瘟疫什么时候最严重，但考虑到教士死亡的时间要稍早于圣职出现空缺的时间，并且考虑到，据主教的信中所述，填补圣职不可避免地要出现拖延。综合以上情况，萨默塞特郡瘟疫最严重的时候是 1348 年 12 月及 1349 年 1 月和 2 月，尽管圣职空缺数量一直到 1349 年 6 月还很高。死亡数量最高的时段是 1348 年圣诞节节期 [①]——从圣诞节前夜（1348 年 12 月 24 日）到显现节（1349 年 1 月 6 日）。

巴斯和韦尔斯主教一直留在威弗利斯科姆庄园里，直到 1349 年 5 月瘟疫过去。神父们一个接一个地来庄园领他们的任命状，去填补空缺的圣职。六个月里，日复一日，该工作一直在持续，中间几乎没有间断。有时一个，有时两个或三个，经常是四五个，有一次至少十个教士被任命新的圣职，以填补因瘟疫造成神父死亡而形成的圣职空缺。

瘟疫如何进入萨默塞特郡及在该郡的发展过程如何，我们不可能考证出来了，尽管这些信息非常有益。该郡多地看起来像是在 1348 年 12 月便出现了疫情。埃弗克里奇 12 月 19 日前后暴发了瘟疫。大约两周后，埃弗克里奇周边的卡斯尔卡瑞和阿尔姆斯福特暴发了瘟疫。布里奇沃特、克里夫登、波蒂斯黑德和布里斯托尔是该郡最早出现疫情的地方。

---

①

1348 年		1349 年					
11 月	12 月	1 月	2 月	3 月	4 月	5 月	6 月
9	32	47	43	36	40	21	7

上表是萨默塞特郡几个月来职位空缺的情况。——原注

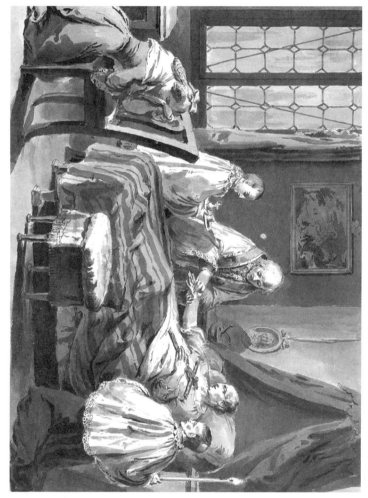

神父为临终之人涂圣油

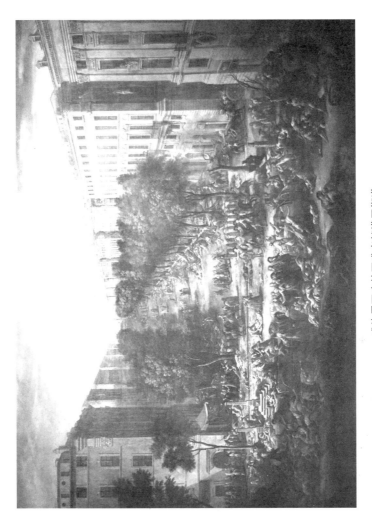

感染黑死病的死难者躺满了街道

由此可以推断，一艘穿过布里斯托尔湾的船将瘟疫传给了这些城镇。这一推测多少能被证实，因为从下文可以看出，北德文诸城镇暴发瘟疫的时间几乎与南部沿岸城镇同步，与北萨默塞特暴发瘟疫的时间也几乎同步。

1349 年 1 月初，瘟疫传到了巴斯。1 月 9 日和 10 日登记了许多圣职空缺，既有市内的圣职空缺，也有周边圣职的空缺。1 月，瘟疫传到凯恩舍姆修道院，该修道院位于连接巴斯与布里斯托尔的道路上。瘟疫在巴斯和韦尔斯之间的道路上传播的痕迹也可以找到，因为弗雷什福德、图尔顿、哈丁顿、霍尔科姆、克洛福德、基墨尔斯顿、巴宾顿、康普顿和杜尔汀等村庄及韦尔斯的一些地方，都出现了圣职空缺。

可以非常确定地说，巴斯和韦尔斯主教区有足足一半享圣俸的教士感染瘟疫去世了。瘟疫期间许多圣职空缺了两到三次。在短短几个月中，有些圣职空缺了四次。比如，巴斯安普顿任命了四次堂区负责神父。从

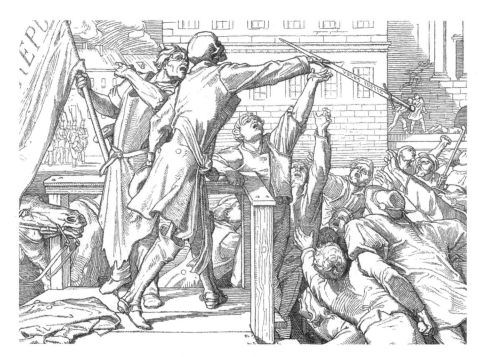

瘟疫在英格兰一座城镇流行

1349 年 1 月到 3 月中旬，离弗罗姆不远的哈丁顿任命了三次甚至可能四次圣职。从 1348 年 12 月 15 日到 1349 年 2 月 4 日，约维尔先后任命三名神父担任圣职。

关于瘟疫时期该郡修道院的情况，资料少得可怜。阿瑟尔尼修道院和马彻尔尼修道院都失去了院长，许多修士可能也死去了。格拉斯顿伯里修道院原来有大约八十名修士，而 1377 年只有四十四名[1]。该事实可以说明，瘟疫时期人口损失一定惨重。

1344 年，瘟疫暴发前五年，巴斯小修道院自约翰·德福特院长之下有三十名专职修士[2]。爱德华三世统治末期，在 1377 年一份教士津贴征收表中，萨默塞特郡的教士名单显示，该小修道院人数已经降至十六人[3]。这个数字一直持续到 16 世纪小修道院解散[4]。

不难理解，瘟疫对大一点儿的城市造成的危害更大，因为当时人们还没有最基本的卫生观念。英格兰西部的布里斯托尔受灾严重。活到瘟疫后的亨利·奈顿写道："布里斯托尔几乎所有的人都死了，而且死得非常突然，因为病期超过三天、两天甚至半天的人寥寥无几。"关于瘟疫时期布里斯托尔的样子，不用想象，我们可以参考一下现代作者对该城当时情形的描写。当时，该城的街道非常狭窄，在比较繁华的地段，蜂巢般排列的地下室用来储藏葡萄酒、盐等商品。生活污水顺着中间的沟流出去。房子与房子之间的距离很小，致使街上不能跑马车，一切货物靠驮马驮进驮出或搬运工抬进抬出。到了 17 世纪，这一习俗甚至还

---

[1] 瘟疫前该修道院有修士八十人左右，但 1377 年，也就是瘟疫结束后二十多年，该修道院仅有四十四人，少的三十六人都是在瘟疫中死去的。——译者注
[2] 《巴斯特许状》（林肯律师学院手稿），第 119 页。此材料已经由萨默塞特历史协会编辑。教士津贴征收表见于威廉·亨特所编《巴斯圣彼得小修道院的两份特许状》，第 73 页。——原注
[3] 档案局：《圣职人员补助档案》。——原注
[4] 《副管理员报告》，第 7 卷第 280 页表格。——原注

存在，这唤起了塞缪尔·皮普斯[①]的无尽遐思[②]。

当地历史学家塞缪尔·赛耶[③]引用了该镇一份老记事录，写道："1348 年，瘟疫在布里斯托尔肆虐。疫情严重到了活人埋死人都埋不完的地步。格洛斯特郡的人不允许逃离布里斯托尔的人靠近。最终，瘟疫传播到了格洛斯特、牛津和伦敦。无论男女，生还者十无其一。高街和宽街的草长到几英寸高。瘟疫首先在城中心肆虐。此次疫情是从外地传来。多塞特郡和德文郡沿海的人首先染上了瘟疫。"[④]据上面的材料记录，因为这个西部港口的人口大量减少，爱德华三世征自该城的税从二百四十五英镑降到一百五十八英镑。

最后，布里斯托尔的墓地——毫无疑问许多地方也是这样——因为人口大量死亡都不够用了。关于这一点，公函卷轴上有一则例子。圣十字教堂的堂区负责神父很快发现了扩建教堂墓地的必要性。为了扩大墓地，他在旧墓地边上获得了半英亩地，这次扩建墓地既必要又急切，甚至都来不及按要求先取得王室许可令。后来，爱德华三世才对此事予以认可[⑤]。

由德文和康沃尔两个郡组成的埃克塞特主教区几乎与萨默塞特郡同时暴发了瘟疫[⑥]。1348 年之前的八年里，该主教区任命空缺圣职的年平均次数是三十六次。但 1349 年 1 月这一个月里，主教任命了大约三十次圣职，这表明当时教士的死亡情况比较严重。

[①] 塞缪尔·皮普斯（1633—1703），英格兰议员。他以年轻时的日记而闻名。——译者注
[②] 威廉·亨特：《历史城镇系列之布里斯托尔》，第 77 页。——原注
[③] 塞缪尔·赛耶（1757—1831），英国小学校长、教士，以其所著布里斯托尔的历史闻名。——译者注
[④] 塞缪尔·赛耶：《布里斯托尔及周边纪事》（布里斯托尔，1823 年版），第 2 卷，第 143 页。——原注
[⑤] 《公函卷轴》，爱德华三世 23 年，第 3 部分，文档 4。——原注
[⑥] 作者向受俸牧师辛吉斯顿·伦道夫表示感谢。在他的帮助下，作者获得了关于埃克塞特教区圣职任命的信息及其他有关德文郡和康沃尔郡的信息。——原注

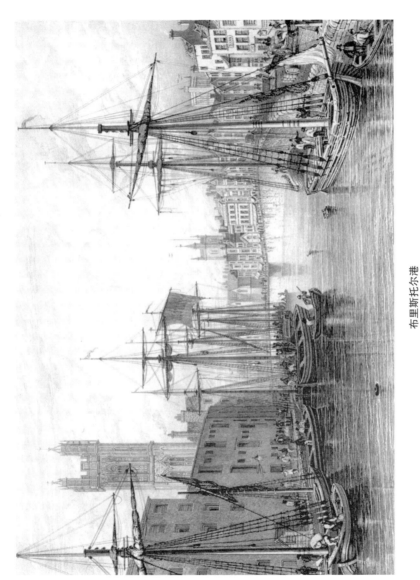

布里斯托尔港

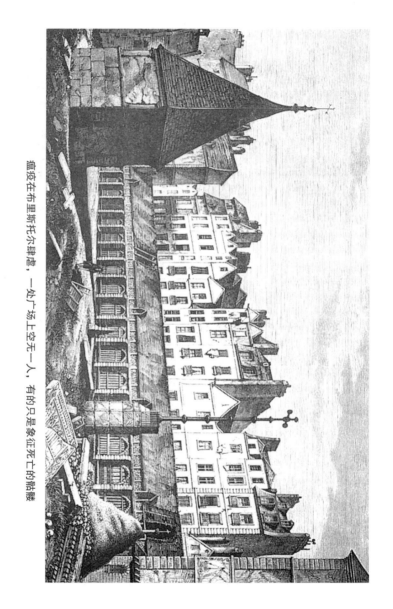

瘟疫在布里斯托尔肆虐，一处广场上空无一人，有的只是象征死亡的骷髅

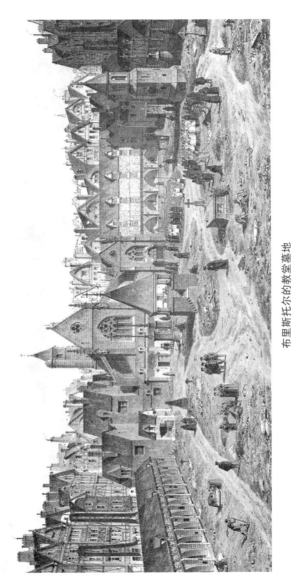

布里斯托尔的教堂墓地

根据 1349 年每月圣职任命的数量可以得出，瘟疫在这两个郡的持续时间要比其他地方长。直到 1349 年 9 月，圣职空缺的数量才有所下降。瘟疫很可能开始于 1348 年 12 月，1349 年 3 月、4 月和 5 月疫情最严重[①]。

受俸牧师辛吉斯顿·伦道夫[②]是这样描述这个时期埃克塞特教区的主教登记簿的："在格兰迪森主教的登记簿里，关于黑死病的直接信息非常少，但有大量非直接信息。主教登记簿对瘟疫前一年和瘟疫后一年的记录非常完整，完整得令人惊讶，但该记录几乎没有涉及瘟疫那一年的情况。该主教区的日常工作好像都停滞了，除了圣职任命这一卷。关于圣职任命的记录单独成册，该记录在瘟疫期间没有停止，但读来令人伤心。即使从表面看，我们也能读出这期间的痛苦。每条记录都记得匆匆忙忙、简单粗略，这与其他时期记录的整洁规范形成了鲜明对比；并且不像其他时期一样按年分组，而是按月分组；每月的圣职变化数超过了没有瘟疫时期一年的圣职变化数。抄写员不再像平常那样写上'因死空缺'，好像他害怕写上这个致命的词似的。神父们一定是成批死去的。显然，为了自己的教徒，信仰坚定的他们在瘟疫面前没有退缩。每当一名神父去世，另一名神父已经做好准备，响应主教的召唤，无畏地去空缺的圣职赴任。一些神父的新任期仅仅持续了几周。当一切都结束时，幸存者相对来说很少，结果许多空缺的圣职都没有人去填补。瘟疫结束后的一段时间里，上述现象仍有迹可循。"

[①]

1348 年		1349 年								
11 月	12 月	1 月	2 月	3 月	4 月	5 月	6 月	7 月	8 月	9 月
10	6	30	34	60	53	47	45	37	16	23

上表列出了德文郡和康沃尔郡的圣职空缺情况。——原注

[②] 辛吉斯顿·伦道夫（1833—1910），全名弗朗西斯·查尔斯·辛吉斯顿·伦道夫，英国教士、作家，他编辑了其教区的主教登记簿。——译者注

　　"主教从没有离开自己的主教区。对饱受瘟疫困扰的教众来说，有主教这样坚强有力、热心真挚、乐于奉献的人一直在身边，这是一种无言的慰藉。"

　　审视一下主教区内圣职空缺情况及各地瘟疫暴发的时间，可以看出，瘟疫几乎在该主教区南部和北部同时暴发。北德文、诺瑟姆和阿尔弗迪斯科特同在 1348 年 11 月 7 日出现疫情，同地区的弗雷明顿 11 月 8 日出现疫情，巴恩斯特伯尔 12 月 23 日出现疫情。11 月，埃克斯河畔的村庄里就暴发了瘟疫。11 月底之前，瘟疫很可能就到达了埃克塞特。该主教区南部的多塞特郡由邻近地区传入了瘟疫，这就解释了疫情传播的路径。但疫情首先发生在巴恩斯特伯尔河口的附近的村庄，于是我们得出结论，即瘟疫是由经过布里斯托尔湾的船带来的，这些船很快传染了萨默塞特郡沿海的其他镇子。

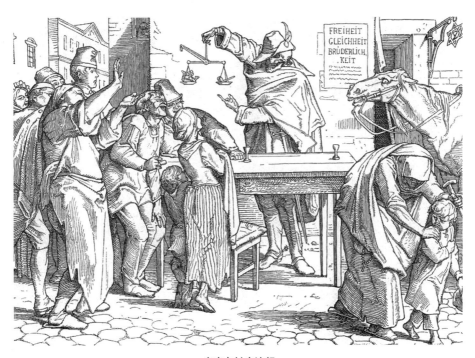

瘟疫在村庄流行

我们注意到沿海镇子疫情严重，传染很可能是被渔船带到一个个地方的。瘟疫传播的路径可以通过发生圣职空缺的日期顺着港口来追踪。比如，1349年3月，康沃尔郡的福伊河口附近的堂区出现圣职空缺。一周后，上游的圣温诺堂区代理主持人的圣职出现空缺。3月22日，疫情传播到了博德明——一个离河不远的地方。像这样从福伊河的港口向上游传播瘟疫，应该是瘟疫传播的一般途径。

至于该主教区诸修道院因瘟疫造成的影响，所知细节不多。埃克塞特圣尼古拉修道院的院长死于1349年3月。3月26日，其继任者约翰·德怀接受任命，但马上也死了。直到6月7日，下一任院长才任命。此时，圣尼古拉修道院已经一片荒凉①。同样，皮尔顿小修道院两任院长在几周内相继死亡。1349年4月26日，康沃尔郡隶属于外国的明斯特小修道院院长威廉·德胡默因瘟疫去世。随着修道院佃农和劳工的死亡，修道院一贫如洗，连修道院的修士及堂区的专任神父都供养不起。明斯特小修道院要找专任神父做堂区工作，是因为修道院院长和他的教友们既不会说英语，也不会说康沃尔人讲的凯尔特语②。

西多会的努恩哈姆修道院的主教登记簿上记载着："在这场大死亡或大瘟疫期间，本修道院共有二十名修士和三名世俗教友去世，他们的名字载于其他册子。修道院院长沃尔特和两名修士在瘟疫中活了下来。"③

---

① 埃克塞特圣雅各修道院院长也死了，"在近来的瘟疫中突然死去。"（《格兰迪森主教登记簿》：第1卷，文档27b。）——原注
② 《公函卷轴》，爱德华三世29年，第2部分，文档19。——原注
③ 大英博物馆：《阿伦德尔手稿》，第17号，文档55b。乔治·奥利弗（《埃克塞特主教区史料》，第359页）补充道："修道院内不少于八十八人。"约翰·诺克斯所著《伍斯特修道院及大教堂史》第94页写道，1349年那场瘟疫的危害可以通过以下事实看出，"英格兰西部的努恩哈姆修道院瘟疫前有一百一十一人，瘟疫后只有修道院院长和两名修士幸存"。乔治·奥利弗和约翰·诺克斯都没有说明材料的出处。——原注

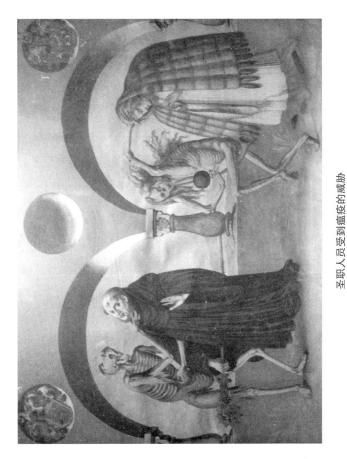

圣职人员受到瘟疫的威胁

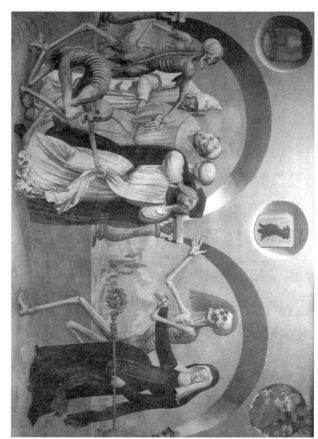

圣职人员受到瘟疫袭击

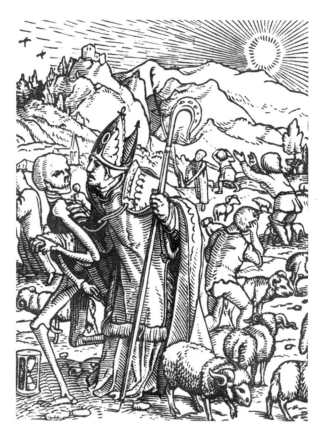

圣职人员被瘟疫带走

奥古斯丁会的哈特兰修道院院长罗杰·德罗利死了，选举其继任者的公告日期为1349年3月18日。本笃会的塔维斯托克修道院院长也死了，他的继任者理查德·德·埃塞在坚信礼仪式后发病，并且"因为病重"不能觐见国王。10月17日，国王授权格兰迪森主教来接受效忠宣誓①。

根据伍斯特的威廉②从当地一个小兄弟会教堂的登记簿中记下的笔记，据估计有一千五百人因病死亡③。死者中有堂区代理主持人，其继任者于1349年4月8日接受任命。该镇的奥古斯丁会小修道院几乎无人幸存。院长约翰·德·基尔克汉普顿和他的教友们除两人幸存外，其他都死了。3月17日，这两名幸存的教友给主教写信说："他们如同劫后余生的孤儿。"他们祈求主教能马上给他们派一名院长来。次日，1349年3月18日，威尔士亲王黑太子爱德华④命令进行一次调查，陪审团发现小修道院空了，末任院长死于"建立圣伯多禄宗座庆日⑤后的星期五（2月27日）。"⑥

1349年3月19日，格兰迪森主教向朗斯顿小修道院院长写信解释，并命朗斯顿小修道院的一名成员去任职。三天后，此人就职的委任状发布，希望"小修道院依靠他的小心谨慎从当前的灾难中恢复过来"⑦。

奥古斯丁会的博德明修道院因瘟疫而陷入困境，实为全国众多修道院的一个缩影。但瘟疫并没有将自己的脚步局限在英格兰西部，而是以同样的破坏势头走向四面八方。瘟疫之浪滚滚，席卷了整个英格兰。

---

① 《格兰迪森主教登记簿》：第1号，文档26b。——原注
② 伍斯特的威廉（1415—1482），英格兰编年史家。——译者注
③ 詹姆斯·内史密斯：《伍斯特的威廉游记》，第112页。——原注
④ 黑太子爱德华（1330—1376），英王爱德华三世的长子。——译者注
⑤ 每年2月22日。——译者注
⑥ 约翰·麦克莱恩：《小特里格监辖区史》，第1卷，第128页。——原注
⑦ 《格兰迪森主教登记簿》，第1号，文档26b。——原注

第 **6** 章

伦敦及英格兰南部的疫情

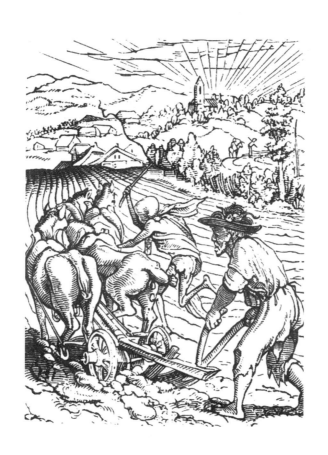

精彩看点

有那么一段时间里，格洛斯特人为避瘟疫，想方设法不与瘟疫肆虐的布里斯托尔来往，但仍无济于事。一个地区传染了另一个地区，一个镇子传染了另一个镇子，一个村子传染了另一个村子，很快整个英格兰都陷入了同一种灾难。当时的一个英格兰人写道："不管哪个城市，不管哪个镇子，不管哪个村庄，甚至不管哪座房子，几乎都是所有的人或大部分人死于瘟疫。"死的人如此之多，以至"照料病人、埋葬死者的人手都不够了"。……鉴于一些地方公墓不足，主教开辟了新的埋葬地点。

　　"那时，一夸脱[①]小麦十二便士，一夸脱大麦九便士，一夸脱豆子八便士，一夸脱燕麦六便士。一头大牛四十便士，一匹好马六先令，原来一匹好马要卖四十先令，一头好牛卖两先令，甚至十八便士。即便价格如此，也是难觅买家。瘟疫在英格兰持续了两年多。"

　　"蒙上帝的仁慈，瘟疫消失了。这时，劳动力严重缺乏，没人从事农业生产了。因为缺乏劳动力，所以妇女甚至小孩都来耕地赶车了。"[②]

---

① 夸脱是英国容积单位。——译者注
② 《史料汇编》：《史颂》，第 3 卷，第 213 页。——原注

瘟疫从一地传到另一地的速度如此之快，已经几乎不能确定其传播的路径了，好像英格兰南部和西部的许多沿海城镇都是瘟疫传播的起点。当时的一个人说，与其他港口经常联系的伦敦，早在 1348 年 9 月 29 日便出现了疫情[1]。而根据其他材料确定的时间，伦敦开始瘟疫的最晚时间是万圣节（11 月 1 日）。伦敦及周边地区的瘟疫持续到 1349 年的五旬节。根据时人埃夫斯伯里的罗伯特的说法，从 2 月 2 日到复活节这两个月瘟疫最严重。埃夫斯伯里的罗伯特说，在这两个月里，"几乎每天有两百多人被埋进史密斯菲尔德的新公墓里，超过了埋在城内其他公墓的人的数量"[2]。

1349 年 1 月，议会本应在威斯敏斯特开会，但月初就休会了，因为正如爱德华三世所言："致人死亡的大瘟疫在伦敦及周边突然暴发，

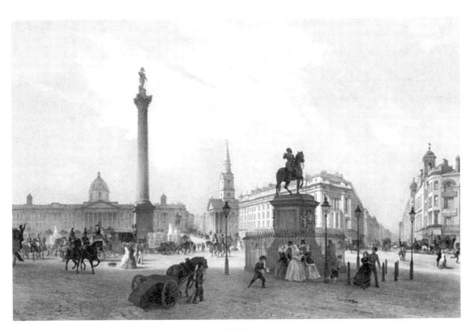

伦敦

---

[1] 《伯蒙德西修道院编年史》，见于《史料汇编》之《诸修道院编年史》，第 3 卷，第 475 页。——原注
[2] 《史料汇编》：《爱德华三世英武史》，第 406 页。——原注

形势越来越凶险。我担心与会者有性命之虞。"①城内用作墓地的教堂庭院很快就不够用了，便新开了两处墓地。关于上文埃夫斯伯里的罗伯特所提到的史密斯菲尔德的墓地，历史学家约翰·斯托②有如下记录："1348 年，爱德华三世在位期间的第一次大瘟疫开始了。瘟疫势头凶猛。教堂庭院的墓地空间有限，不足以埋葬城市及郊区因瘟疫而死的人。一个叫约翰·科里的教士从阿尔德盖特的圣三一小修道院院长尼古拉那里获取了东史密斯菲尔德附近的一托夫特③土地以埋葬死者，条件是该墓地必须命名为'圣三一小修道院墓地'。在虔诚市民的多方帮助下，该墓地围起了一圈石头墙。威廉·埃尔辛的儿子罗伯特·埃尔辛捐赠五英镑，伦敦主教拉尔夫·斯特拉特福德亦捐赠五英镑。此后，该墓地埋葬了无数尸体。为了颂扬上帝的恩德，墓地还盖了一座教堂。"后来，爱德华三世在那里建了一座西多会修道院供奉圣母玛利亚④。

约翰·斯托还提到了一处新建的墓地。该墓地更加有名。后来，查特豪斯修道院就建在了这里。约翰·斯托写道："教堂墓地埋不下那么多死者了，人们不得不找其他地方来埋葬死者。于是，伦敦主教拉尔夫·斯特拉特福德买了一块地，称之为'无人之地'，并用砖墙围起，来埋葬死者。很快，这里建了一个小教堂。该教堂现在（1598 年）已经扩建，有了供人居住的房屋。现在，这片墓地变成了美丽的花园，但仍用原来的名字'宽恕教堂墓地'。"

"后来，1349 年，传说中的瓦尔特·曼尼爵士⑤考虑到大瘟疫期间可能发生的危险，就买了'无人之地'附近 13.25 英亩土地。这块地位

---

① 托马斯·赖默：《英王对外条约汇编》，第 5 卷，第 655 页。——原注
② 约翰·斯托（1524 或 1525—1605），英格兰历史学家，因其所著《伦敦概览》而知名。——译者注
③ 托夫特是面积单位，一托夫特相当于一公顷。——译者注
④ 约翰·斯托：《伦敦概览》，第 2 卷，第 13 页。——原注
⑤ 瓦尔特·曼尼爵士（1310—1372），查特豪斯的建立者。——译者注

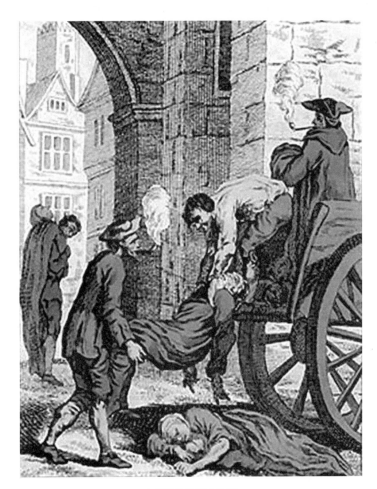

人们将死者装上牛车

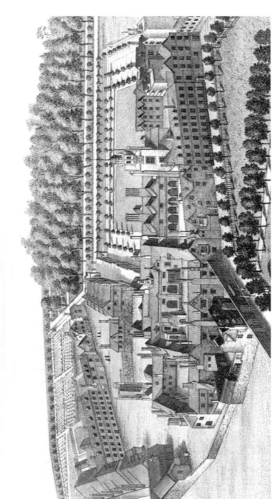

查特豪斯修道院

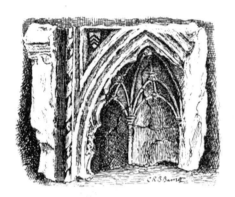
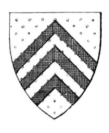

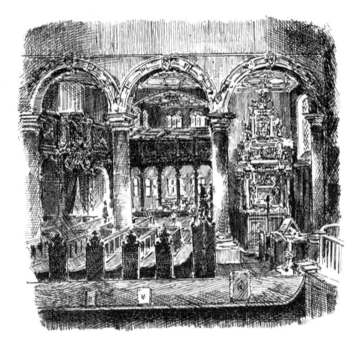

查特豪斯修道院内景

于一个叫斯皮特尔克拉夫特的地方，原属于圣巴托洛缪修道院医护所（所以称为新教堂墓地）。瓦尔特·曼尼爵士请上文提到的伦敦主教为该地祝圣①，以充墓地之用。"

"当年，五万多人埋在了这里，这是我从爱德华三世特许状中读到的。"

"我还见过一处铭文。铭文刻在该墓地的石头十字架上，上面刻着'Anno Domini 1349. Regnante……'翻译过来便是'1349年，瘟疫肆虐，此处被祝圣为墓地。本修道院的墓地内埋有五万多具尸体，包括从当时到现在埋骨于此的人们。愿上帝能怜恤其灵魂。阿门！'"②

尽管有可能，甚至非常有可能，五万这个数字，也就是约翰·斯托所说的埋在这个墓地里的人数，是夸张的估计。但当时伦敦的卫生条件非常适合瘟疫的快速传播。狭窄肮脏的街道，低矮、没有通风、没有下水道的房子，以及当时一般的居住条件，都非常适合14世纪中叶这种传染性极强的瘟疫的传播。读一下爱德华三世下给市长及郡守的谕旨，就可以一瞥当时的街道状况了。该谕旨写于1361年第二场瘟疫袭来之时，这场瘟疫的致命程度可能一点也不亚于1349年的瘟疫。国王的谕旨说："宰杀牲畜后，腐臭之兽血充盈大街，死兽之肠抛进泰晤士河。致使伦敦空气腐臭污浊，易生疫病。如此肮脏污秽之行为，无休无止，导致伦敦易疫病丛生、灾祸不断。若整治不及，朕恐逢大灾而无以应对。经本届议会批准，朕特颁敕令，自今日始，牛、猪及其他动物，须在斯特拉特福德或奈茨布里奇屠宰，以防不虞。"③

---

① 祝圣是天主教的一种宗教活动。——译者注
② 查尔斯·克赖顿：《英国瘟疫史》，第128页。该页引用了约翰·里克曼所著《1831年人口回报摘要》。约翰·里克曼估计伦敦共死亡十万人。查尔斯·克赖顿认为，伦敦共死亡不到五万人。事实上，查尔斯·克赖顿认为，1349年伦敦"很大可能"只有四万四千七百七十人。——原注。
③ 布鲁克·兰伯特：《伦敦》，第1卷，第241页。——原注

　　确有种种迹象显示，伦敦城内死亡人数非常多①。"哈斯廷斯法院"的遗嘱数量异乎寻常的增长显示出这一点。瘟疫暴发前三年，该法院的遗嘱的平均数量是二十二，1349 年遗嘱数量达到二百二十二。遗嘱本身也提供了进一步的信息，显示出同一家庭的成员很快便一个接一个地进了坟墓。比如，某人被指定为其父亲的遗嘱执行人，但遗嘱认证还没有拿到手，他自己的遗嘱便同父亲的遗嘱一起提交到了法院②。

　　每月认证的遗嘱数量可以显示出什么时间死人最多。1349 年 5 月共有一百二十一个遗嘱认证，7 月有五十一个，这两个月的数量最大。但令人奇怪的是，5 月的数字之所以这么大，是因为 4 月一份遗嘱也没有认证。这种现象的产生，可能是因为受 4 月瘟疫的影响，一切工作陷入瘫痪。王座法院复活节没有开庭这一事实可为上述观点之佐证。

　　威斯敏斯特疫情非常严重。1349 年 3 月 10 日，爱德华三世再次敕令议会休会，谕旨称威斯敏斯特和伦敦的疫情较以往更加严重③。1349年 5 月初，伯彻斯顿修道院院长去世。与此同时，该修道院的二十七名修士一起被埋葬在修道院南面的墓地里。为了缓解修道院及周边的急切的需求，该修道院出卖了一些珠宝及饰品，价值三百一十五英镑十三先令八便士，这在当时是很大的一笔数字④。

---

① 查尔斯·克赖顿：《英国瘟疫史》，第 129 页。其中提道："1344 年，在库特斯公司的组建章程中，有八个人被提名为理事。一个注释说他们五年后都死去了，也就是说，他们都死于黑死病肆虐的 1349 年，尽管并不能确定他们皆因黑死病而死。另外，在哈特公司的章程中，该章程制定于大瘟疫暴发的前一年（1347 年 12 月 13 日），六人被提名为理事。根据一条注释，他们都在 1350 年 7 月 7 日前死了，死因未注明，有可能这些人的死因对当时的人来说都熟悉。我们也知道，戈德史密斯公司有六名理事死于黑死病那一年。"——原注
② 《伦敦哈斯廷斯法院遗嘱索引》：雷金纳德·鲁滨孙·夏普编，第 1 卷，第 27 页。——原注
③ 托马斯·赖默：《英王对外条约汇编》，第 5 卷，第 658 页。——原注
④ 大英博物馆：《科顿手稿》，维特里乌斯部分，E. xiv 分部，文档 129b。——原注

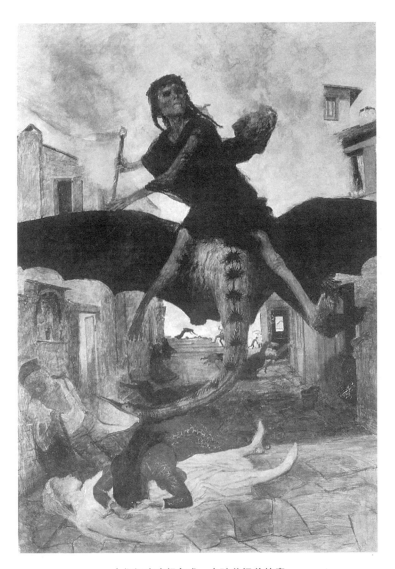

人们把瘟疫想象成一个骑着怪兽的魔
鬼。魔鬼所过之处，人们纷纷倒毙

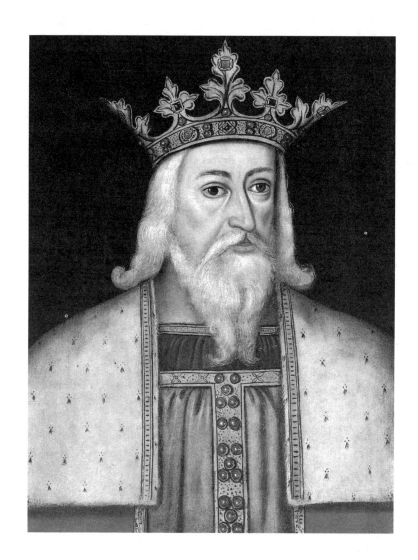

爱德华三世

同样是在威斯敏斯特，圣雅各修道院医院惨不忍睹。"当时，除了一人，院长、所有的教友及修女"都死了。1349 年 5 月，幸存下来的威廉·德·韦斯顿被任命为院长。1351 年，他因工作不力被免。但直到 1353 年，该医院仍空无一人⑤。

托马斯·沃尔辛厄姆在《历任院长志》中记录下了圣奥尔本斯修道院所发生的事情。谈到迈克尔·门特莫尔院长时，他写道："那场带走了一半人口的瘟疫蔓延到了圣奥尔本斯修道院。院长英年早逝，他是该院修士中第一个因瘟疫而死的人。在濯足节⑥，他就感到身体有恙，但出于对节日的虔诚和对上帝的谦恭，他庄严地主持了大弥撒。接着，用餐前他谦卑、恭敬地为穷人沐足。餐后他为教友们沐足并吻足。当天所有的仪式他都独自完成，没有找人帮忙。"

"次日，迈克尔·门特莫尔院长的病情加重。他自己上了床，就像一名真正的天主教徒一样，他以一颗悔罪的心，做了真诚的忏悔，然后接受了终傅礼。在悲伤与哀痛中，他坚持到了复活节中午。"

"因为当时瘟疫肆虐，空气污浊不堪，修士们一天天死去"，所以修士们很快便把迈克尔·门特莫尔院长埋葬了。"在当时众多的死亡者中，圣奥尔本斯修道院的附属小修道院有四十七名修士去世。"⑦

同一个作者还写道："蒙上帝恩准，世间发生了这次带走了许多人的瘟疫。众多死去的修道院院长中，圣奥尔本斯修道院的院长迈克尔·门特莫尔值得我们回忆。当时，修道院附属的尼古拉小修道院院长和副院长也去世了。按照那些熟稔戒律的人的意见，修道院选举圣典教授托马斯·德·里斯伯为该小修道院院长。"⑧

---

⑤　档案局：《财政大臣债务征收官备忘录档案》，爱德华三世 25 年，文档 26。——原注
⑥　每年复活节前的星期四。——译者注
⑦　《史料汇编》：《圣奥尔本斯修道院编年史》，第 2 卷，第 369 页。——原注
⑧　《史料汇编》：《圣奥尔本斯修道院编年史》，第 2 卷，第 381 页。——原注

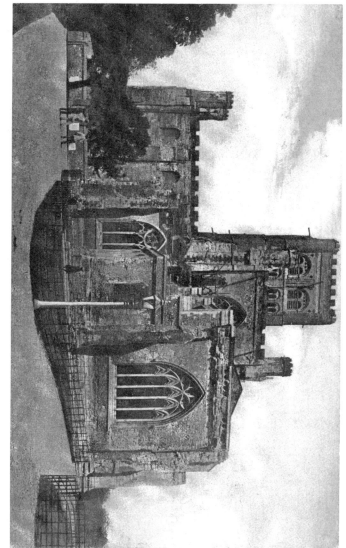

圣奥尔本斯修道院

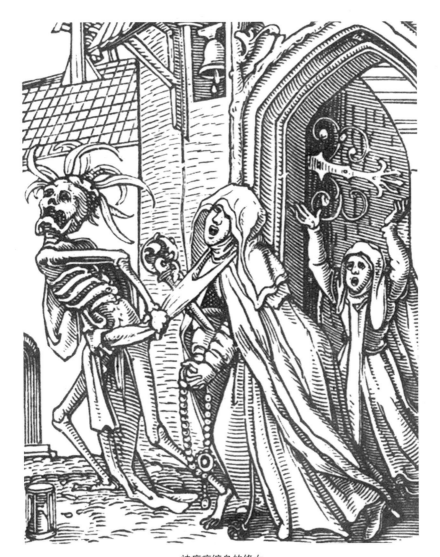

被瘟疫缠身的修女

从圣奥尔本斯修道院院长的死亡日期 1349 年 4 月 12 日来看，当时正是赫特福德郡瘟疫最凶猛的时期。但从该郡在伦敦主教区职位空缺的比例来看，瘟疫还应该在北部逗留，直到夏末。

索罗尔德·罗杰斯写道："瘟疫给赫特福德庄园带来了巨大破坏。足足用了三十年时间才挽回瘟疫造成的人口死亡、租地搁置等损失。"[1]

邻近的贝德福德郡、白金汉郡和伯克郡同样受灾严重。尽管这些地方的编年史没有专门提到瘟疫造成的破坏，但通过其他信息渠道可以了解这些情况。1349 年上半年，这三个郡人口死亡情况和英格兰其他地区一样严重。一种叫《死后调查书》的文件显示了英格兰瘟疫后的状况。至少在理论上，整个英格兰都属于王室，土地的真正所有者都相当于国王的佃农，就像小农户从大农户那里租用土地一样。土地所有者死后，国王要行使某些权力并获得一定的权益。国王会暂时扣押土地，国王的官员们会暂时持有这些土地，直到确认王室对土地继承者应具有的权利为止。为保证每个郡都做到这一点，国王任命了一名官员，即管理产业充公或转归的官员——土地收还官。其职责是在土地所有者死后，依照国王令状召集受誓约约束的陪审团来调查并确认死者持有土地的面积及价值。这些经宣誓裁决后的记录就是《死后调查书》。

这些记录至今仍存放在衡平法院[2]，尽管许多记录已经丢失或不知所踪。1349 年，这些记录的数量大幅度增长。1346 年和 1347 年，这些调查记录的平均数量少于一百二十份，1348 年有一百三十份。但 1349 年现存的就有三百一十一份，实际数字更高。1349 年，爱德华三世发

---

① 詹姆斯·埃德温·索罗尔德·罗杰斯：《六百年来的工作及工资》，第 1 卷，第 225 页。——原注

② 衡平法院亦称"大法官法院"，是英格兰 14 世纪至 19 世纪与普通法院相平行的法院。负责审理有关银行、抵押、遗嘱等方面的案件。——译者注

给各地土地收还官的令状都记录在《原始令状卷轴》中，根据这些材料统计得知，爱德华三世发布的有关调查死者地产的令状有六百一十九份。有时，好几份令状会一次性发给土地收还官，令其调查同一地方的多个死者①。

这些记录提供的证据能证明有多少土地所有者因瘟疫而死。但这些记录的独特价值在于其证明了瘟疫过后受调查地产价值②变化的情况。影响地产价值的主要因素是有多少佃农租用土地、缴纳租金。尤其是同一地块，一般都是这样——如果农庄及村社空荡荡的，就意味着地产的年均价值要相应减少。

因此，我们可以举几个例子，这些例子可以作为疫情的证据。白金汉郡有个斯莱登庄园，离伯克姆斯特德不远。1349年8月初，一个陪审团经宣誓后说，斯莱登庄园里的磨坊一文不值了，因为"受瘟疫的影响"，磨坊主已经死去，再也没有佃农来磨玉米了。以前，从自由佃农③、农奴④和茅舍农⑤收的租金是每年十二英镑，但现在陪审团宣布没有佃农了，无人开垦庄园，庄园没有价值了。庄园里有个叫约翰·罗宾斯的人以每年七先令的租金住着一个小农舍，耕种着一块长条状的土地。显然，这是该地块唯一的价值了。庄园里另外一处地方，所有的佃农除了一个活下来，其他的都死了。第三处地方则没有佃农活下来⑥。

---

① 比如，登记表中一起出现了八份令状，要求调查霍尔德内斯监理辖区霍恩西伯顿不同死者的地产。见于档案局：《原始令状卷轴》，爱德华三世23年，文档17。——原注
② 本书中所说的土地、磨坊等物的价值，是指将其出租所得的收益，而非将其出售的收益。——译者注
③ 自由佃农要交纳地租以取得对土地的使用权，人身上是完全自由的。——译者注
④ 农奴亦称"维兰"或"习惯佃农"，在法律上不自由，其负担的义务通常由习惯确定，所以称"习惯佃农"。习惯佃农通常要负担劳役、杂役及一些杂费。——译者注
⑤ 茅舍农租住一两间小屋，租种小块田地，没有犁和耕牛，主要靠佣工收入维持生活，生活非常艰辛。——译者注
⑥ 档案局：文秘署《死后调查书》，爱德华三世23年，文档85。——原注

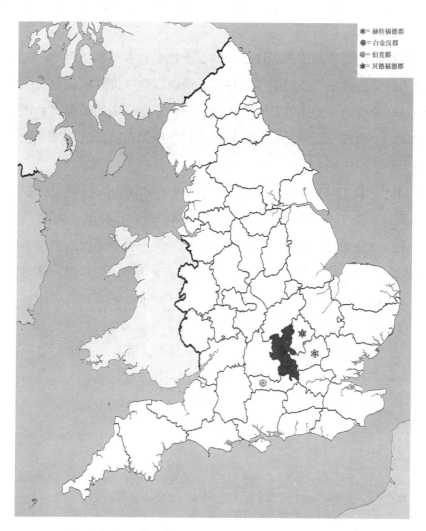

赫特福德郡、贝德福德郡、白金汉郡和伯克郡都是瘟疫的重灾区

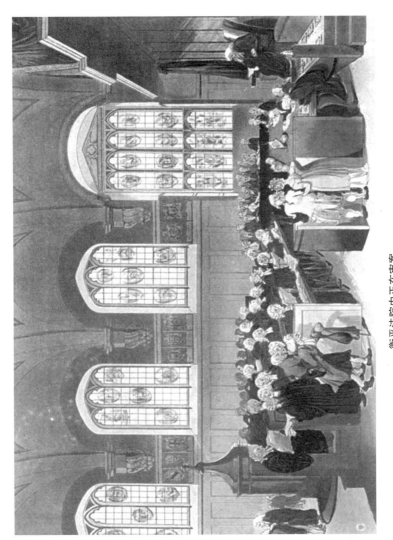

衡平法院内正在审案

1349 年 5 月末，同样的事情在贝德福德郡发生了。斯图灵顿庄园的一个织布机因闲置而不值一文，原因是"瘟疫造成人口大量死亡，该织布机就白白闲置了，没人用也没人租"。据描述，该庄园的田地无人耕种，树木卖不出去，因为没有人买①。

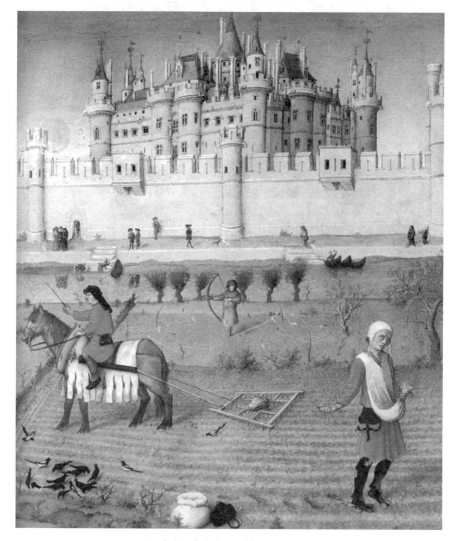

中世纪贵族庄园里耕作的场景

---

① 档案局：文秘署《死后调查书》，爱德华三世 23 年，文档 75。——原注

1349 年 7 月，伯克郡一处属于休斯家族的庄园里，佃农和庄园里服劳役的人"死了"。该庄园原来每年能有三十二先令的收益，现在《死后调查书》宣布该地已经毫无价值，因为"没有人愿意购买或租种那些死亡佃农的地"。并且因为该地不能耕种，所以就没有用了①。克罗克汉姆庄园属索尔兹伯里伯爵威廉·德·蒙塔古②的妻子凯瑟琳·格兰迪森所有，早在 1349 年 4 月 23 日，那些自由佃农和其他承租人都死了，原来这些人每年共付十三英镑的租金，现在没有人愿意接手他们租的土地③。在其他地方，法庭没有收入，土地没有承租人，磨坊没人用，因为人都死光了。房子什么的都租不出去。各地的租金要么减少，要么为零，因为租地租农舍的人全部或部分死掉了④。

白金汉郡的空缺圣职数显示，1349 年享圣俸的圣职数量总计一百八十个⑤。发生空缺的职位有八十三个，占该郡享圣俸的圣职数的近二分之一。通过职位任命的日期可以看出，该郡疫情最严重的时段很可能是 1349 年 6 月到 9 月⑥。

伦敦的一侧是肯特郡，坎特伯雷教区和罗切斯特教区分管该郡。坎特伯雷大主教管辖肯特郡东南部，该部分有长长的海岸线从梅德韦延伸到萨塞克斯的边界；罗切斯特教区管辖肯特郡西部——泰晤士河南岸从伦敦到希尔内斯的部分。坎特伯雷教区因为自身的几个因素，很容易染

---

① 档案局：文秘署《死后调查书》，爱德华三世 23 年，文档 77。——原注
② 威廉·德·蒙塔古（1301—1344），亦称威廉·德·蒙塔丘特，第一任索尔兹伯里伯爵，爱德华三世密友。——译者注
③ 档案局：文秘署《死后调查书》，爱德华三世 23 年，文档 58。——原注
④ 可参考该郡的四份土地收还官《死后调查书》。见于土地收还官《死后调查书》，文档 103。——原注
⑤ 乔治·利普斯科姆：《白金汉郡的历史及古迹》。——原注
⑥

5 月	6 月	7 月	8 月	9 月	10 月	11 月
3	10	23	11	13	3	3

上表是白金汉郡 1349 年各月职位任命的数量。——原注

上瘟疫。该教区两个非常重要的港口——多佛和桑威奇。这两个港口都与法兰西来往频繁。另外，连接伦敦与海岸的主干道穿过坎特伯雷市区。

在短短几个月内，坎特伯雷主教区三次因死亡而失去大主教。其中至少一次，很可能是两次，因瘟疫而死亡。坎特伯雷教区的克赖斯特彻奇小修道院长和女修道院院长登记簿显示，该教区有圣俸的圣职空缺一个接一个发生，连续不断。这里有圣职的大部分人一定都死了①。斯蒂芬·伯青顿②在其历任坎特伯雷大主教的传记中写道："1348年圣诞节刚结束，人口大量死亡。这种情况一直延续到1349年5月末。经过这次瘟疫，只有不到三分之一的人活了下来。当时，因为教士缺乏，堂区教堂几乎无人掌管。有圣职的人因惧怕死亡，挂职而去，不知所踪。"③

坎特伯雷本地也有瘟疫流行的证据。圣奥古斯丁修道院院长在阿维尼翁染病去世了，但圣奥古斯丁修道院发生了什么，却没有资料留下来。我们只知道，托马斯院长向教皇克雷芒六世请求为六名修士授予圣职，克雷芒六世予以特许。瘟疫很可能夺去了该地许多圣职人员的生命。因此，许多空缺圣职需要填补。这次"有出生缺陷"的人也被任命了。

克赖斯特彻奇小修道院在瘟疫期间去世的圣职人员只有四名。这里相对来说对瘟疫免疫性更强，有人认为这要归因于当地良好的水源，一百年来，该修道院都是从山上取水④。不久，夏天到了，圣奥尔本斯修道院新上任的院长在去阿维尼翁觐见教皇的途中，在坎特伯雷停下来休息。该院长有两名随行，其中一名在坎特伯雷染病去世。同样，坎特伯雷的"殉道者"圣托马斯伊斯特布里奇医院先后任命了两任院长，中

---

① 历史手稿委员会：《第八次报告》，第336页。——原注
② 斯蒂芬·伯青顿（？—1407），英格兰著名的修士、作家，著有《坎特伯雷历任主教传》一书。——译者注
③ 亨利·沃顿：《英格兰大主教及主教传》，第1卷，第42页。——原注
④ 詹姆斯·埃德温·索罗尔德·罗杰斯：《六百年来的工作及工资》，第1卷，第221页。——原注

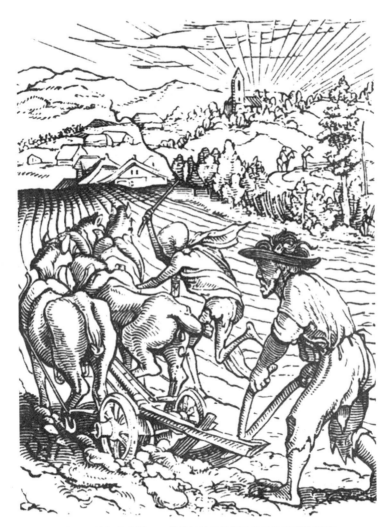

庄园里的佃农在耕田，给他赶牲口的却是化身为骷髅的瘟疫

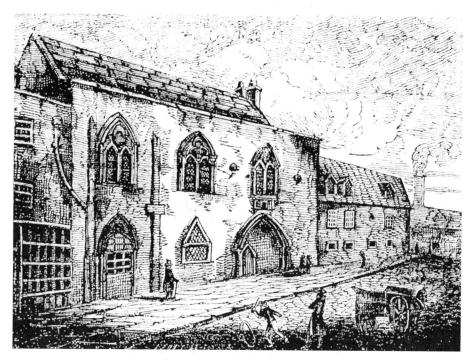

坎特伯雷的"殉道者"圣托马斯伊斯特布里奇医院

间间隔非常短。圣墓女修道院院长和圣格雷戈里修道院院长都死了。但我们只能猜想一下，在这个令人焦虑不安的时期，教会中都发生了什么，广大教众都发生了什么。1349 年 6 月，瘟疫仍在桑威奇肆虐。桑威奇原来的墓地尸满为患。代理主教奉命来到桑威奇。他将亨廷顿伯爵威廉·德·克林顿捐赠的一块土地祝圣为墓地 [①]。

　　这里可以举一个例子说明此时瘟疫传播的速度有多快，一家人一个接一个地被埋到坟墓。在罗切斯特主教区北部，有个离法弗舍姆三英里的地方叫奥斯普林奇。1349 年 5 月 18 日，奥斯普林奇的托马斯·迪恩爵士去世。他留下了四个女儿，五岁的贝妮迪克塔、四岁的玛格丽

----

① 历史手稿委员会：《第八次报告》，第 336 页。该报告尼古拉·巴特雷的版本见于大英博物馆，补充手稿，第 22665 号，文档 183。——原注

特及更小的玛莎和琼。1349 年 7 月 8 日，托马斯·迪恩爵士的妻子玛莎也去世了。1349 年 8 月 3 日星期一的《死后调查书》显示，两个最小的女儿也死了。就这样，一个六口之家，父亲、母亲和两个孩子都因瘟疫去世①。

肯特郡的另一部分，也就是罗切斯特主教区这边，疫情和该郡属坎特伯雷主教区的部分一样严重。威廉·迪恩记录了罗切斯特主教区的疫情。瘟疫时期，威廉·迪恩是罗切斯特主教区的教士。"闻所未闻的瘟疫今年在英格兰肆虐。罗切斯特主教小小的教堂里就死了四名神父、五名侍从、十名仆人、七名年轻教士和六名听差。因此，教堂里无论哪个部门，都没有人来为主教服务了。"主教为本笃会的莫灵女修道院祝福了两任院长，但很快她们都死了。最后，该女修道院只剩下了四名发愿修女②和四名见习修女③。主教从这八个人中选了一名，令她负责女修道院的收入。因为找不到适合的院长人选，所以主教又选了一名，令她负责精神方面的事务。

威廉·迪恩写道："瘟疫期间，罗切斯特主教要么驻霍灵④，要么驻特罗特斯克里夫⑤。每隔一段时间他就分别在两地授予圣职。唉！多么令人心痛啊！无数的男女教徒因瘟疫而死，都找不到人将尸体抬到墓地去了。人们把自己的孩子扛在肩上，带到教堂，然后投进公用的墓穴里。公墓中尸臭盈天，人们都不敢从边上过。"

威廉·迪恩用最直接的表述使读者注意到一个事实。斯蒂芬·伯青顿与巴斯和韦尔斯主教上文也提到过该事实，即教士们因为害怕染

---

① 土地收还官《死后调查书》，爱德华三世 23 年，肯特郡。——原注
② 见习修女见习期满后，第一次发愿，便成为发愿修女。——译者注
③ 想成为修女，首先要经过考核，然后进入见习期，成为见习修女。——译者注
④ 霍灵距罗切斯特约六英里。——原注
⑤ 特罗特斯克里夫距梅德斯通九英里。——原注

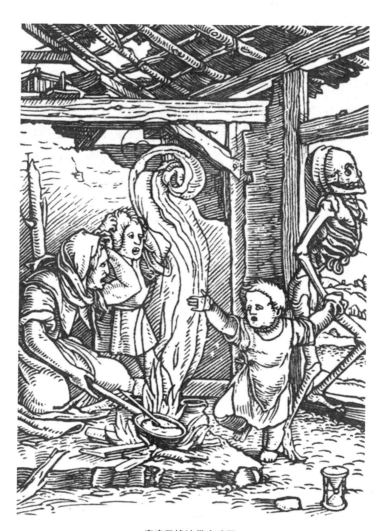

瘟疫无情地带走孩子

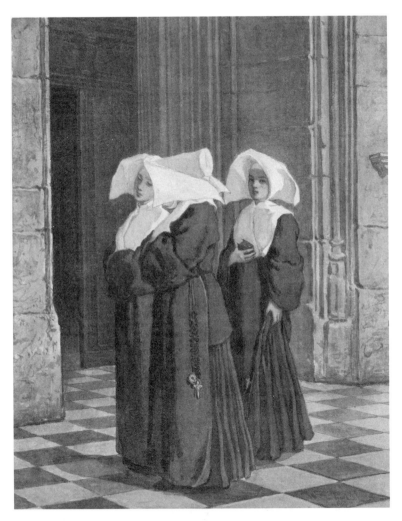

几名发愿修女

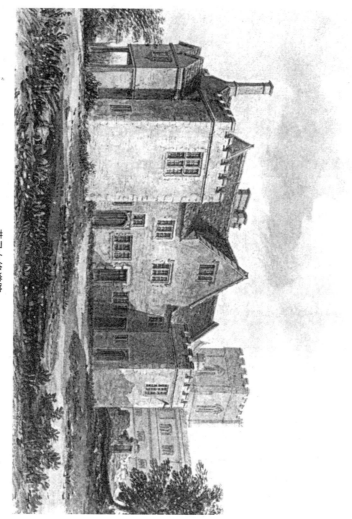

莫灵女修道院

上瘟疫，不敢认真履行职责。这可能是英格兰唯一的例子。这样的例子让我们想到，意大利闹瘟疫时，教士们因不可控制的恐惧而放弃了一切原则。

威廉·迪恩重申："瘟疫中，许多专任神父和领圣俸的教士拒绝行圣事，除非有人出大价钱。1349 年 6 月 27 日，罗切斯特主教授权执事长命令这些人履行圣职，否则停职。"[1] 罗切斯特主教写道："一些神父及教士拒绝担任从法律层面及实际层面都空缺的圣职，因为这些圣职圣俸微薄。另外，有些神父一直拿微薄圣俸，现在不想继续拿了，因为随着他们堂区居民的死亡，他们的圣俸明显减少。于是，他们生活无着，难以担负重任。因此，诸堂区长久以来无人负责，神父已经放弃了自己的职责。对教众来说，这非常危险。我们期待这种情况能尽快解决，特作此函，向主教区所有已授予圣职的或以后要被授予圣职的堂区代理主持及堂区主持允许及授予特殊许可。如果他们的微薄圣俸不足每年十马克[2]，能在任职时每年得到一次或几次弥撒金[3]，以使其圣俸达到每年十马克。"[4]

威廉·迪恩提到，坎特伯雷大主教托马斯·布拉德沃丁在伦敦罗切斯特主教的宅邸去世。威廉·迪恩说："有那么一段时间，各行各业人手都缺得厉害。英格兰有三分之一的土地都撂荒了。劳工十分叛逆，即使国王、法律或法院也约束不了他们，大部分人变得越来越堕落、邪恶。他们从不考虑死亡，从不考虑刚过去的瘟疫，从不考虑自己的灵魂如何才能得救……神父很少考虑教众忏悔的灵魂是多么有价值，而是去了能拿比目前圣俸更高的地方。因此，许多职位都无人执掌，教规也限制不

---

① 亨利·沃顿：《英格兰大主教及主教传》，第 1 卷，第 375 页到 376 页。——原注
② 一马克相当于一百六十便士或十三先令四便士。——译者注
③ 弥撒金是教徒请神父做弥撒时交的钱。——译者注
④ 大英博物馆：《科顿手稿》，福斯蒂娜部分，B.v 分部，文档 98。——原注

了那些不履行圣职的人。日复一日，无论是教士还是教众，他们灵魂所面临的危险成倍增加了。"

　　"整个冬天，整个春天，年老体衰的罗切斯特主教一直留在特罗特斯克里夫。面对时代的突变，他伤心不已。主教辖区的每处庄园都是房倒墙塌，几乎没有一个庄园能缴纳一百英镑的供奉。罗切斯特修道院的物资供应非常匮乏，于是修士们都因没有食物而烦恼，不得不自己磨面做面包。"但修道院院长一直养尊处优。威廉·迪恩还谈到许多内容，分析瘟疫所造成的结果时，这些内容会有所涉及。本章只引用威廉·迪恩的这段话，"主教巡视了莫灵女修道院和列斯涅斯修道院"，发现它们一贫如洗，"从现在到末日审判那一天它们也恢复不过来"。威廉·迪恩提到，西蒙·伊斯利普担任坎特伯雷大主教那一天，没有像往常那样

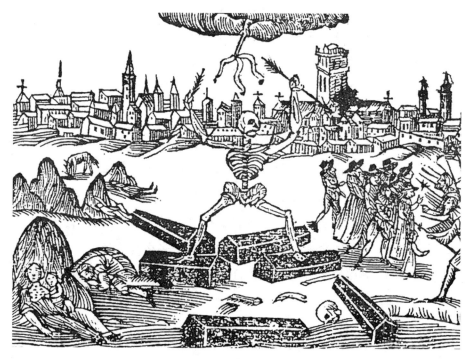

大瘟疫被描绘为一具可怕的骷髅，所到之处，人们纷纷躲避。躲避不及，必死无疑

大肆操办，而是为了节约支出，与修士们在克赖斯特彻奇的餐厅简单地吃了一顿①。

　　上面是瘟疫时期罗切斯特主教区的情况。这里很有必要加上一点，该主教区的圣职数量是二百三十个左右。通过这个数字，我们可以估算因瘟疫而死的教士的数量。

　　温切斯特主教区下辖萨里郡、汉普郡和怀特岛郡。1348 年 10 月 24 日，威廉·伊登顿②主教致函所有教士，令其祈祷③。因为人们都知道

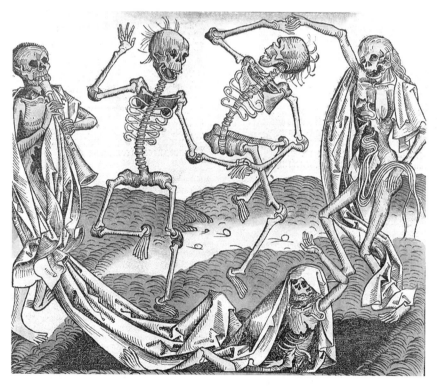

肆虐的瘟疫

----

① 　大英博物馆：《科顿手稿》，福斯蒂娜部分，B.v 分部，文档 99。——原注
② 　威廉·伊登顿（？—1366），温切斯特主教。——译者注
③ 　感谢弗朗西斯·约瑟夫·贝金特先生。他允许我使用其撰写的主教登记簿，协助我调查了关于温彻斯特主教区的一切事宜。——原注

其他郡正在发生什么，个个忧心忡忡。这封信展现了人们的恐惧。他写道："蒙上帝旨意，我祝温切斯特主教区的修道院院长和全体圣职人员身体健康、受到上帝的恩典和祝福。我们听到了拉玛的声音①，全世界各个国家充斥着悲泣和哭声。因为这场前所未有的瘟疫，各国儿死女亡，如坠深渊，却难以得到宽慰。从前，无论是城市、乡镇，还是城堡、村落，建筑美轮美奂，男士睿智多才、孔武有力，女士优雅端庄。人们都幸福快乐，无忧无虑。但随着瘟疫的袭击，人口锐减。瘟疫之灾，甚于利剑。瘟疫所到之处，人人避之唯恐不及，如同躲避虎穴狼窝一般。世间已无快乐可言，乐音戛然而止，欢声难以再闻。曾经丰饶的乡村没有农人耕种土地，处处荒芜。我悲伤地向诸位通告，据我所闻，瘟疫已经像野蛮人一样蹂躏了英格兰沿海地区。我们战战兢兢，害怕瘟疫蔓延到本城、本主教区。真希望上帝能阻止这一切啊！尽管上帝或为试探我们的忍耐，或为惩罚我们的罪恶，常常让我们痛苦折磨，但上帝之心非常人所能揣测。让人揪心的是，很可能是人的肉欲，那由亚当的原罪所引燃的、引导人们走向邪恶的肉欲，正让我们在邪恶的路上越走越远，从而引起了上帝的愤怒，上帝便通过这场天谴来惩罚我们。"

"但上帝是有爱心的，是仁慈的，是有耐心的。尽管我们遇到了天灾，但我仍虔诚地要求大家衷心地信奉上帝，谦卑地服从上帝。这样一来，上帝便可能不让我们再承受我们应该承受的灾难。以上帝之名，以服从的美德之名，我规劝并要求大家来到上帝面前，怀着忏悔之心，衷心悔罪。大家要深深忏悔，自我惩罚，以求得上帝原谅。我命令你们，每个星期日和星期三，你们都要聚集在各自修道院的唱诗班中，真诚而

---

① 出自《新约·马太福音》第二章。希律王因没有找到刚降生的耶稣，便差人将伯利恒城内及周围两岁以下的婴儿全部杀掉，导致哀鸿遍野。这里以这场大屠杀中无辜人士的死亡比喻瘟疫导致人口大量死亡。——译者注

谦卑地跪下，唱诵七篇忏悔诗 ① 和十五篇上行之诗 ②。每个星期五，你们要和教士及市民游行，穿越威斯敏斯特市的市场，一路唱诵这些诗篇，吟咏连祷文，祈求圣父停止降在我们身上的瘟疫。我期待，所有人都能接受召唤来参加一系列神圣的游行，并敦促大家采取其他虔诚的行动。游行时，大家要垂头、赤足、斋戒，怀着虔诚的心反复祈祷，杜绝一切无益的话语，要时常念诵主祷文，要常念万福玛利亚。游行结束后，我希望你们能去自己的教堂里做弥撒，你们要以最诚挚的方式祈祷，直至弥撒结束。"最后，主教对那些参加忏悔圣礼的人予以特赦 ③。

就在同一天，1348 年 10 月 24 日，威廉·伊登顿主教向全体教士尤其是萨里郡主教座堂的执事长发布训令。主教训导诸教士，鉴于可怕的瘟疫将至，敦促所有教士经常进行忏悔圣事，参加在市镇广场中或乡村教堂墓地周围进行的赤足祈祷和游行。

1348 年 11 月 17 日，瘟疫逼近之际，主教授予了无条件特许，提醒教民"我们都认可圣父的教导，疾病及夭折都是因罪而生。通过治疗灵魂，这类疾苦便可断绝"。为了防止隐修的修女因其神父的死亡而无从忏悔，主教向主教区的女修道院院长等承诺任命两名到三名合适的神父。这些神父已获特许，可以听修女的忏悔 ④。

在圣诞节前，瘟疫就已经出现在温切斯特主教区，尽管只是刚刚露头。1349 年 1 月 19 日，威廉·伊登顿主教致函其下属，说他有好消息——得知此消息时，他非常高兴——要宣布。"我们的圣父，我们至高无上的教皇，已经回复了他本人及教众们的祈求。鉴于瘟疫即将到来，特向主教区的所有人，无论是修会圣职人员还是非修会人员，无论是教会

---

① 指《圣经·诗篇》中的第 6 篇、第 32 篇、第 38 篇、第 51 篇、第 102 篇、第 130 篇和第 143 篇。——译者注
② 指《圣经·诗篇》中的第 120 篇到第 134 篇。——译者注
③ 《伊登顿主教登记簿》，第 2 卷，文档 17。——原注
④ 《伊登顿主教登记簿》，第 2 卷，文档 17、18。——原注

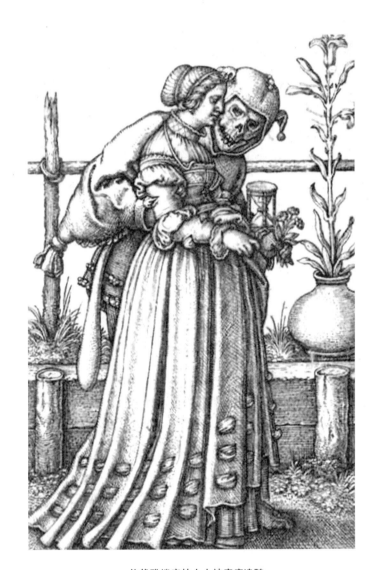

一位优雅端庄的女士被瘟疫追随

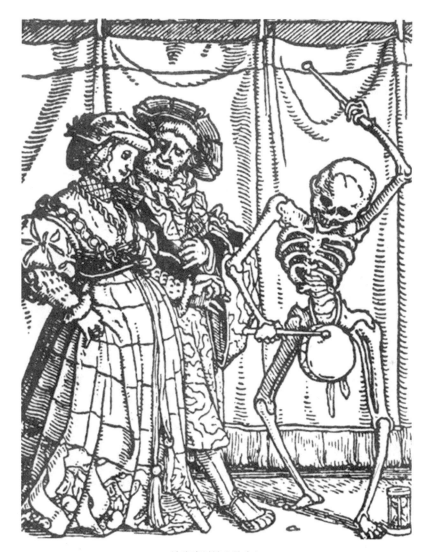

被瘟疫纠缠上的夫妇

人士还是世俗人士，均予以赦免。只要他们怀着真诚的忏悔之心向任何神父忏悔；在弥留之际，只要他们能怀着真正的信仰与神圣的罗马教廷在一起，服从并奉献于我们的主人罗马教皇及其继承者罗马主教，均可得到赦免。"主教随后命令，这一特赦要让所有人都知道，而且越快越好[①]。

此时，温切斯特市和主教区其他地方一样，埋葬因瘟疫而死的人很快就变得困难重重了。到了1349年1月，城里许多圣职空缺。毋庸置疑，每天的死亡名单都令人忧心忡忡。教士们出于多种因素考虑，希望死人

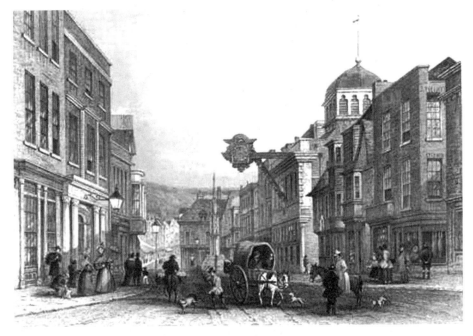

温切斯特

---

① 《伊登顿主教登记簿》，第2卷，文档19。此次特赦一直持续到复活节，但后来延长到圣米迦勒节。此次延长系教皇口谕赐予，一封日期为1349年4月28日的信函将此次延长通知到该主教区。5月25日，威廉·伊登顿主教布告主教区，宣布了此次延长，并命令此消息须即刻令整个主教区知悉。——原注

仅埋葬在祝圣过的墓地里，但一些教民已经明确表态，在如此紧急的情况下，原来的清规戒律应该并且必须先放到一边。他们攻击并打伤了圣斯威森小修道院一名在平时的墓地里主持葬礼的修士拉尔夫·德斯汤顿。很明显，这是为了更好地落实他们的看法。该修士被打令威廉·伊登顿主教勃然大怒。1349 年 1 月 21 日，他令温切斯特修道院院长和海德修道院院长布道，讲关于肉体复活的天主教教义，并公开宣布将殴打修士的人逐出教会。威廉·伊登顿主教说："全世界的天主教会都相信死者肉体的复活。肉体因接受圣事而圣洁，所以不能葬在不圣洁的地方，而是要专门葬在祝圣过的墓地里或教堂里。在那里，肉体和圣徒的圣骸一样被尊崇地保存着，直到复活那一天。"接着，他指出，温切斯特市应成为整个主教区的典范，要比其他地方更能彰显天主教信仰的光芒。但温切斯特市的一些人不是该市市民甚至没有出生在该市——他们不像其他市民那样因正直的生活和忠诚的信仰而著称，而是低等的外乡人、教会中堕落的子民。拉尔夫·德斯汤顿在规定的墓地为死者主持葬礼时，他们能通过拉尔夫·德斯汤顿举止、习惯及剃光的头顶看出他是一名修士，但还是攻击他，殴打他，不让他把死者和那些等待复活的人埋葬在一起。考虑到此事可能危及关于肉体复活的天主教信仰，威廉·伊登顿主教要求在温切斯特诸教堂布道。从以上事例可以看出，非常明显，就像在意大利发生的一样，瘟疫带来的危机已经使对天主教首要原则的怀疑浮出水面。

威廉·伊登顿主教补充道，他注意到，"此时"大量虔诚的教民死亡，数量远超从前，所以应该规定"各堂区的人应该尽快获得快速安葬的机会"，扩建旧有的墓地，同时开辟新墓地[①]。

然而，困难依然存在。1349 年 2 月 13 日，爱德华三世致函海德修

---

① 《伊登顿主教登记簿》，第 1 卷，文档 19b。——原注

道院的约翰·德·汉普顿、罗伯特·德·波帕姆和威廉·德·法弗海德①，令他们组成调查委员会，审理并裁定温切斯特主教威廉·德·伊登顿提出的诉状。该诉状与一块围起来的地有关。这块地原本属于海德修道院，与温彻斯特主教教堂附属的圣斯威森小修道院的墓地相邻。海德修道院搬走后，亨利一世②将该地块赐予圣斯威森小修道院。诉状中

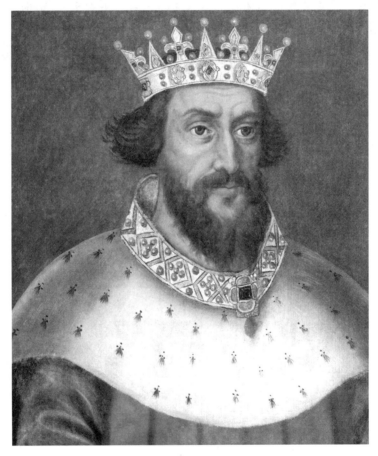

亨利一世

---

① 有人怀疑该函中所指的瘟疫并非 1348 年到 1349 年这一次，但信中所提的两个人的死亡日期可以消此疑虑。约翰·德·汉普顿死于 1356 年 8 月 4 日，威廉·德·法夫海德死于 1361 年 5 月 18 日。——原注
② 亨利一世（1068—1135），英格兰国王，1100 年到 1135 年在位。——译者注

216

说，"市长、执达吏^①和一些市民进入了上述被侵占的地方。这里每周开两次集市，每年办两次狂欢"，这样一来，"死者的尸体就被打扰了，这是极不公正的。这是因为最近的大瘟疫导致人口大量死亡。堂区的埋葬地不够用，于是主教行使职权，祝圣该地为墓地，许多人得以下葬"。调查委员会的委员们奉命去查看上述区域、公墓及教堂的院子，"选出陪审团成员，检查证据并审理此案"^②。

通过汉普郡^③授予圣职的日期，我们能确定哪一段时间死亡最频繁。我们发现，1349 年 2 月、3 月和 4 月是瘟疫暴发的高峰期。5 月授予圣职的数量是瘟疫暴发前三年月平均数量的两倍。

3 月、4 月和 5 月很明显是萨里郡瘟疫最严重的月份。5 月授予圣职的数量是瘟疫暴发前一年平均任命数量的两倍^④。

有些地区的疫情要比其他地方严重，比如汉普郡北部的贝辛斯托克监理辖区。有时——主要是在 3 月，圣职空缺的比例更大。在汉普郡西部，2 月就有一些圣职空缺，3 月圣职空缺的数量最大。威尔特郡的艾维彻奇小修道院院长死于 2 月 2 日。除一人幸免外，修道院的其他人很快都

---

① 执达吏是负责送达法院传票及实施法院命令，尤其是执行没收债务人货物命令的官员。——译者注

② 《温彻斯特大教堂档案》，第 2 部，文档 80。其中，第 1 部文档 120 是"温彻斯特主教诉市长等人之记录文本。该诉涉及教堂墓地之范围及边界。此墓地曾为海德修道院旧地，称圣彼得墓地"。爱德华三世 23 年（1349 年）。——原注

③

1348 年	1349 年								
12 月	1 月	2 月	3 月	4 月	5 月	6 月	7 月	8 月	9 月
7	12	19	33	46	29	24	18	11	12

上表是汉普郡获授的圣职数。——原注

④

1349 年								
1 月	2 月	3 月	4 月	5 月	6 月	7 月	8 月	9 月
5	8	12	12	23	6	7	2	5

上表是萨里郡获授的圣职数。——原注

随院长进了坟墓。该修道院毗邻汉普郡边境。2 月 7 日，该修道院获授圣职。空缺最早的圣职之一是离威尔特郡不远的福丁布里奇的神父，该圣职于 1348 年 12 月 21 日获授。仅仅两天后，南安普顿郡便明显出现了瘟疫开始的迹象。1349 年 3 月和 4 月，该郡南部沿海地区朴次茅斯和海灵岛灾情严重。3 月，怀特岛及南部丘陵地带与海洋中间的农村里，空缺圣职获授的记录非常多。1349 年 1 月 14 日，威廉·伊登顿主教向旺兹沃思任命了新的堂区代理主持，"因为我们需要管理教堂，满足各种需求，尤其是目前瘟疫仍在肆虐的时候"[1]。

威廉·伊登顿主教主持的圣职授任仪式，进一步显示了瘟疫给温切斯特主教区造成的巨大破坏。1349 年和 1350 年，尽管不是四季斋期，但他仍然主持了六次公开的圣职授任仪式和多次私下的圣职授任仪式[2]。1349 年 3 月 5 日，一名候选人直接领受神父圣秩，还有一名候选人在一天内两次领受圣秩。圣职授任仪式的次数从 1347 年 3 月的五十七次涨到了 1349 年 3 月的一百五十八次[3]。

经常生活在城市人口密集地区的托钵修士的死亡数量更高。汉普郡托钵修士的死亡数量惊人。这种情况可以从他们推荐的领受圣秩的对象上看出来。1346 年 9 月到 1348 年 6 月，温切斯特的奥斯丁会修道院推荐四人领受神父圣秩，而下一次推荐是 1358 年，推荐了两人。方济各会在温切斯特郡和南安普顿郡有两处修道院。1347 年到 1348 年，这两

---

[1] 《伊登顿主教登记簿》，第 1 卷，文档 38。——原注
[2] 当时人们习惯在四季斋期在教会内进行祈祷、补赎、祝圣圣职等活动。——译者注
[3]

年月	侍祭	副执事	执事	神父	总计
1347 年 3 月	8	17	14	18	57
1348 年 3 月	9	22	22	22	75
1349 年 3 月	48	62	25	23	158

上表的推荐数量是约翰·查尔斯·考克斯在其为《维多利亚地方史·汉普郡郡志》所写的教会史中（第 1 卷，第 34 页）列出的。——原注

处有三人被推荐，但直到威廉·伊登顿主教去世的 1359 年，才有两人被推荐。温彻斯特的多明我会的情况大致也是这样，瘟疫过后十年内，才有一名修士被推荐领受神父圣秩。

多年来一直研究温彻斯特主教区主教登记簿和其他档案的弗朗西斯·约瑟夫·贝金特论及此次瘟疫的影响时，写道："我们无法弄清楚温彻斯特主教区各修道院的灾情……但萨里郡桑当的医院，无一人在瘟疫中幸免。该主教区的其他修道院①，死于瘟疫的各修道院院长不少于二十八人。"

紧邻汉普郡的萨塞克斯郡，因为主教登记簿已经缺失，从而无法确定瘟疫中各修道院修士的死亡数字。但可以确定的是，与其他能获得明确信息的地方相比，该地的疫情同样严重。

在闹瘟疫的 1349 年，爱德华三世赐予温奇尔西的堂区负责神父约翰·德·斯卡利一处住宅。该住宅原属玛蒂尔达·吕科丁所有。她死后没有继承人。"出于对圣托马斯的虔诚"，爱德华三世将该住宅赐予教堂，作为堂区负责神父的永久住所②。温奇尔西疫情的严重程度从以下事实便可看出。1349 年，"该地有九十四处住所荒废，无人居住"③。爱德华三世的钦差大臣说，温奇尔西与拉伊两镇本应每年交十一英镑十七先令五便士的税，但 1354 年交的税还不到八英镑一先令，"因为许多房子已经坏掉，无人居住"④。

顺便提一下，博克斯格罗夫修道院院长约翰·德·韦林 1349 年 5 月 20 日之前某天去世。5 月 20 日，该修道院的修士们选举了下一任院长。伊利主教区的主教登记簿上碰巧有一条记录——1349 年 7 月 25 日，剑

---

① 温彻斯特主教区仅由两个郡组成。——原注
② 档案局：《原始令状卷轴》，爱德华三世 23 年，文档 37。——原注
③ 《财政署收支卷档》，爱德华三世 23 年，文档 23。——原注
④ 档案局：《财政大臣债务征收官备忘录档案》，爱德华三世 28 年。——原注

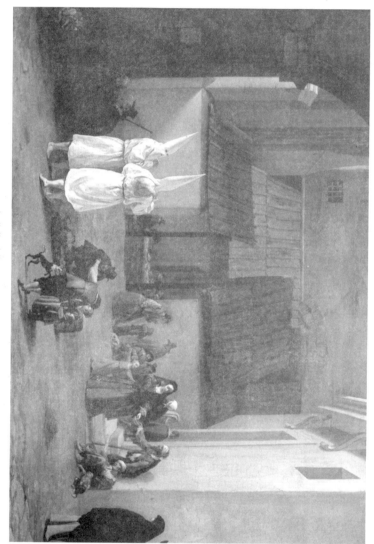

温彻斯特街头患上瘟疫的人

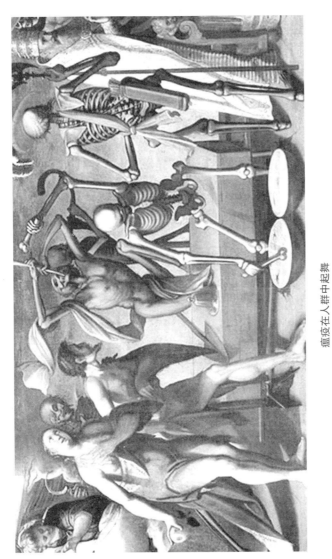

瘟疫在人群中起舞

桥郡的瓦登堂区新任命了一名堂区代理主持。同时，刘易斯修道院排名第四的副院长被推荐享有圣俸。该记录解释道，之所以推荐该修道院排名第四的副院长享有圣俸，是因为"该修道院的院长、副院长及排名第三的副院长都去世了"[①]。最后说一句，即便是瘟疫过后一两年，巴特尔修道院仍然困难重重，"破损严重"[②]。爱德华三世命人对此进行调查。

---

① 大英博物馆：《科尔手稿》，第 5824 号，第 78 页。——原注
② 《公函卷轴》，爱德华三世 27 年，第 1 部分，文档 4。——原注

第 7 章

格洛斯特、伍斯特、沃威克和牛津的疫情

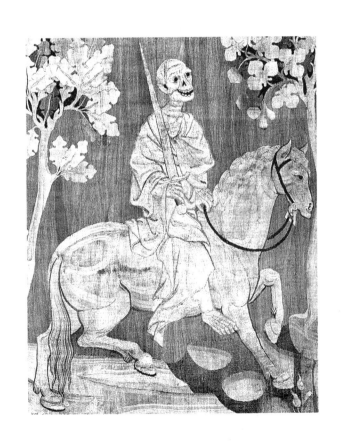

第五章和第六章讲述了 1349 年英格兰南部的疫情。本章有必要讲述格洛斯特、牛津和英格兰中部瘟疫的情况。首先，本章应该留一些空间出来，说一下土生土长的加尔弗里德·勒贝克所著的编年史对该疫情的记录。

　　当然，所有关于疫情的记录，重复之处甚多。不同国家甚至同一国家的作者虽然互相之间没有联系，但对瘟疫的记录完全一致，甚至使用了相同的词汇。正是这种一致使我们清楚地认识到这些记录的真实性。单个读这些记录时，我们会不可避免地觉得它们简单粗糙，并且夸张得令人难以置信。加尔弗里德·勒贝克写道，瘟疫在布里斯托尔肆虐，所以格洛斯特人拒绝布里斯托尔人进入他们的镇子，因为格洛斯特人觉得垂死的布里斯托尔人的呼吸会让他们染病。但最终，格洛斯特、牛津、伦敦乃至整个英格兰的疫情都无比严重，幸存者十无其一。墓地已不堪重负，只得辟新墓以埋葬死者。伦敦主教在伦敦买了一小块地，命名为"无人之地"。瓦尔特·德·曼尼爵士买了一块地，命名为"新教堂墓地"（瓦尔特·德·曼尼爵士在该地建了一所修道院）。"无人之地"和"新教堂墓地"都用来埋葬死者。王座法庭和民事高等法院的审理工作因瘟疫而停止。几名贵族染病而死，其中就有约翰·蒙哥马利爵士、加来上尉和加来的克里斯特尔勋爵①，他们都埋葬在伦敦的加尔默罗会圣玛丽修道院。数不清的平民百姓和大量教会人士在瘟疫中身亡。年轻力壮者最易染病，年老体弱者却能逃脱。几乎没人敢与生病的人接触。健康的人都跑了。死人的东西无人敢碰，好像一碰就会染病。病人身体

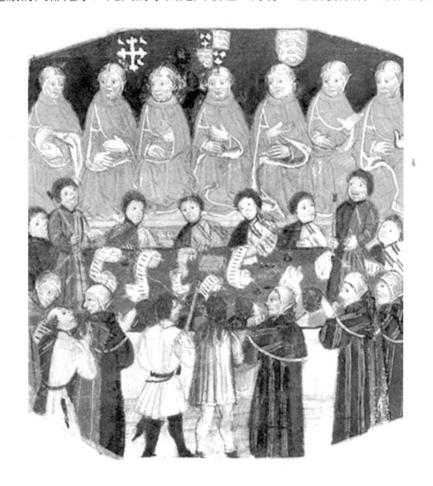

民事高等法院审理案件

各部分突然出现肿块，痛苦无比。肿块又硬又干，切开后几乎没有液体流出来。身上起肿块的病人切掉肿块后会恢复健康，尽管中间要痛苦一阵子。有的病人起黑色的小脓包，小脓包遍布全身，这样的病人劫后重生的非常少，甚至可以说几乎没有。

"1348 年圣母蒙召升天节①那天，可怕的瘟疫出现在布里斯托尔。圣米迦勒节那天，瘟疫出现在伦敦。瘟疫肆虐英格兰一年有余，危害非常严重。许多村落为之一空，不见人烟。1349 年，瘟疫使威尔士变得荒凉破败，整个英格兰一片荒芜。接着，瘟疫传到爱尔兰，住在爱尔兰的大量英格兰人染病而死，但纯正的爱尔兰人因住在高山高原之上而幸免，直到 1357 年，突如其来的瘟疫打了他们一个措手不及，他们无处躲藏。"②

加尔弗里德·勒贝克提到了威尔士和爱尔兰，并简单叙述了这两个国家③瘟疫猖獗的情况。关于威尔士的疫情，几乎没有确切的信息，尽管我们所掌握的些许资料能让我们容忍加尔弗里德·勒贝克的说法，从而不把其瘟疫"摧毁"了威尔士的表述视为夸张。1350 年 4 月，托马斯·德·克洛普顿向爱德华三世请求从他应付给国王的三百四十英镑里减去一百四十英镑。这件事情的背景是，托马斯·德·克洛普顿在彭布罗克伯爵劳伦斯·德·黑斯廷斯的继承人年纪尚幼期间租种了伯爵的田地。这些田地主要位于彭布罗克郡，但"因近期该地瘟疫流行，所租田地的价值不能维持"，因此托马斯·德·克洛普顿向国王请求减少租金。国王派人调查后发现情况确实如此，便免去了托马斯·德·克洛普顿六十英镑的欠租，并将每年的租金减少四十英镑④。威尔士四个主教

---

① 每年 8 月 15 日。——译者注
② 《加尔弗里德·勒贝克编年史》：爱德华·蒙德·汤普森爵士编，第 98 到 99 页。——原注
③ 瘟疫暴发时，威尔士和爱尔兰还未与英格兰合并，所以作者称它们为"国家"。——译者注
④ 档案局：《原始令状卷轴》，爱德华三世 24 年，文档 8。——原注

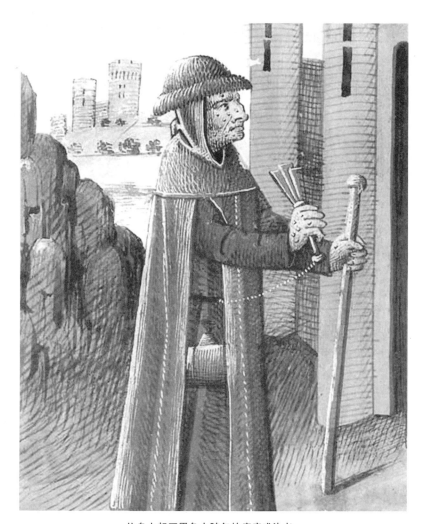

一位身上起了黑色小脓包的瘟疫感染者

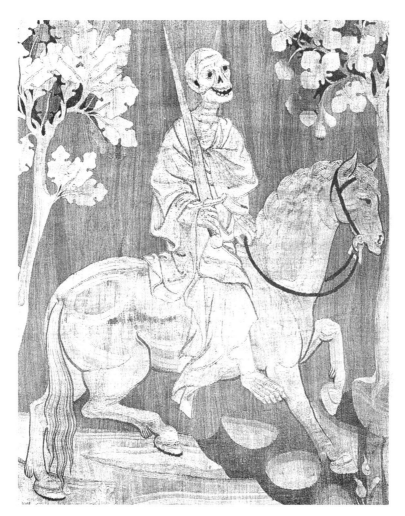

化身为骑士的瘟疫

区任命空缺圣职的记录已无从寻觅，但据猜测，威尔士公国[1] 享圣俸的圣职人员应该有一半死于瘟疫。威尔士享圣俸的圣职数量是七百八十八人左右，所以该地享圣俸的圣职人员应有近四百人死于瘟疫。

至于瘟疫对威尔士诸修道院的影响，我们知之甚少。阿伯加文尼修道院当时是隶属外国修道会的修道院。爱德华三世赦免了该修道院应该向财政署缴纳的租金，因为修道院院长发现从修道院的土地上获得收益已经不可能了[2]。人们怀疑，当地几所非常大的修道院和当时英格兰许多修道院一样，就算瘟疫结束二十七年后，也没有恢复到瘟疫前的景象。比如卡马森的西多会惠特兰修道院，1377 年时，圣职人员只有一名院长和六名修士。卡马森的奥古斯丁会修道院除院长外仅有五人。塔利的普雷蒙特雷修会修道院只有一名院长和五名教士。基德韦利小修道院是多塞特郡舍伯恩大修道院的附属修道院，该院院长连个同伴也没有[3]。

爱尔兰的疫情可以从小兄弟会修士约翰·克莱因[4] 的叙述中略知一二。约翰·克莱因是基尔肯尼的小兄弟会修士，他本人也在瘟疫中死去。约翰·克莱因写道："今年（1349 年）[5]，尤其是 9 月和 10 月，来自爱尔兰各地的大批主教、高级教士、神父、修士修女、贵族，男男女女，成群结队，去萨莫里恩吉斯朝圣。人山人海，连续多日。有的出

---

① 威尔士公国成立于 1216 年。1536 年，《联合法案》在英格兰和威尔士通过，两国合并。——译者注

② 档案局：《密函卷轴》，爱德华三世 25 年，文档 9。——原注

③ 档案局：《圣职人员补助档案》，爱德华三世 51 年。——原注

④ 约翰·克莱因（1286—1349），爱尔兰小兄弟会修士、编年史家。——译者注

⑤ 看来作者好像暗示 1348 年瘟疫抵达了爱尔兰。但更可能的情况是，1349 年瘟疫才抵达爱尔兰。因为 1349 年 7 月 14 日，都柏林大主教亚历山大·德比克纳逝世，米斯主教区主教也逝世于该月。参见皮乌斯·博尼费修斯·加姆斯：《天主教会主教名录》，第 219 页。——原注

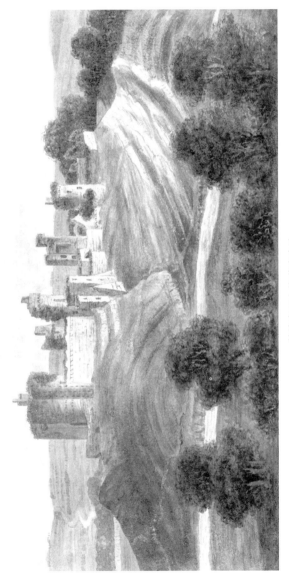

基德韦利小修道院遗址

于虔诚，其他的——说实话，大部分人是这样——出于对当时流行的瘟疫的恐惧。瘟疫最早在都柏林附近的霍斯①和德罗赫达出现。都柏林和德罗赫达几乎毁灭，居民死亡殆尽。从 1349 年 8 月初到圣诞节，仅都柏林一城就有一万四千人死亡。"

接着，约翰·克莱因提到了瘟疫的产生及其在阿维尼翁肆虐的情况，然后说："死亡人数之多，从古至今，闻所未闻。在同样长的时间内，无论是因为瘟疫、饥荒，还是因为其他什么病，都没有死这么多人。如同一路袭来吞噬乡村、城市和城堡的地震一样，这场瘟疫也以摧枯拉朽之势席卷了乡村、城市和城堡，将这些地方的人几乎全部带走，活下来的人寥寥无几。瘟疫的传染性极强，只要触碰尸体或病人一下，立刻就会染病而死，忏悔的人和听取忏悔的人会一起被带进坟墓。因为恐惧，几乎没人敢虔诚地做善事了，也就是说，没人敢去探视病人，没人敢去埋葬死者。许多人死于生在大腿或腋窝的脓包或肿块。有些人死于头部疾病，这些人犯起病来就像疯了一样。有些人死于吐血。"

"今年真是怪事连连。尽管瘟疫流行，死人无数，但土地肥沃，五谷丰登。德罗赫达的小兄弟会修道院有二十五名修士在 1348 年圣诞节前去世。都柏林的小兄弟会修道院有二十三名修士在 1348 年圣诞节前去世。"

"大斋节期间，瘟疫在基尔肯尼肆虐。从 1348 年圣诞节到 1349 年 3 月 6 日，有八名小兄弟会修士死去。一家之中，几乎没有只死一个人的，一般都是夫妻两个带着孩子，走上了同一条道路，也就是死亡之路。"

"我，基尔肯尼修道院的小兄弟会修士约翰·克莱因，记下了这些值得注意的事情。这些事实不是发生在我身边，就是可信的人告诉我的。看着这么多病人，看着整个世界好像坠入了邪恶的深渊，为了不让高尚

---

① 霍斯距多基不远。——原注

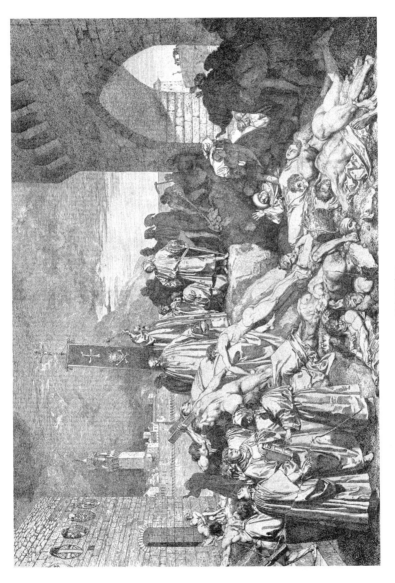

爱尔兰三联区

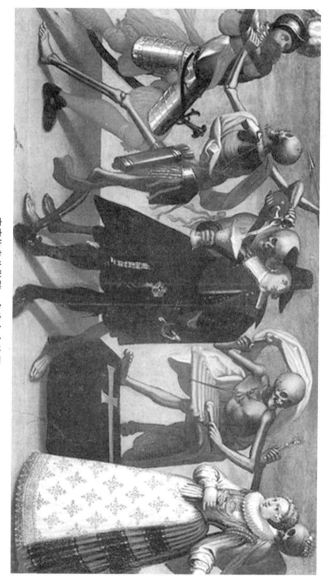

瘟疫化身为骷髅，危害各个阶层

的行为随着时光消逝，为了不让高尚的行为在子孙后代的记忆中消失，我尽管在这个好像尸横遍野的地方等待着死神的降临，但还是如实记下了我所听到并能证实的事情。文字不会因抄写员的死去而消失，作品亦不会因作者的死去而凋谢。我又取了一张羊皮纸，继续我的写作。如果有人能碰巧活到未来，如果有哪个亚当的子孙能躲过瘟疫，希望有人能接续我未完成的写作。"①

《公函卷轴》的一两份文件可以证实这位小兄弟会修士约翰·克莱因记录的真实性。比如，1350 年 7 月，科克郡②郡守及同僚们请求国王减免税收时说，"一方面因为瘟疫袭击，另一方面因为爱尔兰的敌人蹂躏了土地、破坏了房屋、抢夺了财产"，所以无法支付八十马克的税金③。都柏林的市民除请求一千夸脱的谷物救济之外，郡守的请愿书中还说："城中的商人及其他居民因近来流行的瘟疫及其他许多不幸事件而元气大伤。"④最后，爱尔兰皇家庄园的佃农们请求国王给予他们特殊保护。他们呼吁道："因为爱尔兰近来瘟疫肆虐，官员对食品及其他东西索价过高，他们已经陷入赤贫。"⑤

说完关于威尔士和爱尔兰的疫情，我们该回到英格兰了。1349 年夏季几个月，伍斯特郡疫情严重。该郡的空缺圣职授予记录显示，在一百三十八个堂区中，六十七个堂区享圣俸的圣职发生了变化，不少堂区的圣职有多次变化的记录。这就意味着，在瘟疫发生时，该郡大约一半享圣俸的圣职一度空缺。该郡空缺圣职授予数量最高的月份是 7 月。

---

① 约翰·克莱因：《爱尔兰编年史》，爱尔兰考古学会编，1849 年版。——原注
② 科克郡位于爱尔兰南部。——译者注
③ 《公函卷轴》，爱德华三世 25 年，第 2 部分，文档 19。——原注
④ 《公函卷轴》，爱德华三世 26 年，第 1 部分，文档 2。——原注
⑤ 档案局：《财政大臣债务征收官备忘录档案》，爱德华三世 27 年，希拉里节财季，文档 7。——原注

5月到11月每个月空缺圣职授予的数量显示，这几个月因为一些特殊缘故产生了圣职空缺。该年的前4个月及该年的12月，仅有六次空缺圣职授予的记录①。有的地方同一圣职多次发生空缺，比如7月10日和8月21日，大莫尔文多人被推荐担任神父。5月15日和7月10日，伍斯特附近的波伊克都有圣职空缺记录。

  早在1349年4月中旬，伍尔斯坦·德·布劳恩斯福特主教就预见到，伍斯特要面临如何处理尸体的困难，并提前做了准备。伍尔斯坦·德·布劳恩斯福特主教年老体弱，死于1349年8月6日。1349年4月18日，伍尔斯坦·德·布劳恩斯福特主教正在哈特尔伯里，他写信给伍斯特大教堂的同事们道："近期，伍斯特大教堂的教堂墓地数量大增（我们有生之年从没有见过如此多的死者），这着实令人心痛。我们异常焦虑，冥思苦想。我们知道，这种现象超乎寻常，非常危险。尸体的腐烂很可能带给人们种种危险。所以，为在该教堂主持葬礼、全心奉献于上帝及圣母玛利亚的众位教友计，为伍斯特的公民及其他居住者计，为其他来到伍斯特的人们计，我们希望，在上帝所能允许的范围内，能有最好的解决方案。深思熟虑之后，我们祝圣了伍斯特的圣奥斯瓦尔德医护所墓地。伍斯特大教堂墓地因瘟疫造成的墓地不足，可由此墓地补充。"伍尔斯坦·德·布劳恩斯福特主教最后命令，应该让教堂管理者知道，"在人口大量死亡之际，圣奥斯瓦尔德墓地的"一切埋葬事宜都由其斟酌处理②。

  约翰·利兰③在其游记中提到过这个墓地，"墓地北边的空地非常

---

①

1349 年						
5 月	6 月	7 月	8 月	9 月	10 月	11 月
5	9	23	11	3	5	8

上表显示了1349年几个月空缺圣职授予的数量。——原注

② 特雷德韦·罗素·纳什：《伍斯特郡郡史资料汇编》，第1卷，第226页。——原注

③ 约翰·利兰（1503—1552），英格兰诗人，古文物研究者。——译者注

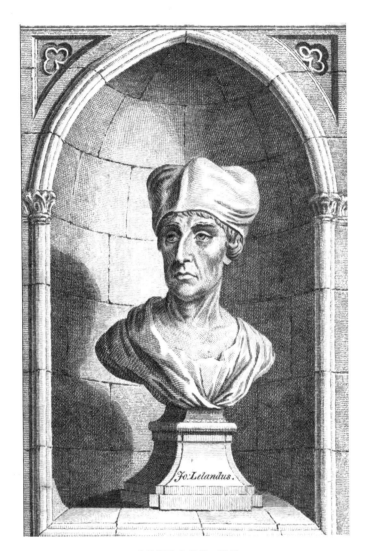

英格兰诗人约翰·利兰

宽阔，没有大门"。他说，圣奥斯瓦尔德的附属教堂就在那里，后来变成了养老院。"又过了很久，养老院变成了独立的教堂，就叫圣奥斯瓦尔德教堂。大瘟疫期间，这里用来埋葬尸体，就像在伍斯特的公墓里埋葬一样。"①

伍斯特郡农村地区的状况，可以通过土地收还官的账目来统计。土地收还官叫利奥·德·佩尔顿，其任务之一是在主教去世的8月和新主教上任的11月底之间接收伍斯特主教的产业。利奥·德·佩尔顿的汇报中描述的乡村景象实在令人心痛。他说，花多少钱也找不来佃农，磨坊无人使用，铁匠铺没有活计，鸽子棚破败不堪，鸽子都飞了。不管在哪里，劫后余生的人们都扔掉了自己租种的土地。丰收的庄稼无人收割，即便是有人收割，也不可能有人来买粮食了。

我们再具体看看主教的不动产收益。主教声称其产业在平常年份能有一百四十英镑的收益，但今年八十四英镑永远无法到手了。因为1349年秋天，各种农活根本就没有进行。"因为掏租金的佃农缺乏，他们的活计一般由习惯佃农来做。但在结清租金前，习惯佃农在该主教区肆虐的瘟疫中都死去了。因此，该主教区大大小小的庄园没有拿到、也不可能拿到应得的收益。"

在调查过程中，土地收还官拿出了爱德华三世的谕旨②。谕旨中说，国王征收的数额竟高于官员所得的数额，这实非国王之本意。因此，国王派了两个委员会与一个陪审团来处理此事。土地收还官提交了一份佃农名单。他仅能从这些佃农手中收取一点东西。最终，陪审团认为，土

---

① 格林所著《伍斯特郡》一书第144页谈到了主教保证公共安全、使伍斯特城从"惊人的罪恶"中解脱出来的措施。因为圣奥尔本、圣海伦、圣斯威森、圣马丁、圣尼古拉和万圣这几个堂区的教堂墓地空间有限，不足以埋葬堂区的死者，所以这几个堂区获准使用圣奥斯瓦尔德的墓地。于是，圣奥斯瓦尔德的墓地坟冢累累。此时，即便草草一看，也会思虑万千。——原注
② 谕旨日期是1352年10月26日。——原注

地收还官的陈述都是实情。这些细节显示了当时调查中的一些重要情况。比如，哈特尔伯里庄园曾经有三十八名佃农，因为每个佃农租种着一威尔格[1] 土地，所以佃农就被称为"威尔格"。另外还有四名被称为"茅舍农"的佃农及三十四名其他佃农。这些人要服一定的劳役，每年的劳役收入折价一百零六先令十一点五便士，其中包括一种叫庄园金的租税。"因为在这次计算租税日之前，所有的佃农都在致命的瘟疫中死了"，所以这些劳役收入都没有了。陪审团的汇报中说，该庄园只有四名佃农，支付了两先令十便士的租税[2]。

　　这种困难并不是暂时的，因为到了 1354 年，上述土地收还官要求减免五十七英镑十五先令五点二五便士的租税。这件事还是发生在上文

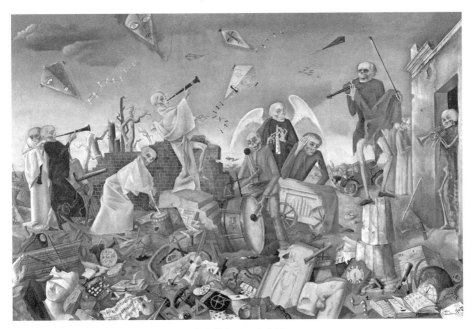

瘟疫袭击了一个庄园

---

① 威尔格是土地丈量单位，为四分之一海得大小。一海得为赡养自由农民一家所必需的土地，
　　各地大小不等，在 60 英亩到 120 英亩之间。一威尔格在 15 英亩到 30 英亩之间。——译者注
② 档案局：《财政大臣债务征收官备忘录档案》，爱德华三世 26 年。——原注

提到的庄园里。因为主教调到另一个主教区上任，需要计算租税，但土地收还官收不上来这么多租税，所以要求减免。谈到收习惯佃农租税的工作时，土地收还官说："我没能收上习惯佃农的租税，因为活下来的习惯佃农都去干其他活计去了。瘟疫过后，这些习惯佃农不像原来那样局限于原来的活计了。"①

邻近的沃威克郡的结果也是如此。沃威克郡、格洛斯特郡和伍斯特郡组成了原来的伍斯特主教区。根据威廉·达格代尔②《沃威克郡志》③一书的记录，沃威克郡 1349 年 4 月前及 10 月后仅授予了七次空缺圣职。1349 年夏，该郡瘟疫最严重，1349 年 6 月和 7 月空缺圣职授予次数最多④。

一些圣职授予频繁。比如，1349 年 7 月 19 日迪奇福特男修道院来了一名神父，8 月 22 日就来了继任者。1349 年 5 月到 8 月，凯尼尔沃思出现三次圣职空缺。1349 年 5 月 10 日，开凿了乔丹井⑤的考文垂市长乔丹·舍佩去世⑥。1349 年 7 月，考文垂的执事长和圣三一教堂的神父去世。8 月，考文垂大教堂附属小修道院院长约翰·德·邓斯塔布尔被选出来填补该修道院的圣职空缺。不久，圣三一教堂产生了一个新圣职空缺。波尔斯沃思女修道院院长利蒂西娅·德·赫克斯特尔去世，1349 年 10 月 13 日新院长到任。

---

① 档案局：《财政大臣债务征收官备忘录档案》，爱德华三世 28 年，米伽勒节财季，文档 19。——原注
② 威廉·达格代尔（1605—1686），英格兰学者，因其中世纪研究知名。——译者注
③ 威廉·达格代尔关于沃威克历史方面的著作仅有《沃威克古迹》一书，估计此处的《沃威克郡志》即是《沃威克古迹》一书。——译者注
④

4 月	5 月	6 月	7 月	8 月	9 月	10 月
4	13	17	20	15	7	10

上表为 1349 年空缺圣职的授予数量。——原注
⑤ 现在是考文垂一条大街的名字，邻近考文垂大学，叫"乔丹韦尔大街"。——译者注
⑥ 威廉·达格代尔：《沃威克古迹》，威廉·托马斯编，第 147 页。——原注

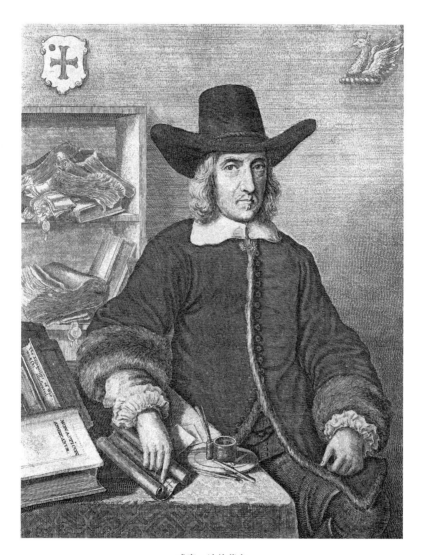

威廉·达格代尔

在瘟疫肆虐时，牛津郡是林肯主教区的一部分，该地圣职数量在二百二十左右，该数字不包括牛津各学院的圣职数量。据估计，牛津郡享圣俸的圣职人员的死亡数字应该是二百二十的一半。瘟疫在牛津郡流行的时间应该与其邻近地区差不多，也就是说，1349 年的春天和夏天疫情格外严重。比如，哥斯托女修道院院长死于 1349 年 5 月 20 日之前的某天。1349 年 5 月 20 日，爱德华三世恩准该院选举一人继任院长。牛津圣弗丽德丝维德小修道院院长的死亡日期几乎也在这几天。因为 1359 年 6 月 1 日，尼古拉·德·亨格福德在被选为院长后接管了圣弗丽德丝维德小修道院的不动产。

牛津市学生众多，死亡严重。安东尼·伍德[1]写道："瘟疫如此严重，牛津郡闻所未闻。农村里有房子的人逃走了，尽管他们已经在农村染上瘟疫。那些留下来的人几乎全死了。院校大门紧闭，学院、学堂被废弃。几乎没人留下照管财物，埋葬死者的人手都不够。据说，每天有不少于十六具尸体被抬到教堂墓地，可见疫情有多么严重。"[2]著名的阿马大主教理查德·菲茨拉尔夫[3]在瘟疫暴发前曾任牛津大学校长。理查德·菲茨拉尔夫说，他做校长时牛津有三万学生[4]。托马斯·加斯科因[5]证实了理查德·菲茨拉尔夫的说法。其《神学词典》一书描写亨利六世[6]的统治时写道："大瘟疫暴发前，英格兰人之间的争讼很少，案子也少，

---

① 安东尼·伍德（1632—1695），英格兰历史学家。——译者注
② 安东尼·伍德：《牛津大学史及古迹研究》，约翰·古奇编，第 449 页。——原注
③ 理查德·菲茨拉尔夫（1300—1360），曾任阿马大主教。——译者注
④ 大英博物馆：《哈利手稿》，第 1900 号，文档 11b。理查德·菲茨拉尔夫的《向教皇陈情》由特里维萨的约翰翻译。译文是："我担任牛津校长时，牛津一度有三万学生，现在不足六千。"——原注
⑤ 托马斯·加斯科因（1404—1458），英格兰中世纪神学家，曾两度出任牛津大学校长。——译者注
⑥ 亨利六世（1421—1471），英格兰国王，1422 年到 1460 年第一次在位、1470 年到 1471 年第二次在位。——译者注

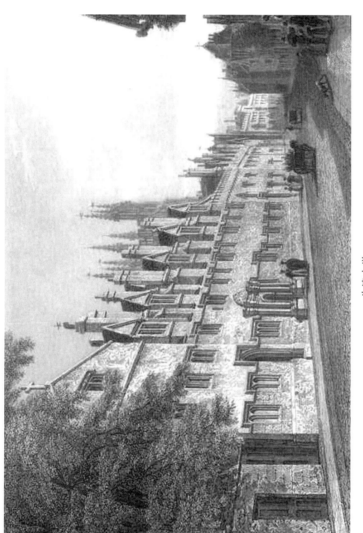

牛津大学

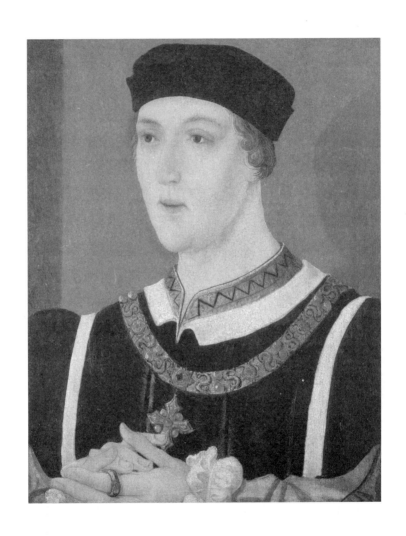

英格兰国王亨利六世

所以英格兰没有几个律师。牛津的律师也很少。当时牛津有三万学生，这个数字是我在牛津当校长时从历任校长的登记表那里看来的。"① 许多学生死于瘟疫，因为 1357 年时托马斯·加斯科因说学校人数不足原来的三分之一。

瘟疫暴发的 1347 年，牛津市至少经历了三任市长。理查德·德·塞尔伍德死于 1347 年 4 月 21 日，随后议员们选出理查德·德·卡里担任市长。他去伦敦向国王宣誓效忠前便病了。爱德华三世命奥斯尼大修道院院长为专员，去牛津为理查德·德·卡里主持就职宣誓。1347 年 5 月 19 日，奥斯尼大修道院院长证实自己已经完成该任务。但 1347 年 6 月 16 日，伦敦收到了牛津的来信，信上的日期是两天前，信中带来了市长的死讯，并说已经选举约翰·德雷福特继任市长 ②。

毫无疑问，牛津和其他地方一样也有葬坑。已故的索罗尔德·罗杰斯教授写到这场瘟疫时说："牛津埋葬死于瘟疫者的地方是新学院 ③ 花园的某处，我对此丝毫没有怀疑。因为怀克姆的威廉 ④ 买下该地时，该地看起来好像曾一度人烟稠密，但三十年前闹瘟疫后就变荒凉了，很明显，劫后余生的人们将该地当成了埋葬死者的地方。"

---

① 托马斯·加斯科因：《加斯科因神学词典选》，詹姆斯·埃德温·索罗尔德·罗杰斯编，第 202 页。该书编者写道："他们（学生们）来自欧洲各地。这个数字看起来大得不可思议，但从其纳税情况上来看，牛津郡仅次于当时处于各行业最繁荣时期的诺福克郡。牛津郡很大程度上是英格兰最富有的郡。一大群学生都被瘟疫带走了。我找不到理由去怀疑牛津 14 世纪上半叶时人口特别多这种说法。"——原注
② 档案局：《财政大臣债务征收官备忘录档案》，爱德华三世 23 年，米伽勒节财季。——原注
③ 新学院是牛津大学的一所学院。——译者注
④ 怀克姆的威廉（1320—1404），曾任温彻斯特主教，创办了牛津大学新学院、温彻斯特学院。——译者注

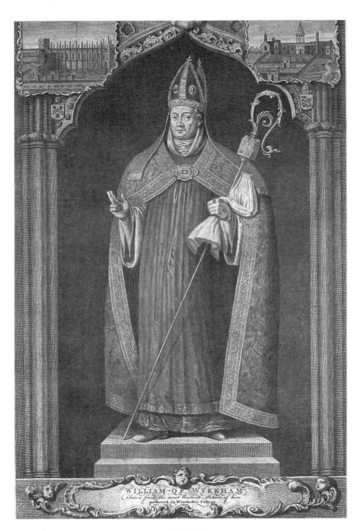

WILLIAM OF WYKEHAM

怀克姆的威廉

第 **8** 章

英格兰其他地区的疫情

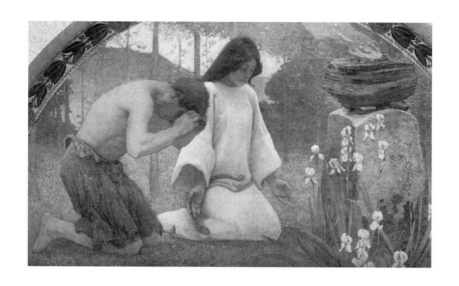

诺威奇主教区由诺福克郡和萨福克郡两个位于英格兰东部的郡组成。奥古斯塔斯·杰索普博士生动地叙述了诺威奇主教区的疫情[1]。他认真研究了该主教区的主教登记簿和各庄园的法庭卷档。在这里,我们简述他的研究发现。1349年夏,英格兰东部疫情最严重[2],各个阶层的圣职人员死亡数字惊人。瘟疫前五年,诺威奇主教区空缺圣职的平均数量是七十七。但1349年,就在短短的几个月时间里,八百个堂区失去了神父,八十三个堂区两次失去神父,十个堂区三次失去神父。到了年底,诺威奇三分之二的圣职空缺。

该地区有七个女修道院,其中五个女修道院院长死于瘟疫。至少有十二个男修道院院长死于瘟疫,其中包括霍姆的圣本笃修道院院长。至于这十九个男女修道院中有多少修士修女染病去世,就不得而知了。但要记住,当时,瘟疫一旦进入房子,便会导致多人死亡。通过研究那些有确切数据的地方,我们搞清楚了这一点。据此推测,东盎格利亚诸修道院的死亡人数是非常大的。赫弗灵兰德小修道院的院长、修士死得就

---

[1] 奥古斯塔斯·杰索普:《修士的来临》,第166页到261页。——原注

[2]

1349 年			
4 月	5 月	6 月	7 月
23	74	139	209

上表是 1349 年 4 个月的圣职空缺数量。——原注

剩一个人了。希克灵小修道院只有一人幸存。这两个修道院后来都没有恢复元气。诺威奇的圣玛丽学院，七名享圣俸的神父死了五名。据说，诺威奇的圣玛丽女修道院全院人都死了。奥古斯塔斯·杰索普博士估算，短短几个月内，该主教区有两千名圣职人员因瘟疫死亡。

从庄园法庭卷档中，我们也可以看出人员死亡多么严重。奥古斯塔斯·杰索普博士搜集了许多明显的例子，这里仅引述其中若干个。一个叫康纳德帕尔瓦的庄园原来有大约五十名佃农。据1349年3月31日的登记，两个月之内便有三名男性、六名女性死去。4月又有十五名男女死去，其中七人没有留下继承人。到了11月3日，又有三十六人被登记死亡，其中十三人没有任何亲戚留下。就这样，瘟疫期间康纳德帕尔瓦庄园消失了二十一户人家。当地神父死于9月①。

再举一个例子。截至1349年10月16日，亨斯坦顿庄园两个月内就死了六十三名男性和十五名女性。其中三十一人仅留下了妇女儿童为继承人，九人不知道继承人是谁。在这个小小的堂区内，在短短的八个月的时间里，庄园里就死了一百七十二人，其中七十四人没有留下男性继承人，十九人根本没有留下血亲②。

我们再举一个位于诺福克郡中部斯内特顿庄园的例子。这个例子记载在庄园法庭的卷档里。1349年7月25日庄园法庭开庭了。这天是圣雅各伯宗徒③庆日。这次法庭得了一个不祥的名字——瘟疫法庭。法庭提到，斯内特顿庄园死了三十九名佃农，许多没有留下继承人。其中专门提到一个佃农，该佃农租住了房屋，租种了十英亩土地，条件是在堂区教堂进行圣餐礼之前，保持三盏灯长明。这个佃农死了，只留下了一个十六岁的儿子，没有其他亲属。

① 奥古斯塔斯·杰索普：《修士的来临》，第200页。——原注
② 奥古斯塔斯·杰索普：《修士的来临》，第203页。——原注
③ 圣雅各伯宗徒是耶稣的十二门徒之一，后殉道而死。——译者注

诺威奇的圣玛丽学院

　　东盎格利亚地区大点儿的城市，比如诺威奇和雅茅斯，其灾情和农村地区一样严重。诺福克郡的历史学家估计，瘟疫前诺福克市人口是七万[1]。毫无疑问，这是英格兰最繁荣的城市之一。该地有六十处堂区教堂，七座修道院，郊区还有一些教堂。弗朗西斯·布洛姆菲尔德[2]根据诺福克市政厅的一份古老记录，统计出瘟疫导致五万七千三百七十四人死亡。虽然许多人认为这个数字不太可能，但没有人怀疑该城人口剧

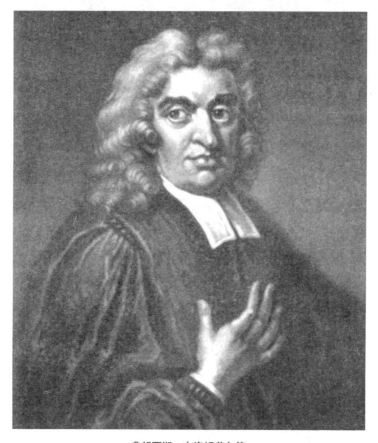

弗朗西斯·布洛姆菲尔德

[1]　弗朗西斯·布洛姆菲尔德：《诺福克郡郡志》（对开本），第 2 卷，第 681 页。——原注
[2]　弗朗西斯·布洛姆菲尔德（1705—1752），英格兰历史学家，主持了诺福克郡郡志的编写。——译者注

减的事实。到了 1368 年，该城有十个堂区消失，另有十四个堂区已经没有存在的价值。一位现代作者写道："在这些消失的堂区中，二十个堂区遗迹仍存。"①

14 世纪中叶，雅茅斯是一个非常繁华的港口。瘟疫暴发前两年，为了支援爱德华三世围攻加来，伦敦提供了二十五艘船和六百六十二名船员，而雅茅斯据说提供了四十三艘船和一千九百五十名水手②。伍斯特的威廉在其游记中高度评价雅茅斯一番后说："该城有七千人死于大瘟疫中。"③他的这个数字估计是根据埋葬在一个教堂墓地的人数得出的。因为 16 世纪初该城的自由民向亨利七世④请愿，请愿书声称该城昔日的繁华都因爱德华三世时期的瘟疫消失殆尽。他们说，爱德华三世在位的第 31 年——可能他们把年份搞错了——有七千零五十二人埋葬在了他们的教堂墓地。"因为该城大部分居处住所都无人居住，变得荒凉破败，毁烂腐朽，现在已成为公园和空地。"

确实，尽管雅茅斯的教堂在现在看起来很大，但在 1349 年瘟疫之前，相对于该城众多的人口来说⑤，教堂并不是很大。当时，人们准备大规模扩建教堂中殿。但受瘟疫的影响，扩建工程没有进行。原因是显而易见的，居民人数因瘟疫锐减，扩建本来就不小的教堂的计划自然搁浅了，但这并非孤例。只要看一下诺福克和萨福克等郡遍地都是的宏伟教堂，就可以得出结论，这些教堂之所以盖得这么大，是因为有非常多的人需要服务。

---

① 弗雷德里克·西博姆：《黑死病及其在英国历史上的地位》（见于《双周评论》1865 年 9 月 1 日）。——原注
② 托马斯·富勒：《英格兰名人传》，约翰·尼古拉编，第 2 卷，第 132 页。——原注
③ 伍斯特的威廉：《伍斯特的威廉游记》，詹姆斯·内史密斯编，第 344 页。——原注
④ 亨利七世（1457—1509），名亨利·都铎，1485 年到 1509 年在位。——译者注
⑤ 西博姆教授认为，1349 年前，雅茅斯大约有一万人。但这个数字看起来太小了，因为雅茅斯有两百二十艘船。——原注。

举一个例子，爱德华三世曾将邓尼奇镇的税收赐予伊利修道院，但1351年该镇居民请愿要求减免税收，因为他们没钱交给王室税官。爱德华三世顾及了他"与邓尼奇镇人的关系"。他说："该镇的居民原来都是渔民。然而，一方面因为致命瘟疫的肆虐，另一方面因为法兰西人至今仍在抓捕并杀害该镇居民，所以该镇一片荒凉。"[1]

穿过诺福克郡和萨福克郡，我们到了邻近的剑桥郡。剑桥郡属伊利主教区。瘟疫暴发时，伊利主教区的主教托马斯·德·莱尔并没有在该郡。1348年5月19日，托马斯·德·莱尔给其主教区的教士写信，将教皇宫室官[2]——阿尔勒大主教斯蒂芬的信转寄给他们。我们在前文已经提到该信。该信授权任何人都可以选择自己的告解对象，"因为现在世界到处瘟疫肆虐。各地现在是、将来也是瘟疫流行，人口普遍死亡"[3]。托马斯·德·莱尔安排了自己不在主教区时的管理事宜。但1349年4月9日，他从罗马写信过来，根据疫情又进行了其他安排。"瘟疫在主教区内蔓延迅速"，他"担心自己原来的司教总代理们可能会在瘟疫中死去"，所以决定增加司教总代理的数量。"鉴于人多不容易达成一致意见，他任命巴恩韦尔小修道院院长约翰全权负责处理空缺圣职。如果约翰去世或拒绝接受任命，则由法学博士瓦尔特·德·佩克汉姆全权负责。"接着，托马斯·德·莱尔又列了六个人。这种预先委任圣职的行为无疑表明，在托马斯·德·莱尔看来，任何人在瘟疫中活下来的机会都是渺茫的。任何一名司教总代理都可以处理其他事宜。"某司教总代理的去世会导致教务停止。瘟疫当前，这种事情非常可能"，这时，

---

[1] 档案局：《密函卷轴》，爱德华三世26年，文档5d。这种表述在次年另外两个场合重复出现。——原注

[2] 教皇宫室官是荣誉职位，多由大贵族家庭成员担任。教皇宫室官一般在庆典等场合服侍教皇，一年至少服侍一周。——译者注

[3] 大英博物馆：《科尔手稿》，第5824号，文档73。摘自莱尔主教登记簿。——原注

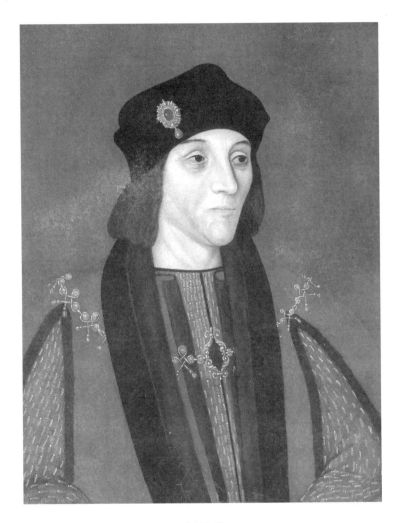

亨利七世

任何在任的司教总代理都可以行使职权，直到三位特别任命的司教总代理到任[1]。

托马斯·德·莱尔的预见并非没有必要。从 1349 年 4 月始，圣职空缺接踵而来。1349 年之前的三年里，主教登记簿所登记的圣职空缺数量是九个。1348 年，圣职空缺数量仅仅是七个。瘟疫流行的 1349 年，该主教区的代理主教就授予了九十七个空缺圣职，其中仅七个月就有二十五次授予[2]。巴恩韦尔小修道院院长在瘟疫初期就去世了。当时，他很可能还没有接到托马斯·德·莱尔要求他在圣职空缺时担任司教总代理的委托。

1349 年 6 月，伊利主教区大教堂附属小修道院瘟疫肆虐。6 月 23 日，该主教区负责法律事务的副主教、主教代表约翰·德科根据主教的委托，为该修道院任命了一位副院长；7 月 2 日，又为该修道院任命了一位账房和管事。7 月 9 日，"伊利修道院上任圣物保管员菲利普·达易灵去世，前面提到的管事也去世了。约翰·德科为这两个空缺圣职进行了授予。亚当·德·林斯泰德任圣物保管员，圣艾夫斯的约翰任管事"[3]。同时，大教堂的两个附属小教堂也出现了职位空缺。其中一个叫"格林附属小教堂"的职位在两个月内空缺了两次。

伊利主教区因瘟疫而死的教士的数量，可以通过空缺圣职的数量估

---

[1] 大英博物馆：《科尔手稿》，第 5824 号，文档 76。——原注

[2]

1349 年						
4 月	5 月	6 月	7 月	8 月	9 月	10 月
6	8	19	25	13	6	7

上表为 1349 年 4 月到 10 月圣职授予的数量。当时，伊利主教区享圣俸的圣职总数是一百四十二。——原注

[3] 大英博物馆：《科尔手稿》，第 5824 号，文档 76。据说，伊利主教区的另一位圣物保管员威斯比奇的约翰死于 1349 年 6 月 16 日，"在建造圣玛丽小教堂期间去世"。（参看大卫·詹姆斯·斯图尔特所著《伊利大教堂建造史》第 138 页和《英格兰大主教及主教传》第 1 卷第 652 页。）——原注

算出来。减去每年空缺圣职任命的平均数，我们可以得出，瘟疫时期有八十九名享圣俸的教士死亡[①]，这个数字是比较公允的。瘟疫时期不享圣俸的圣职人员与享圣俸的圣职人员的比例，大体与理查二世[②]在位第二年的时候相同。理查二世时的圣职人员补助档案显示，当时各教堂、修道院等共有一百四十名享圣俸的圣职人员，五百零八名不享圣俸的圣

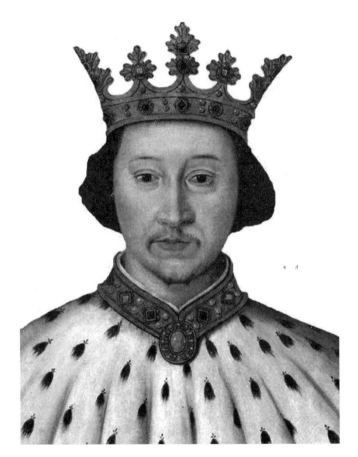

理查二世

①　詹姆斯・本瑟姆：《伊利主教区修道院及教堂的历史及古迹》，第 1 卷，第 161 页。该页
　　有如下注释：莱尔主教登记簿，文档 17 到 21。我把整个主教区的圣职人员数量做了记录。
　　此时的数量为一百四十五左右，其中九十二名是 1349 年任命的。——原注
②　理查二世（1367—1400），英格兰国王，1377 年到 1399 年在位。——译者注

职人员。毋庸置疑，伊利主教区至少有三百五十名不享圣俸的圣职人员死去。

　　剑桥大学城也未能幸免。1349年5月24日，圣墓教堂已经空空如也。4月底的时候，圣约翰医院的院长去世，一个叫罗伯特·德·斯普劳斯顿的人继任。不久，罗伯特·德·斯普劳斯顿死去，一个叫罗杰·德·布鲁姆的人于5月24日就职，但罗杰·德·布鲁姆也死了，另一个人取代了他的位置。

　　剑桥很可能也有公共墓坑。已故教授索罗尔德·罗杰斯写道："几年前在剑桥时，我为新的神学院奠基。我看见地上满是骷髅，摆放随便，毫无章法。我估计这是瘟疫时期剑桥的公共墓坑。"①

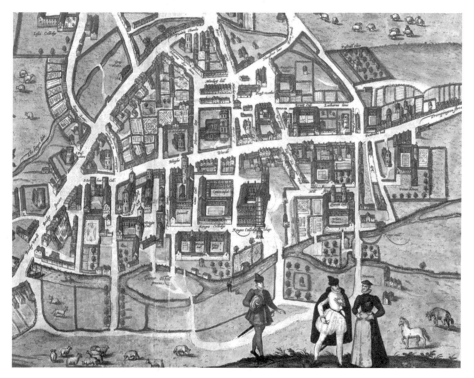

早期的剑桥

---

① 《六百年来的工作及工资》，第1卷，第223页。——原注

　　主教档案中存有一份奇怪的文件。我们通过文件可以看出一些堂区的灾情严重到了什么地步。文件提到，主教建议将剑桥的两个堂区合并。伊利主教区的男女修道院院长们都同意了主教的建议。这两个堂区分别是剑桥的万圣教堂堂区和圣吉尔斯教堂堂区，都在城堡附近。万圣教堂堂区的居民大部分都在瘟疫中死去，活下来的人都去其他堂区了。圣吉尔斯教堂堂区的教众也死于瘟疫，并且万圣教堂的中殿已经朽烂不堪，"死者遗骨暴露，任由野兽啃咬"。因此，主教建议两个堂区合并。两个堂区的修道院院长们都同意了。我们从中能一瞥可怕的瘟疫给剑桥大学城造成的毁灭性破坏①。

　　剑桥郡另一个例子的意义具有普遍性。这个例子来自剑桥郡某庄园1349 年的收支记录。庄园的地租收入大减，但这不足为奇，因为这里有五十块地，二十二处村舍。租地的人们要为庄园主服劳役、付租金。到复活节时，十三块地已经空无一人。到了五旬节，又有三十块地空无一人②。

　　堂区教众的大量死亡导致教士们陷入困境。1349 年 9 月 20 日，副主教致函万圣教堂③神父兼剑桥陪审团成员——约翰·利诺特。副主教写道："你经常抱怨自己教堂的收入主要由堂区教众提供，因为今年众所周知的大瘟疫导致堂区居民大量死亡，所以堂区居民提供的财物已经不能满足教堂的基本需求。现在你们求告无门，难以支撑。这些我们已经知悉。你谦卑地请求我们允许你能将两年的弥撒收入归入教堂，以供教堂支出。因为你在上帝的教堂的角色不适合去化缘，尤其是去募化必要的食物和衣着，所以我们允许你的请求。条件是一旦你们征收的租税

---

① 历史手稿委员会：《第六次报告》，第 299 页。《第六次报告》的日期是 1366 年 5 月 27 日，很可能讲述了 1361 年瘟疫造成的后果。——原注
② 档案局：兰开斯特公爵领地，司库账簿，第 288 捆，文档 471。——原注
③ 这个教堂若干年后被宣布已经荒芜。——原注

能满足基本需要，你们就要放弃年度弥撒的收入。"①同时，剑桥梅恩大街圣约翰教堂神父约翰·阿特·韦勒也提出了类似申请并获批准。

毗邻剑桥郡的亨廷顿郡构成了伦敦主教区的大部分。亨廷顿郡大约有九十五个享圣俸的圣职。通过这个数字，我们可以推断出该郡各类教士的死亡数量。

拉姆西修道院院长死于1349年6月10日。爱德华三世没有像往常一样在院长职位空缺时索要收益②，而是允许该修道院的修士支付一个相对较小的数额："鉴于该修道院在全国近期流行的致死瘟疫中受损严重，特准拉姆西修道院院长及修士向国王所交收益可略低于上次职位空缺期间所交收益。"③

《死后调查书》中有一条是关于亨廷顿郡科尔德科特庄园的。该庄园是肯特伯爵夫人玛格丽特的一部分财产。玛格丽特死于1349年的圣米迦勒节。庄园里许多房子已经朽烂，一文不值。法定租金原来为八英镑，现在仅为五十先令。一个原来连同土地每年租金两英镑的磨坊，现在仅值六先令八便士，"因为瘟疫，租价高不了"。最后，该庄园的法庭收入不得不从十三先令四便士降到三先令四便士，"因为这里缺少佃农"④。

下面我们关注一下亨廷顿郡西边的北安普顿郡。根据约翰·布里奇斯⑤所著《北安普顿郡史》中列出来的圣职空缺记录判断，瘟疫期间，

---

① 大英博物馆：《科尔手稿》，第5824号，文档81。——原注
② 12世纪到14世纪，英王宣称享有空缺圣职的监护权。在圣职空缺期间，英王获得该教会的收入。所以，英王经常想方设法推迟新圣职的任命，以榨取教会财富。——译者注
③ 档案局：《原始令状卷轴》，爱德华三世23年，文档6。司库账簿中有拉姆西庄园的一组记录，"因为瘟疫，许多习惯佃农的土地都回到了领主手中"。某地"二十二威尔格的土地"因为同样的原因也回到了领主手中。——原注
④ 档案局文秘署：土地收还官《死后调查书》，爱德华三世23年，文档88。——原注
⑤ 约翰·布里奇斯（1666—1724），英国地方志学者。——译者注

在该郡二百八十一个享圣俸的圣职中，1349 年有一百三十一个发生了变化，有十五个圣职发生了两次或三次变化。空缺圣职任命数量最多的月份是 8 月，有三十六次授予[①]。通过空缺圣职授予情况可以看出，北安普顿郡瘟疫最严重的时期在 1349 年 10 月。1349 年 11 月 1 日至少发生了两次空缺圣职授予。

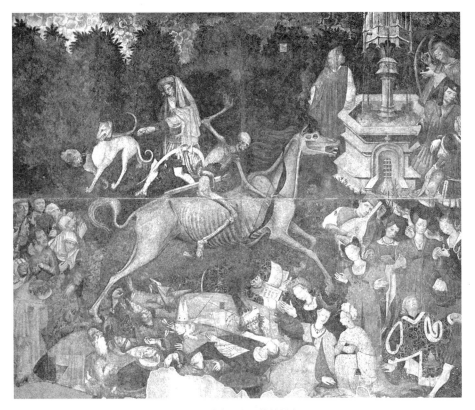

黑死病肆虐时期恐怖的景象

①

1349 年					
5 月	6 月	7 月	8 月	9 月	10 月
8	15	25	36	10	7

上表列出了 1349 年 5 月到 10 月北安普顿郡空缺圣职的授予数量。1349 年 5 月之前及 10 月之后共有三十四次空缺圣职授予。——原注

　　至于修道院，据说拉夫菲尔德修道院所有人都死了。院长威廉·德·斯凯尔顿因瘟疫而死。后来，人们宣布拉夫菲尔德修道院的收益不够维持其运转。德拉波雷女修道院院长凯瑟琳·尼维特染病身亡。沃思哈普女修道院院长埃玛·德·平奇贝克死亡。许多奥古斯丁会修女很可能也死了。主教命阿格尼丝·鲍斯接任院长，但沃思哈普女修道院的元气再也没有恢复。1354年，沃思哈普修道院根据其资助人托马斯·霍郎德的要求，与斯坦福德附近的圣米迦勒女修道院合并。许可令中写道："近来受瘟疫影响，沃思哈普女修道院收益微薄，所有修女因收入拮据而各奔东西，只剩一人。它竟因贫穷沦落到这种地步。"①

　　前文提到，肯特伯爵夫人玛格丽特1349年去世后，她的财产被调查了。调查报告提到她在北安普顿郡一处庄园的状况。和英格兰其他地方一样，该庄园也是一片荒凉，令人沮丧。原来能带来四十先令收益的牧场现在只能带来十先令的收益，原来能带来十八先令收益的牧场现在只能带来五先令的收益，唯一的原因是"大瘟疫"。"因为同样的原因"，原来以五十六先令出租的风磨和水磨现在仅以六先令八便士出租。

　　斯坦福德的修道院的状况令人悲伤。"因为同样的原因"，五个自由佃农和十八个习惯佃农每年上缴的收益仅是原来的三分之一。同样的一群修女原来能从十三个佃农那里收取十九先令八便士的租金，现在只能收取四先令。她们的佃农每年本应该上缴十三磅胡椒粉，每磅胡椒粉价值十二便士，但现在什么也没有了。另外，庄园贡金原来估计每年能有十二先令，现在却只有两先令。

　　第三个例子是布利斯沃思附近的一个庄园。该庄园两个磨坊现在租二十先令，而原来能租六十五先令。两卡勒凯特②土地仅有十五先令左

---

① 档案局：《公函卷轴》，爱德华三世28年，第1部分，文档16。——原注
② 英国旧时土地丈量及估税的单位，一卡勒凯特土地约为一百英亩，但常因土质不同而有所变动。——译者注

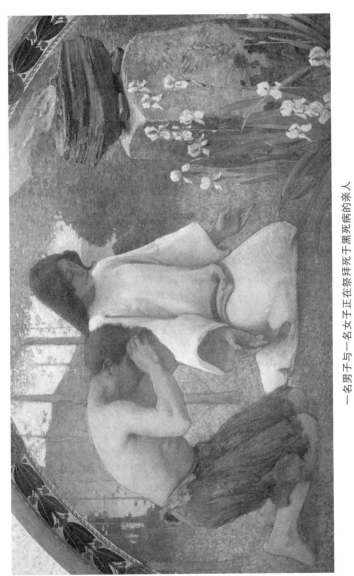

一名男子与一名女子正在祭拜死于黑死病的亲人

右的收益，"因为瘟疫肆虐，收益不会更多了"①。

关于北安普顿郡以北的小郡拉特兰，就没有什么可说的了。拉特兰郡是伦敦主教区的一部分，有大约五十七个享圣俸的圣职。我们从一份《死后调查书》中得知，当地一个九威格尔的庄园的租金被估算为零，"因为1349年复活节前所有的佃农都死了。陪审团还说，农奴和茅舍农今年没有工作"。在另一个庄园，原来以四十先令出租的一处带房子的园圃，现在仅能带来二十先令的收益。二百四十英亩可耕种的土地，现在只能以原来一半的租金租出去。一百八十英亩的草场原来每英亩值十八便士，现在每英亩只值十便士②。

北安普顿郡以东是莱斯特郡。莱斯特郡有莱斯特大教堂教士亨利·奈顿所写的地方志。他写道："令人痛苦的瘟疫从南安普顿郡登陆，然后到了布里斯托尔郡，人几乎死光了，好像都是突然死亡的，因为很少有人能在病床上挺过三天或两天甚至半天。接着，瘟疫沿着太阳的轨迹，席卷了各地。莱斯特郡小小的圣伦纳德堂区就有三百八十多人死亡。圣十字堂区四百多人死亡，圣玛格丽特堂区七百多人死亡。其实，每个堂区都有大量人员死亡。"

"伦敦主教向整个主教区所有神父授权，无论是修道院的神父还是教堂的神父，所有神父都有权聆听忏悔，都可以以主教权力全权赦免忏悔者的罪，除了忏悔者所欠的债务。就债务而言，如果忏悔者有清偿能力，他应该在活着的时候清偿债务，或者其他人至少可以在他死后以其财产清偿债务。教皇也以同样的方式授权赦免所有的罪，每个人在临死之际都可以得到一次赦免。教皇允许赦免持续到第二年复活节。在此期间，每个人都可以自主选择聆听自己忏悔的人。"

---

① 档案局：文秘署《死后调查书》，爱德华三世23年，88号。——原注
② 土地收还官《死后调查书》，系列1，文档201。——原注

"还是在这一年，整个王国的绵羊大量死亡。情况非常严重，一个草场有五千绵羊死亡，死后的绵羊恶臭无比，野兽和鸟都不愿意触碰。所有东西都非常便宜，因为害怕染病死亡，富人与贵人几乎无人照顾。一个人花半马克就能买一匹原来值四十先令的马，一大头肥阉牛卖四先令，一头母牛十二便士；肉牛六便士一头，肥点儿的阉羊四便士，绵羊三便士，羔羊两便士，大猪五便士，一英石^①羊毛九便士。牛羊四处游荡，漫步于田野，穿梭于长势喜人的待收割禾苗中，没人轰它们走，也没人把它们拉到一块儿。因为没有人照管，大批牛羊死在沟渠里、灌木林里。仆人和劳工大量缺乏，但没人知道如何是好。自布立吞^②国王沃提根^③以来，范围如此大、如此恐怖的死亡就没有发生。如比德^④在其《英吉利教会史》所言，'沃提根时期，活下来的人都不够埋死者的'。"

"第二年秋天，如果想找人收割庄稼，工钱是八便士并且管饭。低于这个价格就找不到人。于是，没有人来收割，许多庄稼死在地里。其实，瘟疫暴发这年，除了上面所描述的景象，各种庄稼都丰收了，但好像无人关心此事。"^⑤

此时，莱斯特郡圣职空缺的情况如何，确切的信息已经缺失，但有必要提一下。莱斯特郡享圣俸的圣职数量大约是二百五十。另外该郡还有十二个修道院和一些医护所。我们通过记录可知，1351 年时，克罗克斯顿修道院仍然"一片荒凉"，教堂和许多建筑都烧毁了，并且"因为瘟疫，修道院已经完全没有管理人员"，只剩下院长和副院长。修道

---

① 中世纪时，人们选一块适当的石头作为当地农产品的称重标准，因此各地标准不一。1389年，爱德华三世将一英石固定为十四磅。——译者注
② 布立吞人是凯尔特人的一支，曾受罗马人统治。5 世纪后，布立吞人长期抵抗来自欧洲大陆的盎格鲁人、撒克逊人，后退入不列颠西部山地，逐渐形成近代威尔士人。——译者注
③ 据说，沃提根是 5 世纪时期布立吞人国王。——译者注
④ 比德（约 672—735），英格兰学者、历史学家。——译者注
⑤ 罗杰·特怀斯登：《十家著早期英国史》，第 2699 栏。——原注

院院长病了。"瘟疫结束后，上文提到的副院长在1351年11月带领大家进行日常祈祷，引导新来的见习修士融入群体"①。

如果想稍稍了解一下瘟疫结束后奈顿农村地区的贫困，我们可以看看一份《死后调查书》中的相关记录。威廉·德·博特罗克斯的妻子伊莎贝拉死于1349年圣雅各伯庆日。她名下的庄园位于莱斯特郡一个叫萨丁顿的地方。《死后调查书》中记录，该庄园两卡勒凯特的土地"因为缺乏佃农"②，已经撂荒，无人开垦。

邻近的斯塔福德郡是考文垂和利奇菲尔德主教区的一部分。该郡有一百六十五个享圣俸的圣职。我们能以这个数字为基础来估算瘟疫中教士的死亡数量。该郡塔姆沃思附近的土地属彭布罗克伯爵所有。彭布罗克伯爵死后，继承人尚未成年，这些土地便以每年三十八英镑租了出去，这三十八英镑要支付给国王③。1351年，已经同意支付这笔款项的人申请减免一部分款项，因为"由于近期该地瘟疫横行，所租地块上的房屋受损严重，价值大不如前"。经调查核实后，该人当年的租金减少了八英镑④。

尽管我们对邻近威尔士的两个郡——赫里福德郡和什罗普郡——的相关信息知之甚少，但毫无疑问，瘟疫对它们的影响和英格兰其他郡一样严重。

赫里福德主教区——该主教区包括赫里福德郡和什罗普郡的一部分——在瘟疫前后三年空缺圣职的平均数是十三。1349年，特里莱克主教登记簿登记了不少于一百七十五次的圣职授予。1350年，有四十五

---

① 托马斯·赖默：《英王对外条约汇编》，第5卷，第729页。——原注

② 档案局：土地收还官《死后调查书》，爱德华三世23年，系列1，文档240。——原注

③ 按照当时的制度，如果继承人未成年，则土地全部由国王监护。地租除供养年幼的继承人外，其余归国王所有。——译者注

④ 《原始令状卷轴》，爱德华三世25年，文档2。——原注

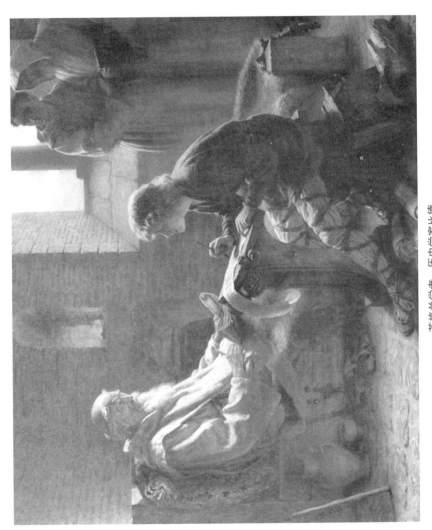

英格兰学者、历史学家比德

个空缺圣职被填补。这表明一些圣职很可能连续好几个月都处于空缺状态。这个时期的圣职授予记录上经常出现"空缺"字样，这就意味着圣职尚未被相关机构授予。该现象进一步坐实了上面的猜测。因此，赫里福德主教区大约有两百名享圣俸的教士死于瘟疫。参考一下空缺圣职的授予时间，我们可以发现，1349 年 5 月到 9 月，赫里福德主教区的疫情最严重①。

通过特里莱克主教登记簿中记录的一个事实，我们可以看出 1349 年大瘟疫对赫里福德郡的影响。1352 年，赫里福德主教区主教将离布罗姆亚德四英里远的大科灵顿堂区和小科灵顿堂区合并为一个堂区。这两个堂区向主教区的神父职位授予机构请愿，表达了要求合并的想法，并获得了支持。这两个堂区请愿时说："令人痛苦的瘟疫刚刚过去。席卷世界各地的瘟疫使我们两个堂区的人口大量减少。劳工及居民极其匮乏，土地颗粒无收，堂区一贫如洗。现在，这两个堂区的教众及收益无法供养一名神父。"② 大小科灵顿堂区合并后的教堂今日犹存，成为大瘟疫的纪念。即使是当地居民，显然也不记得当年有两个科灵顿了。

萨洛普的历史学家记录道："经历了 1349 年大瘟疫后的种种可怕景象，圣职人员——无论是修会圣职人员还是非修会圣职人员——的热忱尽得彰显。赫里福德主教区的登记簿非常荣幸地见证了非修会圣职人员的勤勉刻苦。"③ 该地的记录显示，1349 年前后十年中，空缺圣职的授予次数为年均一点五次，一共十五次。1349 年，明确显示因死亡而导

---

①

1349 年					
5 月	6 月	7 月	8 月	9 月	10 月
13	14	37	29	27	13

上表是 1349 年 5 月到 10 月赫里福德主教区空缺圣职授予的情况。——原注
② 特里莱克主教登记簿，文档 103。——原注
③ 休·欧文和约翰·布里克戴尔·布莱克韦：《什鲁斯伯里史》，第 1 卷，第 165 页。——原注

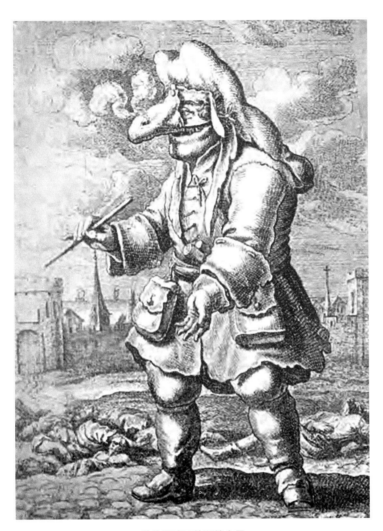

英格兰疫区的医护人员

致的空缺圣职数是二十九个。如果用这个数字来推测萨洛普的全部死亡数字，那么萨洛普的疫情应该相当严重。不过，一些其他空缺的圣职也被登记着，上面没有明确显示圣职空缺的原因，但非常可能的是，这些圣职也是因瘟疫而空缺的。

休·欧文[1]和约翰·布里克戴尔·布莱克韦[2]引用了一份瘟疫那年的《死后调查书》。通过这个调查书，我们可以看出瘟疫造成的普遍荒凉。该调查书是关于什罗普郡绅士布莱克米尔的约翰·勒斯特兰奇的财产的。记录显示，在他死后，陪审团发现他留下多处庄园及其他财产。其中，三个水磨"原来每年能有二十马克的收益，但现在只能有原来的一半，因为没人用水磨了，这都是瘟疫造成的"。瘟疫也造成其他收益降低，比如市场收费、法定租金等。

该调查书的记录接着写道，多丁顿庄园"有一块两卡勒凯特的地，原来每年有六十先令的收益。现在陪审团成员不知道该如何估价，因为这里的居民及佃农都死了，没人想租种"。水磨的收益从三十先令降到了六先令八便士，因为佃农们都死了。池塘一文不值了，鱼打捞后再没有投放新鱼苗[3]。

约翰·勒斯特兰奇死于 1349 年 8 月 20 日，对其财产的调查记录上提到了他的三个儿子，长子富尔克（已婚），次子汉弗莱，三子约翰十七岁。上面备注道，如果富尔克死去，则其弟弟汉弗莱为财产继承人。调查是在 8 月 30 日进行的，当时，约翰·勒斯特兰奇已经去世十天，而被确定为继承人的富尔克已经死两天了。显然，汉弗莱这时也死了，因为调查富尔克的财产时，其三弟约翰被确定为继承人。陪审团证实了

---

[1] 休·欧文（1761—1827），英国教士、地方志学者。——译者注

[2] 约翰·布里克戴尔·布莱克韦（1765—1826），英国律师、教士、地方志学者。——译者注

[3] 休·欧文和约翰·布里克戴尔·布莱克韦：《什鲁斯伯里史》，第 1 卷，第 165 页。该《死后调查书》见于档案局：文秘署《死后调查书》，爱德华三世 23 年，文档 78。——原注

他们的父亲死后的财产状况——原来一处庄园的法定租金是二十英镑，但现在只值四十先令。法庭收入从四十先令降到了五先令，"因为佃农都死了"。另外一个地处什罗普郡的小村庄原来的法定租金是四英镑，"因为同样的原因"，现在只有八先令[①]。

从沃什湾到迪伊河一线往北是切斯特、德比、诺丁汉和林肯四郡，从东到西横贯英格兰。现在简述一下这四个郡的疫情。其实，无论是主线还是细节，一个郡的疫情都能代表其他郡的疫情，这里无非就是把一些具体事件的记录保存一下罢了。

切斯特郡享圣俸的圣职数量大约是七十个。根据考文垂主教登记簿和利奇菲尔德主教登记簿的记录，从 1349 年 6 月到 9 月，切斯特执事

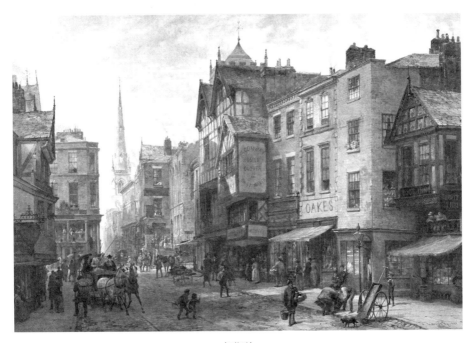

切斯特

①　档案局：文秘署《死后调查书》，爱德华三世 23 年，文档 79。——原注

长辖区有三十条空缺圣职授予记录。次数最多的月份是 9 月[1]。不享圣俸教士的死亡数量不包括在内。爱德华三世统治末期，仅在切斯特城内不享圣俸教士就至少有五十个或六十个。比如，迪伊河畔的圣约翰堂区有九个不享圣俸的堂区主持人和六个专任神父[2]。1349 年 8 月，切斯特的圣玛丽女修道院新任命了院长，诺顿小修道院也新任命了院长。

我们从这时期切斯特伯爵领地的司库账簿可以看出该郡因瘟疫而荒凉的状况。比如，弗罗德舍姆庄园的管事仅仅为全庄园上交了二十先令的收益。他说："这些收益来自庄园饲养的六十六头牲畜，没有更多的收益了，因为瘟疫肆虐，找不到佃农。"另外，他还提到所有东西的价格都降低了，磨坊和面包房都租不出去。关于租金的降低，我们可以参考一下内瑟顿镇的例子。瘟疫过去一年多了，"领主手里仍有"因瘟疫而落到他手里的十一座房子和一大片地。同样的情况在其他镇也很普遍。某镇的领主允许磨坊主少交一些租金，因为瘟疫后磨坊生意下降了许多[3]。

同样的事情也发生在巴克洛庄园。1350 年圣米迦勒节时，该庄园有二百一十五英亩的可耕种土地荒芜了，因为去年"发生了瘟疫，找不到佃农"。另外，那些 1349 年租种该庄园土地的人在圣米迦勒节前算账时放弃了他们所租种的土地。该庄园一处园圃的租金降至区区十二便士，因为现在没有人买园圃里出产的东西了。该庄园最大的一笔收益来自一个叫玛格利·德尔霍莱什的人。他上交了三先令六便士，这笔钱是"庄园中草地的租金，租用草地的佃农们都在瘟疫中死去了"。该庄园当年的收益总共减少了二十英镑九先令二点七五便士。许多租金交不

---

[1] 大英博物馆：《哈利手稿》，第 2071 号，文档 159 到 160。——原注
[2] 档案局：《圣职人员补助档案》，爱德华三世 51 年。——原注
[3] 档案局：女王债务征收官，司库账簿，第 801 捆，文档 14。——原注

上来，一是因为有三十四名佃农或多或少的欠款，他们交不上租金的原因是除庄稼之外一无所有；二是因为四十六名佃农因瘟疫死去了。

另外，该庄园还有一个现象需要我们注意。领主不情愿地减免了租金，因为有些公簿持有农威胁说，如果不减免租金，他们就离开了。这在卷档上有记录："根据领主的提议，切斯特的法官们裁定减少鲁德希思①佃农三分之一的租金，等情况变好后再恢复。受瘟疫的影响，如果不减免租金，这些佃农打算离开，把所租土地退回领主手中。他们租种的土地价值较大……值十英镑十三先令十一点七五便士。"②

切斯特郡往东就是德比郡。约翰·查尔斯·考克斯③在其作品《德比郡教堂札记》中对该郡空缺圣职授予情况进行了研究。这里可以照搬一下他的研究结果。有证据表明，1349 年 5 月瘟疫入侵了德比郡。当时，德比郡享圣俸圣职的数量是一百零八。瘟疫暴发前，德比郡的年均空缺圣职的授予数仅七次。其中，1346 年，空缺圣职任命数量仅六次，1347 年仅两次，1348 年仅八次。但瘟疫暴发的 1349 年，空缺圣职授予的记录不少于六十三次，并且"次年（直到这时，许多空缺圣职才被填补）的空缺圣职任命数量是四十一次"。七十七名享圣俸的教士死去，这个数字占享圣俸圣职总数的一半多。此外，还有二十二名神父辞去圣职。

"德比教堂的三个堂区代理主持人死了两个，另外一个辞职了。"圣彼得教堂附属圣玛利亚小教堂的神父死了。埃金顿的两个堂区主持人都死了。共同管理德利堂区的三个堂区主持人中，有两个死了，另外一个辞职。兰维支和马金顿两个堂区主持人主持的堂区，以及巴尔伯勒、博尔索弗、霍斯利、朗福德、山间萨顿和威灵顿几个代理主持人主持的

---

① 鲁德希思距诺斯威奇约四英里。——原注
② 档案局：女王债务征收官，司库账簿，第 801 捆，文档 4。——原注
③ 约翰·查尔斯·考克斯（1843—1919），英国教士、历史学家。——译者注

堂区因瘟疫两次空缺。彭特里奇的三个堂区代理主持人同一年接连死去。修道院中的修士也是灾祸连连。比奇夫修道院、戴尔修道院和德利修道院的院长，格雷斯利小修道院、德比的多明我会小修道院和皇家米德女修道院的院长都被瘟疫夺去了性命[1]。

约翰·查尔斯·考克斯注意到了德利修道院特许状登记簿前几页记事录中的讣告。

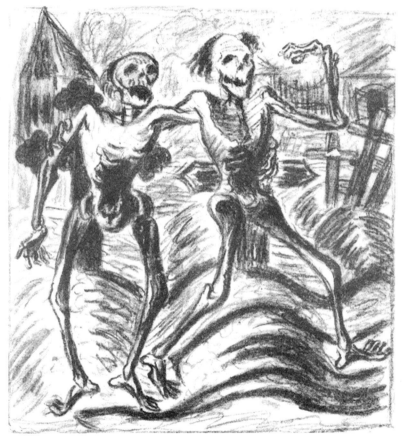

黑死病被妖魔化后的形象

---

[1] 约翰·查尔斯·考克斯：《德比郡教堂札记》，引言，第8页。——原注

"看一下讣告，读者就足以注意到 1349 年的死亡人数超乎平常。……我们看看疾病在威廉·德·韦克布里奇爵士家中肆虐的情况，就明白瘟疫的特点了。威廉·德·韦克布里奇家在周边算是最富有的，房子位于德比郡美丽的山脚下，不拥不挤，有益健康。三个月内，威廉·德·韦克布里奇爵士的父亲、妻子、三个兄弟、两个姐妹和一个妹夫都死了。威廉·德·韦克布里奇爵士因为这些亲属的去世，继承了韦克布里奇家族的财产，他放弃了军职，并把自己财产的一大部分献给了周边地区的教堂和修道院。大瘟疫使许多幸存者彻底看开，导致令人遗憾的肆意挥霍。"

距特伦特河畔的伯顿约四英里，有一个德雷克洛庄园。读一下该庄园的账务报告，我们就大致了解其他地区的情况了。账务报告开头就写明"瘟疫时佃农死亡，庄园荒芜。庄园出售草皮的收益受损"。租金大幅降低。"庄园的租税劳役都没有了，因为佃农们都在瘟疫中死了。"接着便是七十四个佃农的名单。这个收账期仅从他们那里收了十三先令九点七五便士。实际上，除了卖草得来的钱，整个庄园都没了收益。从前，庄园收割庄稼都是佃农出劳役，但今年必须雇佣劳工。雇佣劳工花费了二十二镑十八先令十便士。该账目"收入"一栏中，出现了死去佃农所留的牛和马的价值。这些亡故佃农的财物和牲口就归了庄园主[1]。

我们找到了诺丁汉郡享圣俸的圣职教士的死亡比例。与其他地方一样，这个比例达到了一半。在该郡一百二十六个享圣俸的圣职人员中，有六十五人死于瘟疫[2]。

诺丁汉郡往东是靠海的林肯郡。很早的时候，教皇克雷芒六世就为林肯市及林肯主教区的神父和教民赐予死前的特赦。"瘟疫已经在林肯

---

[1]　档案局：女王债务征收官，司库账簿，第 801 捆，文档 3。——原注
[2]　弗雷德里克·西博姆：《黑死病及其在英国历史上的地位》，见于 1865 年 9 月 1 日《双周评论》，第 150 页。——原注

主教区和林肯市发生，应神父和教民吁请，现予特赦。"① 林肯郡地域广阔，享圣俸的圣职人员众多。除了四十九个修道院，该郡享圣俸的圣职大约是七百个。我们据此可以估计一下林肯郡 1349 年教士死亡的数字。

林肯郡西多会劳斯帕克修道院的编年史中有一条关于瘟疫的简短记录。记录上说："无论是犹太人，还是基督徒，抑或穆斯林，瘟疫都一视同仁。无论是听忏悔的人还是忏悔者，瘟疫都统统带走。许多地方活下来的人不足原来的五分之一。瘟疫使整个世界陷入了恐慌，这么大的瘟疫见所未见、闻所未闻，历史上找不到类似的记录。即便是诺亚时期的那场大洪水，也没有死这么多人。劳斯帕克修道院许多修士都死了，死者中有修道院院长堂瓦尔特·德卢达，他死于 7 月 12 日。生前，他因科克灵顿庄园的事情而困扰。死后，他被葬在祭坛前，与亨利·瓦瓦苏爵士的墓为邻。根据上帝的教导和修道会的规矩，修士们当天选举理查德·德·林肯继任院长。"②

根据一份与林肯主教座堂教士团有关的文件，我们发现，瘟疫肆虐的时候，法院并不是每期都开庭。教士团监理和教士们抱怨道，尽管"自古以来"他们就从内文比的六十六英亩耕地和四英亩草地上获取六先令八点五便士的收益，但今年没有。他们被要求付给国王租税时，就提出了诉求。但爱德华三世在位的第二十三年，也就是 1349 年，法官并没有对此进行裁定，"因为他们都去主持民事诉讼了。瘟疫肆虐，民讼不已"③。

对林肯郡土地收还官账目的审计可以证明，困难确实存在。1351 年，赛尔·德·罗什福特治理拉特兰和林肯。他要求减免应该上交的二十英

---

① 梵蒂冈密档：教皇登记簿，克雷芒六世教谕。——原注
② 伦敦档案协会：《劳斯帕克修道院编年史》，第 38 到 39 页。——原注
③ 档案局：《密函卷轴》，爱德华三世 24 年，文档 7。——原注

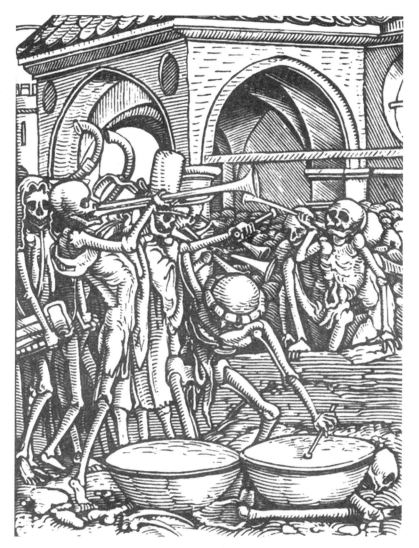

瘟疫肆虐

镑十八先令一便士税，理由是"受瘟疫的影响"，他什么也没有收上来[1]。三年后，他再次陈请，说自己交不了税，因为"1349年，许多佃农死于瘟疫。从此，佃农奇缺"。

赛尔·德·罗什福特还说，人们一贫如洗，所以没钱交给百户邑了[2]。

约克大主教朱什显然是最早注意到这场瘟疫——这场肆虐于南欧并慢慢向北传向英格兰的瘟疫——的严重危害的高级教士之一。1348年7月底之前，他就写信给自己约克的教会官员，命令他们祈祷。他写道："人生于世，便是斗争。那些在世界的苦难中斗争的人，因未来祸福不定而心生困扰。全能的上帝有时会让自己所爱的人受苦，因为人们在不确定中得到上帝给予的精神上的恩典，进而走向完美。众所周知，现在世界各地瘟疫肆虐，四处传染，这几日英格兰尤甚。这确实是因一些人的罪而产生的。这些人因富有而麻木，忘记了至上给予者带给我们的益处。"他接着说道，只有通过祈祷才能化险为夷，因此他命令所有的教区教堂每周三周五都要进行宗教游行和连祷。"所有的弥撒都要为这样的瘟疫和传染而专门祈祷。"[3]

从教皇对大主教请愿的回复判断，早在1349年2月，瘟疫便已到达约克郡。当然，更可能的是，大主教发出请愿，是因为他预计瘟疫早晚要到，最好能提前准备。并且从空缺圣职的任命情况来看，约克郡的疫情主要在1349年夏秋季节。教皇克雷芒六世给朱什大主教的信早在1349年3月23日便从阿维尼翁发出了，信中教皇将大主教提到的所有特许和特赦也都授予了其他主教。教皇信中说，这样做"以

---

① 档案局：《财政大臣债务征收官备忘录档案》，爱德华三世25年。——原注
② 档案局：《财政大臣债务征收官备忘录档案》，爱德华三世28年，圣三一节财季。——原注
③ 詹姆斯·雷恩：《英格兰北部主教登记簿文献汇编》（史料汇编），第395页。——原注

回应请愿，该请愿说致命的瘟疫正开始折磨约克郡及该郡诸城市及主教区"①。

　　此时，约克郡有四百七十个享圣俸的圣职，如果算上修道院及医护所享圣俸的圣职，大约五百五十个。1349 年，在西赖丁发生变化的一百四十一个享圣俸的圣职中，有九十六个空缺圣职登记的原因是死亡。东赖丁六十五名享圣俸的圣职人员死去，而幸存的享圣俸圣职人员

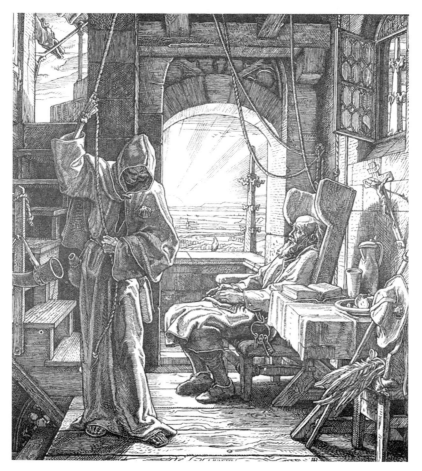

感染瘟疫死去的圣职人员

① 詹姆斯·雷恩：《英格兰北部主教登记簿文献汇编》（史料汇编），第 399 页。——原注

有六十一人①。在《南约克郡唐克斯特监理辖区的历史及地貌》②记载的五十六个圣职中，有三十个圣职发生了变化。因此，可以确定地得出结论，从约克郡印制的空缺圣职授予目录上判断，至少有一半教士因瘟疫死去。大教堂管理人员的死亡情况如此严重，以至不得不采取了防止教务停滞的措施。比如，1349年7月，"鉴于目前的瘟疫，若其他教堂神父缺席，特授权大教堂的神父、教廷的法庭法官和主教座堂教士团教士都可以行使任命教区神父之权及处理其他教务之权，如同其他大教堂神父在场一般，不受其他教规约束"③。

大主教也从教皇克雷芒六世那里获得了特许。一般情况下，根据教规，圣职只在四季斋期授予，但教皇特许大主教可以便宜行事。教皇在谕令中写道："如果神父缺乏，那么教众对上帝的崇拜就有减少之虞，而上帝对教众灵魂的治愈与统治就有被忽视之虞。特授权你年内可以额外举行四次圣职授予仪式。""鉴于目前肆虐于约克的疫情"，大主教担心"神父可能数量不足，难以抚慰并引导教众的灵魂"④。于是，大主教做了一个证明书的样本，供通过这项特许而担任圣职的人使用。大主教说，这样做是因为"近期我们教区瘟疫严重，大量神父染病而死，神父缺乏"。

毫无疑问，约克主教区的修道院也陷入了类似的境地。哲沃和里沃、韦尔百克和罗奇等修道院的院长，瑟加顿、谢尔福特、芒克布雷顿、马

---

① 弗雷德里克·西博姆：《黑死病及其在英国历史上的地位》，见于1865年9月1日的《双周评论》。——原注

② 约瑟夫·亨特：《南约克郡唐克斯特监理辖区的历史及地貌》，见于《约克主教区及约克郡》第1卷。下表列出了1349年7月到12月空缺圣职授予的数量：

1349 年					
7 月	8 月	9 月	10 月	11 月	12 月
2	3	7	7	3	4

③ 大英博物馆：《哈利手稿》，第6971号，文档110b。————原注

④ 詹姆斯·雷恩：《英格兰北部主教登记簿文献汇编》（史料汇编），第491页。——原注

顿、霍尔滕普赖斯和费利比等小修道院的院长都在瘟疫中去世，这只是去世的修道院院长中的一小部分。

约克郡莫科斯修道院的编年史中有一份特殊的记录。该记录说，莫科斯修道院有休院长"和四十二名修士及七名平信徒。休院长在掌院九年十一个月十一天后，死于 1349 年的大瘟疫。三十二名修士及平信徒也在瘟疫中死去"。

"和其他地方一样，瘟疫对修道院的打击是毁灭性的。1349 年 8 月，修道院院长、二十二名修士和六名平信徒都死了。院长和五名修士死于同一天，尚未入土，其他人便死了。等瘟疫结束后，全修道院五十名修士及平信徒仅剩下了十名修士，平信徒则都死光了。"

"自此以后，修道院的租金及财产慢慢减少，尤其是当不同地方的佃农死了，大修道院院长、小修道院院长、账房、司库及其他老人及官员死后，剩下的人对修道院的财物、地产、器具等不熟悉，所以修道院

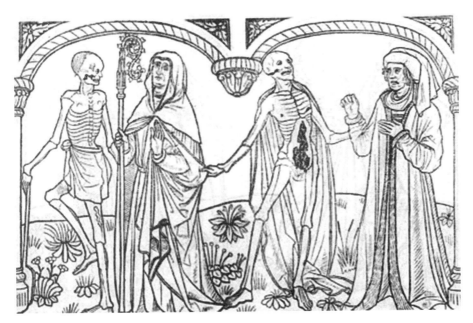

瘟疫在教堂圣职人员间流行

的租金及财产减少得更快了。修道院院长死于 1349 年 8 月 12 日。"①

有证据显示，莫科斯修道院所在的霍尔德内斯监理辖区人口大量死亡。执达吏和王室税官的更换频率惊人。遗嘱执行人的遗嘱被其执行人送到原来的官员那里，这种现象屡见不鲜②。同英格兰其他地方一样，人口大量死亡的证据来自《死后调查书》。比如，1349 年 7 月 28 日，某草场的主人死去了。据说，这片一百一十四英亩的草场年租金是十二便士，"今年的租金交不上去了，因为人口大量死亡，人口缺乏"。克利夫某庄园的习惯佃农和任意佃农③ 平时每年上交十英镑五先令的租金，但瘟疫这年仅上交了两先令④。

莫科斯修道院的编年史也记录了瘟疫给修道院带来的灾难性后果。1354 年，"因为莫科斯修道院情况糟糕"，所以将之移交给皇家委员会是很有必要的⑤。这个事实表明，莫科斯修道院受瘟疫重创后没有恢复。

约克郡土地收还官在 1349 年 10 月到 1350 年 10 月的账簿中记载，他根本无法收取四英镑十二先令两便士的收益，"因为过去能征税的土地和房屋现在什么也征不上来。在瘟疫期间，大部分人都死了。佃农短缺，没人愿意租上述的土地和房屋"。接着，账簿里列出一张表格，上面显示着那些无人居住的房子⑥。

可以再举一个唐克斯特监理辖区的例子。"威廉爵士的继承人约翰·菲茨威廉曾短期掌管家庭产业。他死于 1349 年大瘟疫中。我从一

---

① 《莫科斯修道院编年史》（史料汇编）：第 3 卷，第 37 页。——原注
② 参见司库账簿，约克主教区，霍尔德内斯监理辖区，爱德华三世 23 年到 25 年，第 355 捆。——原注
③ 任意佃农每年都可以退佃。——译者注
④ 档案局：文秘署《死后调查书》，爱德华三世 23 年，系列 1，文档 72。亦参见文档 88。——原注
⑤ 《公函卷轴》，爱德华三世 28 年，第 1 部分，文档 3。——原注
⑥ 档案局：《财政大臣债务征收官备忘录档案》，爱德华三世 25 年。——原注

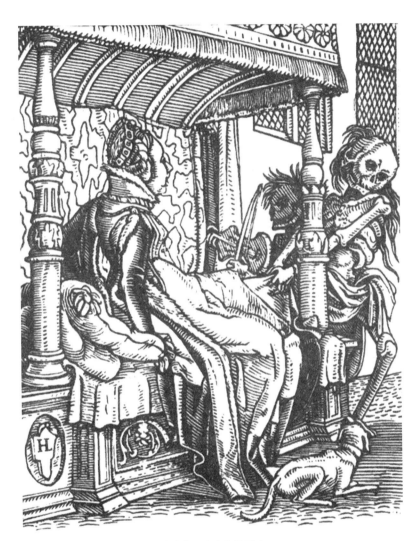

瘟疫将一名贵妇拖下床

份编年史中转引了一段，从中可以看出大众当时的感受——'那些日子里，葬礼无人哭送，婚礼没有宾朋，许多人为了逃避瘟疫而东奔西跑，但无论如何也躲不开染病而死的命运。'"

"在监理辖区的另一个地方，我们发现了一个人，他愿意将自己的财产分给幸存的孩子。《约翰·菲茨威廉手稿》是当时的一份备忘录，约翰·菲茨威廉死前将所有的财物，动产与不动产，分给了妻子琼夫人、儿子约翰和克罗斯比堂区负责神父阿莱恩，其财产总值是二百八十八英镑三先令八点五便士。"[1]

上述编年史的作者记录的另外一件事情则显示了瘟疫暴发时人们的生死未定之感，他们因看到周围人不断死去而产生这种感觉，所以我们不用惊讶。唐克斯特监理辖区伍姆韦尔的托马斯·阿洛特的遗嘱在1349年9月14日认证，表达了要埋葬在达菲尔德的意愿后，他接着说道："我留下的东西由在这场致命瘟疫中幸存的儿女继承。"[2]

1353年，爱德华三世"虑及赫尔河畔金斯顿镇因亨伯河泛滥而荒凉破败，虑及该镇大批人口在上次肆虐的瘟疫中丧生，虑及劫后余生的臣民处境凄惨，一贫如洗"，特许该镇居民可以用那些要求提升工资的劳工、佃农所交的罚款，来支付他们欠财政署的十五取一之税金[3]。

约克郡与爱尔兰海之间夹着地广人稀的兰开夏郡。实际上，兰开夏郡不需着多少笔墨。该郡享圣俸的圣职一共有六十五个，专任神父和无圣俸教士的数量一定要大大超过这个数字。爱德华三世末年，仅布莱克本监理辖区一地便有至少五十五个无圣俸的随军神父[4]。一份与兰开夏

---

① 约瑟夫·亨特：《南约克郡唐克斯特监理辖区的历史及地貌》，见于《约克主教区及约克郡》第1卷，第1页。——原注

② 约瑟夫·亨特：《南约克郡唐克斯特监理辖区的历史及地貌》，见于《约克主教区及约克郡》第2卷，第125页。——原注

③ 《公函卷轴》，爱德华三世27年，第1部分，文档18。——原注

④ 档案局：《圣职人员补助档案》。——原注

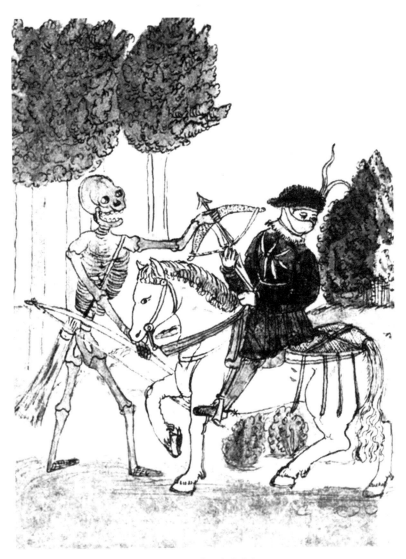

随军神父遭遇瘟疫袭击

郡及此次瘟疫相关的独特文件仍存在档案局。已故的索罗尔德·罗杰斯教授早就提到过这份文件。现在，该文件在《英国历史评论》上刊出了，讲述了瘟疫期间阿穆恩德尼斯监理辖区可能的死亡数字。不幸的是，我们应该想到这一点，大瘟疫非常严重，死亡忽至，人们接连死去，很快被投进公墓埋掉了，所以该死亡数字很明显只是一个大约的整数。但鉴于该文件是法律调查，并经陪审团审核，加之当时聆听相关证据的人对瘟疫记忆犹新，所以很难说这些数字仅仅是粗略的夸张。这些数字至少可以证明兰开夏郡的疫情非常严重。

我们讨论的这份文件是一份记录，其内容是阿穆恩德尼斯监理辖区监理（兼任里士满执事长辖区教务代办）因为在 1349 年瘟疫期间提供遗嘱证明、管理死前未留遗嘱的财产及其他事宜而索要应得的报酬。他好像已经收到了报酬。索要记录上列出了十个堂区，包括普雷斯顿、兰开斯特和加斯唐。这十个堂区估计有一万三千一百八十人死于 1349 年9 月 8 日和 1350 年 1 月 11 日之间。据说，普雷斯顿和兰开斯特有三千人死亡，加斯唐有两千人死亡。九个享圣俸的圣职空缺，三个享圣俸的圣职连续两次空缺。普雷斯顿的圣玛丽·玛格达莱妮小教堂连续七周无人照管。利瑟姆小修道院院长一职空缺。据说，利瑟姆村当时有八十人死亡[①]。

我们从公函卷轴可以看出，卡特梅尔小修道院也失去了院长，因为1349 年 9 月 20 日，国王的许可令状授权该院重新选举院长[②]。

兰开夏郡往北是威斯特摩兰郡，威斯特摩兰郡往北是坎伯兰郡，坎伯兰郡往北则是英格兰与苏格兰的边界了。威斯特摩兰郡大约有五十七个享圣俸的圣职，坎伯兰郡大约有八十五个。从这两个数字推断，瘟

---

① 《英国历史评论》，第 5 卷，第 525 页（1890 年 7 月）。——原注
② 《公函卷轴》，爱德华三世 23 世，第 3 部分，文档 25。——原注

疫期间威斯特摩兰郡和坎伯兰郡死去的享圣俸的圣职人员大约是
七十二人。

　　在瘟疫暴发前，坎伯兰郡的状况便令人叹息。这个时期的备忘卷档
有大量的证据显示，由于苏格兰人入侵，坎伯兰郡一片荒芜，杳无人烟。
瘟疫更使当地居民雪上加霜。为数不多的《死后调查书》所提供的信息
尽管匮乏，但仍能让人感觉到，该地佃农严重缺乏 ①。该郡已故副郡长
理查德·德·登顿账目所记录的信息更加精确。他解释道，税收很少。
其账目上显示，"受肆虐的瘟疫的影响"，直到 1354 年，"属于国王
的卡莱尔城堡庄园"大部分土地仍然荒芜，无人耕种。"磨坊、鱼塘、
草地、牧场等都租不出去，因为没有佃农愿意接手那些在瘟疫中死去的
人的土地。"

　　理查德·德·登顿提供了一份详细的说明。这份说明夹在卷档
里 ②，现在仍然可见。这里仅列举一下租金的减少情况。比如，庄园里

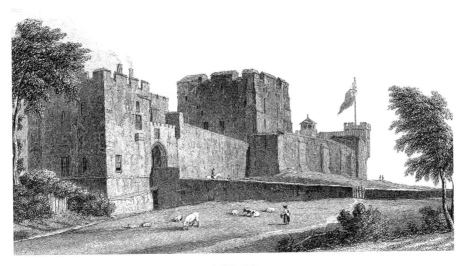

卡莱尔城堡

---

①　比如，土地收还官《死后调查书》，系列 1，文档 430。——原注
②　当时的文字都是写在羊皮上，卷档由一张张羊皮拼缝而成。——译者注

的房子、农舍和土地都要出租，从前它们能带来五英镑的租金，现在仅一英镑。"归国王所有的一个园圃现在的租金比往常少了十三先令四便士。"那些被招来裁定这些陈述的陪审团最后得出结论说，理查德·德·登顿所言属实。陪审团拿出一张佃农名单，说："理查德·德·登顿说名单上的佃农都死于瘟疫时，土地、房屋都因佃农缺乏而空置。"①

通过哈戈姆小修道院院长的例子可以看出，坎伯兰郡的人也经历着同样的困难。哈戈姆小修道院原本是个外国修道院，但因为英格兰与法兰西的战争②，现在归了国王。哈戈姆小修道院需每天向卡莱尔主教上交三便士的租金，然后耕种土地。但此时，哈戈姆小修道院根本收不出这点钱，并且因为生活物资的缺乏而生计无着③。

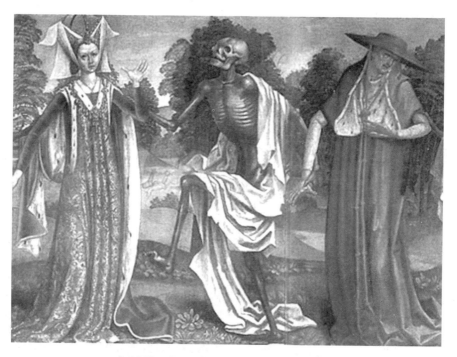

瘟疫抓住一位圣职人员的手，接着去抓一位贵妇

① 档案局：《财政大臣债务征收官备忘录档案》，爱德华三世 28 年，文档 9。——原注
② 即百年战争。——译者注
③ 档案局：《密函卷轴》，爱德华三世 25 年，文档 16。——原注

1352 年，爱德华三世大幅减免了卡莱尔市的税收，因为"该市近来因瘟疫而人烟稀少，萧条之状甚于往常"。

现在，我们讲述英格兰最后两个郡——达勒姆郡和诺森伯兰郡——的疫情。两个郡都遭受了瘟疫，没有例外。达勒姆郡大约有九十三个享圣俸的圣职，诺森伯兰郡大约有七十二个享圣俸的圣职。通过这两个数字，我们可以推测死于瘟疫的享圣俸的圣职人员的数量。

只要看一下这个时期的《达勒姆诉讼记录》，就可以一瞥英格兰北方诸郡的情况。哈尔莫特法庭与庄园法庭类似，该法庭由主教认证，由达勒姆伯爵领地所任命的委员构成，受理放弃公簿持有地、贡金、争讼等方面的案子，同时办理财产方面的案子。1349 年 7 月 14 日，霍顿举行的一次哈尔莫特法庭留下了这样的记录："没人愿意为任何土地支付租金，因为害怕瘟疫，这些地块都交还到了领主手中。因此，所有人都违约了，直到上帝能提供解决的办法。"一个法庭记录道："因为瘟疫，所有人都拒绝交租金。"另一个法庭记录道："因为贫穷和瘟疫，没有其他收入了。"并且佃农"不愿意以其他任何方式租地，因为他即使在瘟疫中幸存，也会拒绝支付租金"。类似的例子比比皆是，其中一个例子写道："在可怕的瘟疫到来之前，有人领着全家逃离了。"①

诺森伯兰郡的人们陷入了绝境。到 1353 年，二十五个堂区欠国王的六百多英镑税收被允许延期几个月，因为几乎再也压榨不出钱来了②。

泰恩河畔的纽卡斯尔也发生了同样的事情。国王谕令中写道："纽卡斯尔人抱怨连连。昔日该地的什一税、十五取一税大多由商人及富人承担。但因近来瘟疫暴发，商人及富人多染病而死。劫余之人虽以商业

---

① 档案局：《达勒姆诉讼记录》，第 2 号文书，文档 2b 等。——原注
② 《密函卷轴》：爱德华三世 27 年，文档 10d。——原注

为生，但受瘟疫和战争的影响，纽卡斯尔人一贫如洗，衣食无着。"① 因此，他们交不起税金。

1350 年春，纽卡斯尔以北的阿尼克可能暴发了瘟疫。当地修道院的编年史记载："1350 年春，阿尼克修道院院长约翰在瘟疫中死去。"② 当时的两个作者说，苏格兰人将瘟疫带过边界传到了自己的国家。亨利·奈顿写道："听说英格兰流行的恐怖瘟疫后，苏格兰人认为这是上帝对英格兰的审判。他们嘲笑敌人，并且诅咒道'让英格兰人死光吧'。苏格兰人觉得上帝的审判摧毁了英格兰，便聚集在塞尔柯克的森林里，伺机进犯。但可怕的瘟疫也走向了苏格兰人。不期而至的残酷死亡让苏格兰人四散奔逃。没过多久，大约五千人就死了。"③

一本编年史的补编——很可能是泰恩茅斯修道院的修士在瘟疫时期写的——记录了瘟疫肆虐的情形。本书关于英格兰瘟疫过程的叙述，以此作结，比较恰当，尽管这本编年史讲述了相同的故事，读来好像是欧洲博斯普鲁斯海峡及地中海诸岛悲鸣的回音。编年史作者写道："1348 年 8 月，英格兰暴发了致命的瘟疫。该瘟疫三年前始于印度，接着席卷亚洲、非洲，直达欧洲。希腊、意大利、普罗旺斯、勃艮第、西班牙、阿基坦、爱尔兰、法兰西的人口大量死亡。瘟疫最终到达了英格兰和威尔士，大批市民、农民及贫苦人士死去，但王公贵族幸免得稍多。"

"瘟疫如此严重，许多村镇杳无人烟，不少城市的街区空无一人。在祝圣新墓地之前，教堂的墓地及公墓都不够埋葬死者了。城外的新墓地是供主教及民众使用的。瘟疫的传染性极强，一人染病，全家几无幸免。因此，许多人逃离家乡以求平安，但多数逃出去的人也没有避免染

---

① 《密函卷轴》，爱德华三世 24 年，第 2 部分，文档 5。——原注
② 大英博物馆：《科顿手稿》，维特里乌斯部分，E.xiv 分部，文档 256。——原注
③ 查尔斯·克赖顿在《英国瘟疫史》一书第 119 页谈及苏格兰时说道："一定是冬日的寒冷阻止了瘟疫在苏格兰传播，因为苏格兰瘟疫最严重的时候是 1350 年。"——原注

泰恩河畔的纽卡斯尔

病而死的命运，尽管只是多活了几天。那些听病人忏悔的神父在聆听忏悔时染上可怕的瘟疫，有时甚至死得比忏悔者还早。在许多地方，父母拒绝与子女交往，丈夫不敢理睬妻子。"①

---

① 大英博物馆：《科顿手稿》，维特里乌斯部分，A.xx 分部，文档 56。——原注

第 9 章

英格兰一片荒凉

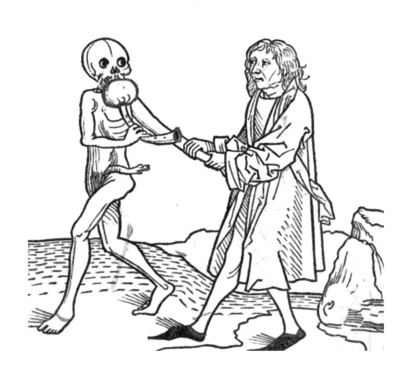

前几章叙述了瘟疫从英格兰南部传播到英格兰北部的过程，现在有必要使用一些统计数据评估瘟疫造成的直接影响了。

索尔兹伯里主教区由多塞特郡、威尔特郡和伯克郡组成。1348 年 3 月 25 日到 1349 年 3 月 25 日，该主教区主教共授予了两百零二次圣职。但从 1349 年 3 月 25 日到 1350 年 3 月 25 日，该主教区主教却授予了两百四十三次圣职[1]。可以肯定地说，在这四百四十五次圣职授予中，三分之二的圣职授予是瘟疫导致的。大体来说，由这三个郡所组成的主教区至少有三百名享圣俸的教士死于瘟疫。

我们可以先看看多塞特郡的情况。在约翰·哈钦斯所写的多塞特郡历史中，索尔兹伯里主教登记簿显示的圣职数是二百一十一。瘟疫期间，这些圣职中有九十个发生过变化。因此，大约一半的圣职有空缺记录，不少圣职发生过两次或三次空缺。多塞特郡的空缺圣职授予数量是一百一十。至于那些不享薪俸的圣职，无论是修会圣职人员还是非修会圣职人员，与享受薪俸圣职人员的比例，下章再讨论。我们仅从多塞特郡的情况便可看出，一般所认为的比例实在太低了。

---

① 大英博物馆：《哈利手稿》，第 6979 号，文档 64。——原注

　　至于瘟疫对修道院的影响，我们能获得一些相关信息实属偶然。当时所有信息的来源，无论是英格兰还是其他地方，都不约而同地认为瘟疫的危害非常严重。在人口密集的地方，瘟疫传播尤快。瘟疫一旦进入某个房子，常导致多人死亡。因此，1348 年 11 月初，阿伯茨伯里大修道院院长死了。1348 年圣诞节前后，舍伯恩大修道院院长约翰·德亨顿也死了。两个修道院的许多教友很可能也因瘟疫而死。

　　瘟疫暴发前三年和结束后三年，威尔特郡圣职授予的平均数是二十六次。然而，1348 年，圣职授予了七十三次，1349 年授予了不少于一百零三次①。这两年授予的一百七十六个空缺圣职中，仅有大约五十二个圣职是正常授予，其余大约一百二十五个享薪俸的圣职人员因瘟疫而死。

　　《公函卷轴》里凑巧存有关于威尔特郡某修道院的一些信息。奥古斯丁会的埃德罗斯小修道院，亦称艾维彻奇小修道院，其院长死于 1349 年 2 月 2 日②。2 月 25 日，爱德华三世获悉，除一人外，该小修道院的人都得瘟疫而死。1349 年 3 月 16 日，爱德华三世在谕令中写道："朕了解到，因索尔兹伯里主教罗伯特辞世，你们不能按惯例选举该主教区埃德罗斯小修道院的院长。你们小修道院的院长死于瘟疫后，十三名修士也死了，现在只有修士詹姆斯·德·格伦德瓦尔还活着。现在朕任命詹姆斯·德·格伦德瓦尔担任小修道院财产看守。索尔兹伯里主教罗伯特生前曾说詹姆斯·德·格伦德瓦尔可堪大任。"③

　　威尔特郡的《死后调查书》展示了该郡瘟疫过后的情形。比如，亨利·休斯爵士死于 1349 年 6 月 21 日。他在威尔特郡有一点产业。邻近人员组成的陪审团经宣誓后裁定，亨利·休斯爵士的三百英亩草地"一

---

①　T. 菲利普斯：《威尔特郡圣职任命文献》。——原注
②　《原始令状卷轴》，爱德华三世 23 年，文档 37。——原注
③　《公函卷轴》，爱德华三世 23 年，第 1 部分，文档 20。——原注

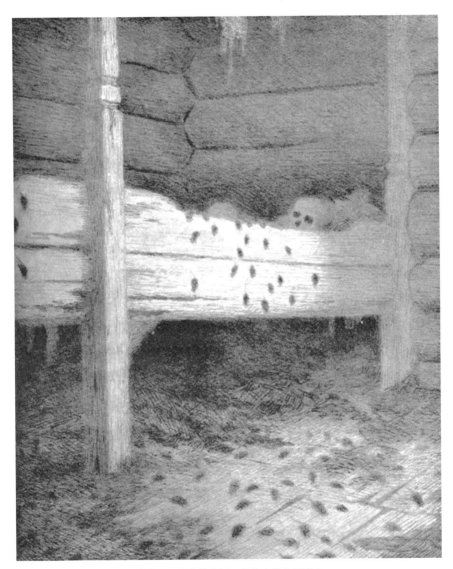

瘟疫进入农户的房子，很多老鼠跑了出来

文不值了，因为所有的佃农都死了"①。什罗普郡的约翰·莱斯特兰奇拥有威尔特郡布劳顿庄园一半的所有权。他死于 1349 年 7 月 20 日，对其财产的调查 8 月 30 日进行。调查结果称，仅从一名佃农手中收取了七先令的租金，"今年再也没有其他收益了，因为其他佃农、农奴都死了。他们的地都回到了领主手中"②。

卡莱斯顿庄园的情况也别无二致。庄园主亨利·德·威灵顿死于 1349 年 5 月 23 日。据说，卡莱斯顿庄园的水磨已经毁坏，一文不值了。六个农奴有两人已经死去，所租土地退了回去。卡莱斯顿庄园有十个茅舍农，每个人上交十二便士的租金。其中，四个茅舍农全家都死了③。

威尔特郡其他地方的林地都不值钱了，"因为瘟疫中死人甚多，买家缺乏"④。佃农们过去每年能付四英镑，现在只能掏六先令。自由佃

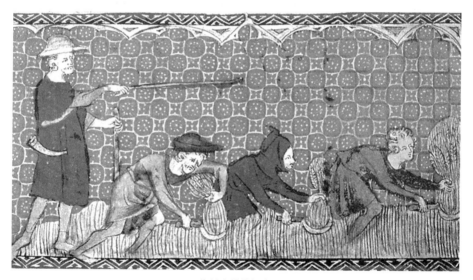

收割庄稼的佃农

---

① 档案局：文秘署《死后调查书》，爱德华三世 23 年，文档 77。——原注
② 档案局：文秘署《死后调查书》，爱德华三世 23 年，文档 78。——原注
③ 档案局：文秘署《死后调查书》，爱德华三世 23 年，文档 74。——原注
④ 档案局：文秘署《死后调查书》，爱德华三世 23 年，文档 87。——原注

农快死光了，现在只剩下三个①。某庄园一百四十英亩土地和十二座村舍，原来都由农奴承租，现在都回到了领主手中，因为"农奴都死了"。离索尔兹伯里七英里的东格林斯特德也是这种情况。斯蒂芬·德·通布比的妻子玛丽1349年8月死后，其庄园仅剩下三名佃农。"没有其他人了，约翰·瓦德布鲁克和瓦尔特·瓦德布鲁克、斯蒂芬·格德、托马斯·格德和约翰·格德、理查德·勒弗里尔、拉尔夫·博迪和制革工托马斯等农奴"本来租着房屋和土地，现在他们都死了，于是房屋和土地都回到了领主手中。另外，庄园里的威廉·勒哈纳克、约翰·蓬佩、埃德蒙·萨勒曼、约翰·韦尔米特和约翰·耶德都被瘟疫夺去了生命。

这样的例子能帮助读者理解瘟疫造成的大量死亡，读者也能稍稍感知一下全国各地因人口突然减少而产生的困难和变化。

接下来看看萨默塞特郡。巴斯和韦尔斯主教区主教登记簿的空缺圣职授予情况显示，早在1348年11月，瘟疫便在该郡出现了。1348年11月前，该郡就任圣职的平均次数不超过三次，11月九次，12月三十二次。1349年，该主教区主教授予的空缺圣职数量是两百三十二，而平常年份的平均次数是三十五。在该主教区1348年和1349两年所授予的两百九十七个空缺圣职中，可以非常确定的说，有两百二十七个空缺圣职是肆虐英格兰的瘟疫导致的。

我们一定要记住，每个神父的死亡意味着许多教众的死亡。所以，我们如果没有其他信息来源的话，就可以通过神父死亡的情况来了解俗人死亡的情况。我们只能相信，在瘟疫中俗人和神父死亡都惨重。如果当时（按某作者所言）神父与俗人的比例为一比五十，尽管这个估算可能远远高于当时圣职人士与俗人的比例，但读者还是能非常容易地知道1349年上半年萨默塞特郡的死亡情况有多么严重。

---

① 土地收还官《死后调查书》，系列1，文档95。——原注

　　然而，通过一两个例子我们也能稍微了解一下萨默塞特郡当时的实际情况。该郡每个庄园都会定期开庄园法庭。每次开庭，庄园的佃农们会聚在一起。宣过誓的陪审团会处理与庄园佃农有关的事宜。从属于庄园领主的土地持有者会出庭，然后以故去佃农合法继承人的身份索求他们的房屋和土地。每个新持有土地的人都要交纳租地继承税。其间，治安事件、违反当地习俗的行为、佃农之间的争讼等，都会由庄园的官员进行处理。这些法庭的记录称为"法庭卷档"。法庭卷档能提供一些有关庄园佃农死亡情况的信息。法庭卷档和空缺圣职授予的文档有一点是相同的。空缺圣职授予的档案仅登记了享圣俸的圣职人员的情况，没有登记数量众多的无圣俸的圣职人员的情况。同样，法庭卷档仅登记了某土地实际持有者的信息，没有登记该持有者家庭成员的信息，也没有登记其他人员，比如劳工、仆人等非庄园佃农的信息。

　　不幸的是，这个时期的法庭卷档大多散失，要么丢了，要么因为瘟疫后国家一片混乱，庄园法庭不能正常进行，因而没有相关档案。尽管如此，这些记录足以显示出整个国家都发生了什么。奥古斯塔斯·杰索普博士使用诺福克郡的法庭卷档，向读者生动地描绘了瘟疫给东盎格利亚造成的破坏。这里列举一些英格兰西部庄园的法庭卷档，读者可以了解一下瘟疫带来的灾难。

　　多塞特郡吉灵厄姆皇家庄园的记录显示，"1348 年圣路济亚纪念日之后的星期三（12 月 13 日）"，一次庄园法庭举行了。此次法庭收取了因二十八名佃农死亡而产生的租地继承税。庄园法庭平时也就收几先令的租地继承税，但这次竟然收了二十八英镑十五先令八便士。另外，此次开庭时，庄园管家提到，他手中有大约三十名佃农的土地，这些佃农没有留下继承人来接手他们租种的土地。尽管许多没有继承人接受的土地都没有租地继承税上交，但此次开庭及后来诸次开庭，所收租地继承税数量较往日多得离奇。1349 年初的另一次开庭的记录显示，该庄园有二十二名佃农死去。1349 年 5 月 6 日，庄园法庭的两大张羊皮纸上登记着死去佃农的名单。仅多塞特郡某十户联保区就登记着四十五个人的死亡，邻近的博尔顿某十户联保区登记着十七个人的死亡①。

另一个例子出自威尔特郡某庄园的记录，该记录很可能见于该郡的疫情记录。1349 年 6 月 11 日，斯托克顿开了庄园法庭。该地距沃明斯特约七英里，因而离萨默塞特郡很近。通过记录可以明显看出，该庄园非常小。羊皮纸记录中写道，自去年圣玛尔定节（1348 年 11 月 11 日）开始，该庄园就没有举行过庄园法庭。根据卷档的记录，该庄园为数不多的佃农中有十四名已经死亡。当然，佃农家中有多少人因瘟疫而死并没有显示，但好像多数佃农死后都没有留下继承人②。

第三个例子出自切佐伊庄园的法庭卷档。如前文所述，瘟疫在 1348 年 11 月 21 日之前就出现在布里奇沃特。因此，这个离布里奇沃特仅三英里的庄园的法庭卷档，能向我们展示当时佃农的死亡情况。事实上，看一眼 1348 年 11 月 25 日圣凯瑟琳节的羊皮纸记录，我们就能知道瘟疫出现于 1348 年 9 月 29 日到 1348 年 11 月 25 日之间。11 月 25 日的记录显示，庄园有几名佃农死了，有三四块面积非常大的地回到了领主手里，这些佃农没有留下继承人。有一个叫威廉·哈蒙德的人在一个叫勒斯拉博的地方租了一座水磨，并在水磨里工作。他因瘟疫而死。记录显示，自他死后到法庭开庭，水磨一直都无人使用，因为威廉·哈蒙德没有留下人来接替自己的职位。

但这仅仅是个开头。1349 年 1 月 8 日，也就是主显节后的星期四，庄园法庭再次开庭。我们可以想象到，萨默塞特郡布里奇沃特周围低地地区的村民们经历了一个多么糟糕的圣诞节啊！这里遭遇了洪水，并且

---

① 感谢吉灵厄姆庄园管家 R. 弗里姆先生惠允使用该庄园的记录。——原注
② 大英博物馆：《补充手稿》，文档 24335。——原注

连续几个月雨不停歇。法庭卷档至少又标记了二十名佃农死亡，并且给出了他们确切的死亡日期。非常明显，1348 年 12 月底前后瘟疫夺去了许多人的生命。

1348 年底到 1349 年 3 月 23 日，切佐伊庄园疫情最严重。1349 年"圣本尼迪克节之后的星期一"，该庄园召开了庄园法庭，法庭记录用两张长长的羊皮写就，正反两面密密麻麻写满了字。五六十个新租土地及房屋的佃农支付了租金，原来租这些土地及房屋的人或死或走了。谁能说清楚一个房子里多少人死亡呢？只有一件事情是非常清楚的，萨默塞特的这个小村庄许多房子空荡荡的，没有人居住。许多房子都由新佃农接

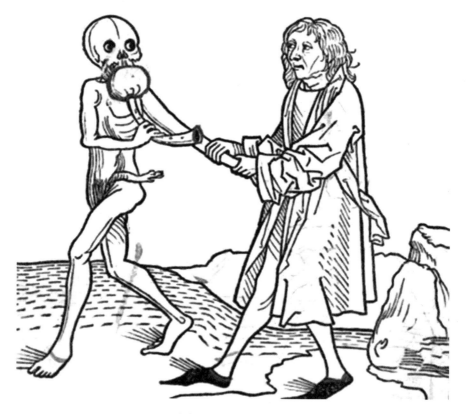

瘟疫正在夺走男人的生命

手了，新老房主之间什么关系也没有。许多人成了儿童的监护人。这些儿童因被瘟疫夺去了近亲而孤身一人。比如，在这次庄园法庭上，一个叫约翰·克朗的，接手了他父亲租的土地及房子。他父亲因瘟疫死去了。约翰·克朗答应了法庭的另外一个要求。法庭要求他负责照顾尼古拉·阿特·斯洛博的儿子威廉，因为尼古拉·阿特·斯洛博死于瘟疫，而威廉的其他近亲也都在瘟疫中死去了。

1349 年 3 月 23 日举行的庄园法庭还处理了其他案件。这些案件都因涉案双方或一方死亡而解决。比如 1349 年 1 月，三个佃农——威廉、约翰和罗杰·里奇曼——状告一个叫约翰·拉格的人，要他归还几头牛，法庭受理了此案。3 月，庄园法庭开庭继续审理此案，但原告一个也没有出现，法庭调查后才知道三名原告都感染瘟疫死了。

保存这些庭审细节的原始文件也有自己的故事。上述两张羊皮纸上长长的记录并非由一人写就。该法庭处理的繁重案子还没有记录完，书记员就换人了。原来一直为该庄园法庭做记录的书记员不再记录了。他发生了什么事？他也死去了吗？当然，一切都无法确定了，但为什么这时切佐伊庄园的庄园法庭记录由其他人来做了？其原因不难推测[①]。

萨默塞特郡的两个加尔都西会小修道院——欣顿小修道院和威特姆小修道院——的例子，也可以让我们了解一下英格兰因瘟疫而产生的荒凉状态。爱德华三世使用权力，想方设法让瘟疫中幸存的佃农留在原来的庄园，而不是放弃自己原来租用的土地去其他地方过活，从而提升生活水平。他不仅对那些想借助市场优势提升工资的佃农及劳工处以罚款，还对敢于雇佣这些佃农及劳工的庄园主施以类似的处罚。但非常明显，对那些佃农及劳工部分死去或死光的庄园主来说，这样的法规难行

---

① 　大英博物馆：《补充手稿》，文档 15。死亡名单中的理查德·哈蒙德专任神父很可能是法庭的书记员。他有一个磨坊和六英亩土地。——原注

得通。正因为庄园主的困境，瘟疫结束后的 1354 年，威特姆小修道院的加尔都西会修士向国王请愿，要求该法规从宽。爱德华三世在谕令中写道："我至爱的基督徒，萨默塞特郡威特姆加尔都西会小修道院院长及诸教友，一方面因为小修道院及所属土地都处于塞尔伍德林中，远离郡中诸镇，林外无一厘一毫地产，另一方面因该修道院的仆从及佃农大都死于瘟疫，所以院长及诸教友的生活无以为继。近日，朕及议会新颁法令，禁止受雇佃农擅离各自村庄及堂区。于是，该小修道院劳工、佃农匮乏，大批土地荒芜，无人耕种。庄园的谷物虽然丰收了，但因缺乏收割者而腐烂在地里。小修道院生计无着，困顿不堪。因此，院长及教友吁请上述法令暂缓施行。"鉴于威特姆小修道院的情形，爱德华三世批准其未来可以以高于法定数额的合理价格雇佣劳工、佃农，条件是所雇佣人员不得在原来的工作期满前受雇 [1]。

第二个例子记录于次年，该记录也源于因雇佣劳工的法令而产生的困难。国王谕令道，"萨默塞特郡加尔都西会欣顿小修道院院长及教友奏曰，其生计唯依赖耕种土地之收入，该院因近年之瘟疫，劳工仆役匮乏，庄园大多荒废，无人耕种，该院教友无劳工佃农愿意为之纺织羊毛以做衣衫，亦无劳工佃农为之操持杂务。国有法令曰劳工佃农之报酬不得高于往日，惧于此法令，无人敢为该院教友服务，皆离家他往，致使该院教友无布制衣"，故吁请该法令稍为放宽。国王御准了他们的请求，准许加尔都西会欣顿小修道院按照惯例支付佣金 [2]。

由德文和康沃尔两个郡组成的埃克塞特主教区暴发瘟疫的时间与萨默塞特郡几乎相同。1349 年 1 月，埃克塞特主教区主教授予的空缺圣职数量是三十，这意味着当时教士们因瘟疫而死的情况较多。1348 年之前的八年中，德文和康沃尔两郡授予空缺圣职的年平均数量是三十

---

① 《公函卷轴》，爱德华三世 28 年，第 1 部分，文档 20（1354 年 1 月 16 日）。——原注
② 《公函卷轴》，爱德华三世 29 年，第 2 部分，文档 4（1355 年 10 月 5 日）。——原注

六。1349 年，三百八十二个圣职空缺，并且从 3 月到 7 月五个月中，每个月的空缺圣职授予数量要远远多于原来每年的空缺圣职授予的平均数量。因此，这意味着 1349 年大约三百四十六个圣职空缺是瘟疫导致的，这个估计是合理的。

审视一下空缺圣职授予的名单，我们很明显可以看出，瘟疫的影响持续了数年。直到 1353 年，空缺圣职的授予数量才回到瘟疫前的平均水平。1350 年空缺圣职授予的数量是八十，即便是 1351 年，数字仍高达五十七。比较奇怪的是，在这几年里，许多空缺圣职都留在了主教手里，没有及时进行授予。这些圣职至少空缺了六个月才由格兰迪森主教授予，一种可能是有圣职推荐权的人死了，无人继承其位置，还有一种非常大的可能是有圣职授予权的人找不到人来填补空缺的圣职。另外，这个时期辞去圣职的人数显示，好像圣职的薪俸实在微薄，无法满足相关人员的生活需要。

瘟疫结束后，埃克塞特主教区和英格兰其他主教区一样荒凉而贫苦，这可以从《死后调查书》中看出来。比如，土地收还官汇报说，利德福德①达特穆尔高地的一个庄园里，因为"原来磨粮食的大部分佃农死于瘟疫"，一个磨坊现在的收益只有十五先令，只是原来的一半。其他地方亦是如此。比如，一个地方原来由三十个佃农租种的土地都回到了领主的手中②。

兰开斯特公爵领地的一捆账目卷档清楚显示了瘟疫给康沃尔郡带来的影响。这些账目包括特里格监理辖区几处庄园从 1350 年圣米迦勒节到年底的账目。这几处庄园，如赫尔斯顿庄园、廷塔杰尔庄园等，都位于卡默尔河附近。一个庄园的账目写道："今年没有人来买东西。"另

---

①　德文郡村名，历史上曾是重要城镇。——译者注
②　档案局：《土地收还官账簿》。——原注

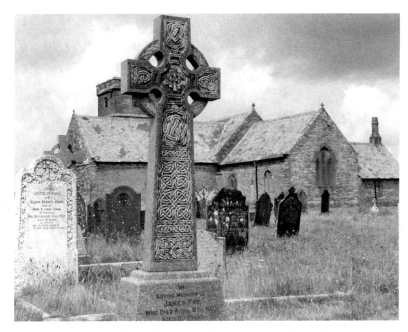

年代久远的廷塔杰尔庄园墓地，埋葬着很多瘟疫遇难者

一个庄园只有两个年轻人交了人头税，另外两个人没有交，因为庄园有一些土地交由他们管理了，"其他人都在瘟疫中死去了"。这个庄园的牧场原来年租金是三先令四便士。现在"受瘟疫的影响"，年租金只有二十便士。五个佃农租种的土地回到了领主手中，另外九处房屋及两百一十四英亩土地也回到了领主手中。另一处土地的租金降了七英镑十四先令，因为十四个佃农的一百零二英亩土地连同两个磨坊都回到了领主手中。另外还有八先令十一便士的赊欠，这是庄园里死去农奴所留财物的价值。该卷档还有十二个或十四个庄园的账目，处处记载着荒凉败落的故事。数不尽的佃农领有地退到了领主手中，数以百计英亩的土地也退到了领主手中。另外，许多村落人口锐减。其中，一个庄园的租金就减少了三十英镑六先令一点七五便士。

特里格监理辖区赫尔斯顿庄园的账目后面还附着一张羊皮，上面列举着黑太子爱德华"占有的"佃农的财物及去向。共有五十七个条目，列出的物品，从女装、女装上的金纽扣到犁、铜餐具，包罗万象。随着佃农的死亡，这些总价值十六英镑十八先令八便士的物品都落到了黑太子爱德华手中。

廷塔杰尔庄园"原来每年要给主持小教堂的神父发十五先令的薪资，但今年因无人为了这点薪资在该教堂当神父而没有发出去"[1]。

1350 年 5 月 29 日，黑太子爱德华鉴于康沃尔郡面临的巨大困难，授权当地官员减免仍留在庄园里的佃农四分之一的租金，"以免他们因贫困而离开自己所租的土地"[2]。然而，黑太子爱德华在康沃尔郡的收租人约翰·特里梅因说，即便 1352 年和 1353 年庄园有起色了，情况仍然堪忧。"这两年来，大部分土地都无人承租，也不能产生收益。近来，肆虐于该郡的瘟疫夺去了不少佃农的生命，致使佃农匮乏，土地都撂荒了。"[3]

伦敦瘟疫时期的主教登记簿丢失了，所以不可能确切地估计各级圣职人员的死亡情况。此时，除三五成群、数量众多的修道院外，伦敦城内大约有一百四十个堂区教堂。伦敦圣职人员的死亡情况要甚于其他地方，这是有一定道理的。伦敦城的人们挤在窄窄的街上。修道院数量超多。许多修道院因所处位置的缘故，空间狭窄。前文讲过，瘟疫一旦进入一户人家，几乎无人能幸免。所以，毫无疑问，伦敦修道院中修士修女的死亡比例要高于他处，另外，其他因素也会造成非修会圣职人员的死亡[4]。

---

[1]　档案局：《兰开斯特公爵领地司库账簿》，文档817。——原注

[2]　档案局：《兰开斯特公爵领地司库账簿》，文档817。——原注

[3]　档案局：《财政大臣债务征收官备忘录档案》，爱德华三世 28 年，圣三一节财季。——原注

[4]　从《伦敦主教登记簿》授予圣职的名单判断，不享圣俸的圣职人员比例是非常大的。从 1362 到 1374 年，萨德伯里主教授予四百五十六名修会圣职人员和八百零九名不享受薪俸的圣职人员神父圣秩，而享受薪俸的圣职人员领受神父圣秩的数量仅为二百三十七名。按照这个比例，不享受薪俸圣职人员当是享受薪俸圣职人员的六倍。——原注

　　伦敦主教区由米德尔塞克斯郡、埃塞克斯郡和赫特福德郡的一部分组成。埃塞克斯郡享圣俸的圣职数量是两百六十五，但该郡瘟疫时期空缺圣职的任命数量和米德尔赛克斯郡一样，都不为人知。到1349年7月，瘟疫造成的后果在《死后调查书》上清晰地显示了出来。某庄园十英亩的草地原来能租二十先令，今年"因为瘟疫"仅租了十先令。同样，耕地的租金也降低了。水磨空置了，因为没有磨坊主了。另一处一百四十英亩的耕地撂荒。《死后调查书》中说，"地根本租不出去，即便能租出去，也只能租十一先令六便士"，而不是原来的二十三先令。牧场的租金降了一半。砍下来的木头卖不出去。埃塞克斯郡莫尔登附近的一个庄园各种租金降了一半。该庄园十一个农奴死了八个，他们的土地都回到了领主手中。各地莫不如此——因为瘟疫，租金降了一半。埃塞克斯郡的耕地、草场、牧场今年都能以原租金的一半租到。庄园的其他收益也减少了一半。某地法庭收入现在是三先令，而不是原来的六先令。庄

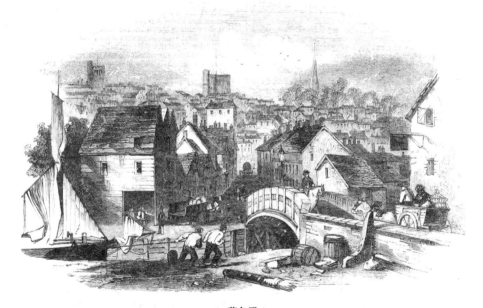

莫尔登

园的鸽房收益原来是两先令，现在仅有一先令。水磨租金的降幅就更甚
了。朗福德一处水磨原来租六十先令，现在只能租二十先令。然而，即
便租金如此便宜，该水磨是否能租出去仍然令人怀疑。

最后再举一个埃塞克斯郡的例子。科尔切斯特修道院院长 1349 年
8 月 24 日死后，对其财产进行了调查。调查报告显示，他在东丹尼和
西丹尼的庄园的三百二十英亩耕地，价值从原来的每英亩四便士降到了
每英亩两便士，十四英亩的草地从十八便士降到了八便士。林地"因为
没有买家"而一文不值，六个农奴死了两个。另一地六个农奴死了四个，
还有一地七个农奴死了五个。法定租金仅为四英镑，"只有这么多了，
因为大部分土地都回到了领主手中"[1]。

科尔切斯特修道院受瘟疫破坏的情况没有留下记录，但该修道院院
长此时死亡无疑说明该修道院与其他留下记录的修道院一样受灾严重。
一个作者写道："瘟疫一个最明显的结果是，科尔切斯特修道院留下了
一百一十一份遗嘱，这是个超乎寻常的数字。科尔切斯特修道院当时有
权检验并登记遗嘱。"[2]

位于埃塞克斯郡但隶属外国的托克雷小修道院陷入赤贫状态。托克
雷小修道院是皮卡第圣瓦莱里大修道院的附属修道院。因为英法战争[3]
的缘故，它落到了英王手中。爱德华三世允许托克雷小修道院占有土地，
条件是托克雷小修道院每年向国库交一百二十六英镑。瘟疫在埃塞克斯
郡发生后两年，托克雷小修道院开始拖欠这笔钱。"因为近期的瘟疫，
佃农染病死了，所以托克雷小修道院的土地无人租种了。小修道院贫穷
至极，无以为生。同时因该小修道院欠着许多租金，所以无人愿意租种

---

① 档案局：土地收还官《死后调查书》，系列 1，文档 165。——原注
② 托马斯·克伦威尔：《科尔切斯特的历史及古城镇》，第 1 卷，第 75 页。——原注
③ 即"百年战争"。——原注

小修道院的土地。"最终，爱德华三世不得不免除了托克雷小修道院所欠租金①。

赫特福德郡有三十四个享圣俸的圣职属伦敦主教区，另外还有二十二个享圣俸的圣职不属伦敦主教区，而是专属于圣奥尔本斯修道院。瘟疫那一年，具体有多少空缺圣职获得授予，现在已经不得而知。从赫特福德郡在伦敦主教区有二十七个空缺圣职任命的比例来看，赫特福德郡至少五十名圣职人员很可能死于瘟疫。

和其他地方一样，赫特福德郡的土地和物品的价格都下降了。比如，一份《死后调查书》显示，托马斯·菲兹尤斯塔斯庄园的土地原来能租六十七先令，但据 1349 年 8 月 3 日的估计，现在仅租十三先令，并且"前提是牧场能租出去"②。同样，在瘟疫暴发后不久，本笃会的切森特女修道院"陷入贫困，修女无以为生"③。

因瘟疫而陷入赤贫的例子不止于此。比如，赫特福德郡有一片地，是托马斯·谢德沃思爵士赠给剑桥郡的安格尔西小修道院的。瘟疫进入英格兰之前，双方同意，安格尔西小修道院接受捐赠后要为两个非修会的神父提供薪俸。但到了 1351 年，随着租金的减少，安格尔西小修道院再也拿不出钱来了。于是，主教不得不修改了这一义务，相关文件中写道："近期人口大量死亡，毁灭性灾难因此而生，土地荒芜，无人耕种，房倒屋塌，租金无以征收，劳役无人担负，从前的收益大大减少。"因此，安格尔西小修道院仅需为每个神父每年提供五马克的薪俸，而不是原来确定的六马克。据估计，该小修道院所属庄园的价值已不足原来的一半④。

---

① 档案局：《原始令状卷轴》，爱德华三世 25 年，文档 10。——原注
② 土地收还官《死后调查书》，系列 1，文档 165。——原注
③ 《公函卷轴》，爱德华三世 25 年，第 3 部分，文档 4。——原注
④ 大英博物馆：《科尔手稿》，第 5824 号，文档 86。参见威廉·坎宁安：《英国工商业的发展》，第 305 页。——原注

瘟疫期间，白金汉郡享圣俸的圣职数量在一百八十至两百之间，贝德福德郡的享圣俸的圣职数量大约是一百二十，伯克郡享圣俸的圣职数量是一百六十二。据此，我们可以估算一下 1349 年因瘟疫而死的享圣俸的圣职人员的数量。

1353 年，贝德福德郡及白金汉郡的行政长官约翰·卡斯蒂昂向爱德华三世请愿。我们通过此事可以了解一下两个郡的受灾情况。约翰·卡斯蒂昂说，现在两个郡已经无力像瘟疫暴发前那样向财政署支付诸百户邑 ① 的租税。1353 年 2 月，他觐见了爱德华三世，不仅提出了以上请求，还请求退还六十六英镑，因为这六十六英镑是他实收租税数额之外的钱。1351 年到 1352 年，他支付了一百三十二英镑租税，这是自 1342 年以来惯常的数额。他说："瘟疫暴发以来，百户邑的乡长们不愿意再

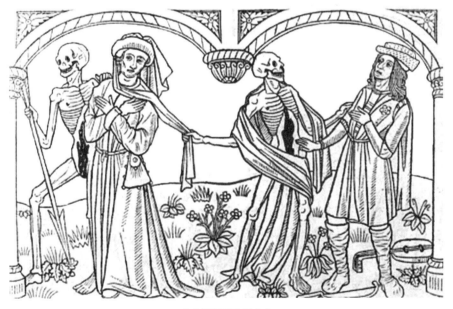

瘟疫紧紧抓住两个人

---

① 　百户邑是诺曼征服英格兰前的一组村镇，构成了郡的一部分。百户邑有领主及各村代表参加的百户邑大会，每四周举行一次。百户邑还有百户邑法庭。——译者注

按旧例交税。"在贝德福德郡、白金汉郡进行调查后，陪审团汇报道："自 1351 年以来，众百户邑乡长除强取豪夺之外，几无所得。人口减少，居民生计无着。1351 年，乡长没有收上一点地租。"同样，约翰·卡斯蒂昂也是一无所获。最终，爱德华三世批准了其要求退还六十六英镑的请求[①]。

肯特郡属于坎特伯雷主教区的部分大约有两百八十个享圣俸的圣职。我们可以在这个数字的基础上估算一下死亡情况，通过若干个例子来了解一下瘟疫造成的危害。1352 年，爱德华三世批准坎特伯雷城外圣雅各小修道院的院长和修女们免缴十五取一的税金，因为圣雅各小修道院已经败落到难以维持的境地[②]。即便是坎特伯雷大教堂附属的克赖斯特彻奇小修道院，也是一贫如洗。1350 年左右，修士们向罗切斯特主教请愿，要求将韦斯特勒姆教堂交给他们管理，"以帮助他们能像往常一样招待来客"。他们说，"受到造成人畜大量死亡的瘟疫影响"，他们已经无力招待来客。并且为了说服主教允许他们管理该教堂，他们说他们在瘟疫中失去了两百五十七头公牛、五百一十一头母牛及四千五百八十五头绵羊，总价值是七百九十二英镑十二先令六便士。另外，他们还说，"原来能带来收益的一千二百一十二英亩耕地"很明显因为缺乏维护防波堤的劳工，"现在被海水淹没了"[③]。

在瘟疫暴发初期，邻近肯特郡的萨塞克斯郡大约有三百二十个享圣俸的圣职。据《公函卷轴》显示，1349 年爱德华三世授予该郡的享圣俸的圣职达二十六个，其中授予黑斯廷斯、万圣、圣克莱芒、圣伦纳德

---

① 档案局：《财政大臣债务征收官备忘录档案》，爱德华三世 27 年，希拉里节财季，文档 7。——原注
② 《密函卷轴》，爱德华三世 26 年，文档 7。——原注
③ 历史手稿委员会：《第五次报告》，第 444 页。很明显这些耕地是阿普尔多尔沼泽地，该修道院后来花费了三百五十英镑来修复此地。——原注

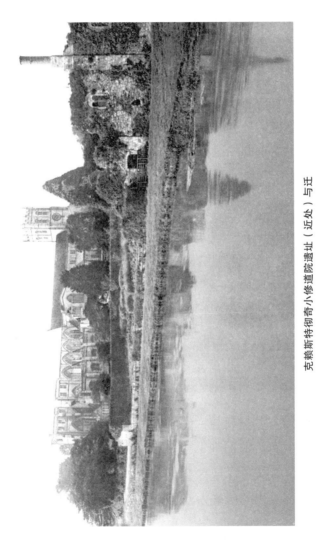

克赖斯特彻奇小修道院遗址（近处）与迁
址新建的克赖斯特彻奇小修道院（远处）

不少于五个圣职，授予自由礼拜堂两个圣职①。

汉普郡，连同怀特岛在内，瘟疫暴发前三年享圣俸圣职的年平均授予数量是二十一次。1349 年，登记在册的享圣俸的圣职授予数量不少于两百二十八次。因此，我们可以比较合理地推断，超过两百名享圣俸的圣职人员被瘟疫夺去了生命。

1349 年，萨里郡享圣俸的圣职授予数量高达九十二个，而瘟疫暴发前，该郡享圣俸的圣职年均授予数量仅仅是九个多一点。瘟疫这一年，和汉普郡一样，萨里郡享圣俸的圣职空缺数量是平时的十倍。可以比较公允地说，在这九十二个空缺的圣职中，至少八十个是瘟疫导致的。上文已经列举许多例子来说明瘟疫对修道院的影响。如果一个修道院的院长因瘟疫而死，那么可以非常确定的是，修道院的许多修士也染病而亡了。只要认真审视一下相关事实，就没有人怀疑瘟疫并非影响一时，而是长久而持续。这一点可以从温切斯特主教区一些修道院的情形看出来。

温切斯特城内的圣斯威辛小修道院院长和本笃会圣玛丽女修道院院长都因瘟疫而死。有大量证据显示，这两个修道院及海德修道院大部分人也都死于瘟疫。先说一下温切斯特大教堂附属的圣斯威辛小修道院的情况。1325 年，也就是瘟疫暴发前二十四年，圣斯威辛小修道院有六十四名修士②。修士名单上有十二名初级修士尚未获得副执事圣秩。1310 年 12 月 19 日，排名第三十四位的修士晋升为执事。这位修士以下共有三十人，他们都低于其职位。我们可以推测，1349 年以前，圣斯威辛小修道院大约有六十人③，此后减少到三十五人到四十人之间。1387 年，怀克姆的威廉力劝圣斯威辛小修道院修士全力以赴，尽量恢复

---

① 《萨塞克斯考古文献汇编》，萨塞克斯考古学会编，第 21 卷，第 44 页等。——原注
② 《蓬蒂塞拉主教登记簿》，文档 143。——原注
③ 也可以认为自 13 世纪以来，该修道院人数就是这个数字，详情参见《温顿编年史》。——原注

到原来六十人的规模[1]。尽管修士们百般努力，直到 1404 年怀克姆的威廉去世，圣斯威辛小修道院的规模才达到四十二人。1447 年，选举韦恩弗利特主教时，圣斯威辛小修道才有三十九名修士，1450 年仅有三十五名，1487 年降到了三十人，这个规模一直维持到亨利八世解散该修道院[2]。

圣斯威辛小修道院附近的海德修道院，其地位非常重要。该修道院原有三十名到四十名修士。瘟疫结束一个世纪后，修士仅余二十名。1488 年，修士数量增加到二十四名，其中八名是前三年内加入的。1509 年，修士数量又减少到二十名。但在修道院倒闭前夕，有迹象显示修士人数略有回升，有二十六名修士，其中四人是见习修士。史实表明，海德修道院因瘟疫元气大伤。1352 年时，用修士们自己的话说就是为了"避免修道院倒闭"，并且"鉴于目前贫困潦倒的现状，为了寻求基本的生计"，他们将产业交给了伊登顿主教[3]。

本笃会的圣玛丽女修道院也因财政困难而陷入窘境，濒临破产。该修道院的人数较以往减少了一半。因为伊登顿主教慷慨相助，所以修士们才没有破产。事实上，此时，该主教区有许多修道院，它们在伊登顿

---

① 《怀克姆主教登记簿》，第 2 卷，文档 226。——原注

②

日期	事件	数量
1260 年	主教选举	六十二
1325 年	10 月 9 日修士数量	六十四
1404 年	主教选举	四十二
1416 年到 1417 年	据宫室官卷档数据	三十九及学校两名初级修士
1422 年到 1423 年	据宫室官卷档数据	三十九到四十二及学校八名初级修士
1427 年和 1428 年	据宫室官卷档数据	三十五到三十六
1447 年	博福特枢机主教逝世后主教选举	三十九
1450 年	小修道院院长选举	三十五
1468 年	主教选举	三十及牛津二到三人
1498 年	小修道院院长选举	三十一
1524 年	小修道院院长选举	三十（未列入副执事以下人员）

上表是温切斯特大教堂附属圣斯威辛小修道院各时期修士的数量。——原注

③ 《哈利手稿》，第 1761 号，文档 20。——原注

主教及其亲属保护下得以维持。主教愿意保护这些修道院，使之摆脱倒闭的威胁。一份文件显示，圣玛丽女修道院的修女们感谢伊登顿主教，称其有"再造之功"。"当时，恶行滋生，道德沦丧，修道院因贫穷难以为继，不得不秘密地向主教求助。主教宅心仁厚，乐善好施，于本修道院助益甚多。主教知道我们修道院自建院之始便缺财乏地，加之闻所未闻的大瘟疫致佃农死亡，进而因佃农缺乏而致田地荒芜、林地毁坏，修道院应得地租减少，于是他大发恻隐之心，及时伸出援手，使我们修道院避免了覆灭的灾难。"①

罗姆塞女修道院的修女们以几乎同样的措辞表达了对主教的感激之情②。瘟疫对罗姆塞女修道院人数变化的影响，要比上面的例子更明显。1333 年，罗姆塞女修道院进行院长选举时，有九十名修女参加。仅仅十六年后，1349 年 5 月初，该女修道院院长去世。爱德华三世批准选举院长。1349 年 5 月 7 日琼·热内斯当选为新院长③。1478 年，罗姆塞女修道院仅余十八名修女。直到最后被撤销，罗姆塞女修道院也没有超过二十五人。因此，瘟疫对罗姆塞女修道院人数的影响，可见一斑。

各类托钵修士团与修道院一样，也受到瘟疫的严重影响。然而，我们很难获得关于托钵修士团的确切信息。但有迹象显示，这些团体一定和英格兰此时期的其他宗教团体一样，因瘟疫而造成人员短缺，无论是有圣职的人员还是平信徒。这些都可以从主教登记簿中发现踪迹。比如，奥古斯丁会在温切斯特主教区仅有一个修道院，位于温切斯特。1346 年 9 月到 1348 年 6 月，该修道院有四人领受神父圣秩。自此一直到 1366 年 10 月伊登顿主教去世，该修道院才有两人在 1358 年 12 月领

---

① 《密函卷轴》，爱德华三世 28 年，文档 3d（1353 年 2 月 6 日）。——原注
② 《密函卷轴》，爱德华三世 28 年，文档 6（1353 年 7 月 8 日）。——原注
③ 《公函卷轴》，爱德华三世 23 年，文档 13。——原注

受神父圣秩。小兄弟会在温切斯特主教区有两个修道院，一个在温切斯特，一个在南安普顿，这两个修道院 1347 年和 1348 年有三人领受神父圣秩，从此直到 1359 年 12 月 21 日，这两个修道院都没有人领受神父圣秩。此后有两人领受神父圣秩，但直到伊登顿主教去世，这两个修道院都没有领受神父圣秩的记录。加尔默罗会同样也是人手极度缺乏。自 1346 年到 1348 年，该会有十一人领受神父圣秩。该会下一次有人领受神父圣秩的时间是 1357 年 12 月。从大瘟疫到 1366 年几年间，加尔默罗会仅有三人领受神父圣秩。多明我会也是从 1349 年 3 月到 1359 年 12 月仅有一人领受神父圣秩。

因为瘟疫造成佃农大量死亡及其他因瘟疫造成的影响，圣斯威辛小修道院负债累累。1352 年 12 月 31 日，伊登顿主教决定对这所大教堂的附属修道院进行一次仔细调查，并写信给修道院院长表达了这个意思。主教信中说，他已经听说修道院收益锐减，"近日，因为教堂佃农的死亡，租金减少，劳役无人，并因为其他种种原因，修道院债务累累"。因主教有为国王服务之责，他建议派遣若干官吏对此进行调查，恳请诸修士能多方协助。主教接着说道，有人向他报告说"该教堂进行圣礼及日常仪式的热忱已经大不如前"，修道院及附属建筑正慢慢成为废墟，"来客所受招待不如往日热情。对此我们倍感怀疑，但更感不安，因为到目前为止你们尚未告知我"诸如此类的事情。主教安排 1353 年 1 月 21 日开始进行调查。第二份文件里，主教提名三名神父主持此事，其中一名神父来自塞勒姆主教区，而另一名神父是汉普郡弗洛里的堂区主持人①。

不久之后的 1353 年 1 月 14 日，伊登顿主教命令对克赖斯特彻奇小

---

① 《伊登顿主教登记簿》，第 2 卷，文档 27b，文档 28。——原注

修道院进行调查，该小修道院也是负债累累^①。该小修道院很可能也是修士人数大幅度减少，因为自瘟疫之日起直到 1366 年初，该小修道院都没有人领受神父圣秩。

如前所述，萨里郡桑当的医院在瘟疫中无一人幸存。1349 年 6 月 1 日，主教将该医院交给一名为威廉·德科利顿的神父打理，"因为我们主教区桑当圣玛丽·玛格达莱尼医院所有教友都在肆虐于英格兰的致命瘟疫中死去，因此无人选举该医院空缺的院长职位，教友无人幸存，所以该医院既缺院长，也缺修士"^②。

夏尔伯恩小修道院也面临着同样的财政匮乏窘境。1350 年 6 月 8 日，伊登顿主教向瑟里西的圣维戈修道院成员及院长写信，信中说隶属于该

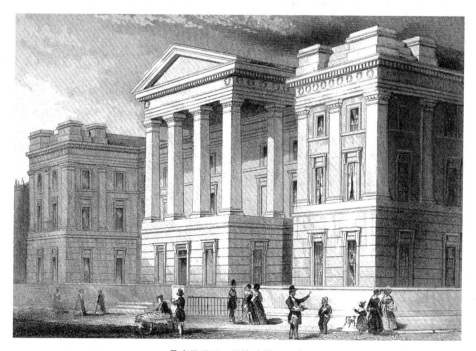

桑当圣玛丽·玛格达莱尼医院

① 《伊登顿主教登记簿》，第 2 卷，文档 28。——原注
② 《伊登顿主教登记簿》，第 1 卷，文档 49b。——原注

修道院的夏尔伯恩小修道院已经陷入极度贫困。"祭祀不再用祭品。因为饥饿，神父们不再热心于祈祷。建筑开始沦为废墟，该小修道院丰饶的田地因劳工的死去而荒芜。"主教觉得，该小修道院能在"这些修士的有生之年"恢复元气的希望渺茫。所以，经赞助人同意，主教要求修道院院长将四名修士召回修道院。当时该小修道院有一名院长及七名修士。同一天，夏尔伯恩小修道院收到一封信，信中要求马上执行主教的命令①。

瘟疫过后，主教区陷入了困境，一个实例便足以作为佐证。1350年4月9日，主教发出训诫，要求圣职人员都要常驻任所。主教说，有人报告一些神父"忽视了"自己牧灵的责任，"这给许多灵魂带来了危险"；神父"非常惭愧地离开了自己的教堂"，导致"祭祀停止"，而这些教堂本来就是为祭祀而建造的。主教说，教堂神圣的建筑"成了鸟兽的乐园"，神父们不再修葺教堂，对将成废墟的教堂不闻不问，"因此，众教堂有沦为废墟之虞"。最后，主教命令所有神父在一个月之内回到自己的堂区，否则要为自己找到合适的副手或替代者②。

1350年6月，贝辛斯托克附近某教堂的堂区主持人威廉·埃利奥特收到一份特别诫谕。诫谕命令威廉·埃利奥特即刻回到自己的圣职上去，因为其教堂现在已经无人照看。1350年7月10日，主教发布了大主教及诸主教联合署名的信，命令神父们要以原来的薪俸来主持教堂。主教还说各堂区教堂仅需一名专任神父，"直到现在或以后无人照管的堂区及享圣俸神父的教堂能够有专任神父为止"③。

种种迹象显示，这些地方的人们因瘟疫而遭受了种种苦难。比如，

---

① 《伊登顿主教登记簿》，第 2 卷，文档 23b。——原注
② 《伊登顿主教登记簿》，第 2 卷，文档 22b。——原注
③ 《伊登顿主教登记簿》，第 2 卷，文档 23b。——原注

很少大发善心的国王免除了怀特岛上的佃农应上交的十五取一税。国王这样做是"考虑到佃农们的种种困难"，"庄园的佃农大都因瘟疫而死，他们承租的土地及房屋都回到了领主手中"[1]。看一下怀特岛空缺圣职的授予情况，我们就可以知道，瘟疫肆虐之时，该岛几乎所有的享圣俸的圣职都一度空缺，有些圣职还不止一次空缺。

朴次茅斯镇也不得不以贫困为由要求减免十二英镑十二先令两便士的税收，因为"法兰西人的攻击、火灾及其他种种不幸，当地居民生计无着"[2]。"其他种种不幸"是指瘟疫造成的荒芜。

瘟疫结束后海灵岛的境况更加糟糕。1352年，爱德华三世提到，"海灵岛上斯托克、东斯托克、诺斯伍德、绍斯伍德、门汉姆、韦斯顿等地的居民承担着保卫该岛、抵御法兰西人进攻的责任，花费甚巨。加之，海水侵蚀及有人因难担重负而弃岛离去，于是该岛的土地荒废了，很快陷于赤贫。因此，仍留在岛上的居民税负是从前的两倍。瘟疫肆虐之时，该岛大部分人口染病而亡。现在佃农劳工缺乏，居民负担甚重，衣食无着，日日愁苦[3]。鉴于此，国王谕令南安普顿郡的征税官不要按惯例征税，仅征六英镑十五先令七点二五便士即可"。三年后，国王减免了海灵小修道院五十七英镑的租税，因为其"近来十分贫困"[4]。海灵小修道院是外国修道院，每年要向财政署交纳大量租税，从而换取国王不将其交给国外的母修道院管理。

即便是温切斯特市，此时许多人也因交税困难而离开。一份与之相关的文件显示，久居温切斯特市的人们"因不堪税收之苦及其他重负，

---

[1] 《密函卷轴》，爱德华三世27年，文档19。——原注
[2] 《密函卷轴》，爱德华三世26年，文档12。——原注
[3] 《原始令状卷轴》，爱德华三世29年，文档8。——原注
[4] 《密函卷轴》，爱德华三世26年，文档19。参见《公函卷轴》：爱德华三世26年，第1部分，文档6。——原注

带着自己的财产离开了，这样就不用交税了。人们迁走后，温切斯特市变得非常荒凉，这对国王非常不利"①。

一份 1350 年汉普郡某庄园的《死后调查书》显示，瘟疫过后地价大减，收益骤降。八十英亩的耕地平常能租两马克（二十六先令八便士），现在仅租六先令八便士。原来一英亩地能租两便士，现在只能租一便士。草地的租金同样降低了。原来租一先令的草地，现在只能租六便士。二十英亩林地只能租二十便士，而过去能租四十便士②。

萨里郡亦然。1349 年 3 月 12 日，对威廉·德·黑斯廷斯所拥有庄园的调查显示，该庄园的房屋只能租三十六先令，因为佃农大都死了，只剩下十人。"其他房屋因为没有佃农承租而变得空荡荡的，今年产生不了任何收益。"在一个案子中，陪审团判定某处水磨已经丧失价值，因为"用水磨的佃农都死了"。水磨闲置下来，无人租用。有三百英亩的土地租不出去。该庄园的庄园法庭一无所获，因为人大都死了。从自由佃农那里也是一无所获，"因为该庄园的佃农几乎都死了，土地因没有人租种撂荒了"③，而往常每年能从自由佃农那里收六英镑。

格洛斯特郡空缺圣职授予情况的确切资料已经付诸阙如，但可以通过该地享圣俸的圣职数量大体估算出来。瘟疫期间，格洛斯特郡有一百六十名到一百七十名享圣俸的圣职人员染病而死。和其他修道院一样，温什科姆修道院亦因瘟疫影响而陷入贫困，即便多年之后，仍无法满足修士们的生活需要，承担不起相关责任。正如一份文件所述，"因过去管理不善，温什科姆修道院已经负债累累。现在，该修道院已经陷入贫困，所以十分有必要将监护收益的责任交给国王任命的委员会"④。

① 《公函卷轴》，爱德华三世 26 年，文档 28d。——原注
② 土地收还官《死后调查书》，系列 1，文档 90。——原注
③ 土地收还官《死后调查书》，爱德华三世 22 年到 23 年，系列 1，文档 64。——原注
④ 《公函卷轴》，爱德华三世 27 年，文档 17。——原注

当时，这些对土地所有者困境的描述没有丝毫夸张。一切苦难的根源都要从大瘟疫那里去寻找。约翰·史密斯[1]所著《伯克利名人传》中的一段描写能帮助我们理解此意，"1349年，格洛斯特郡的哈姆庄园遭受了严重的瘟疫，于是不得不雇用工人来收割谷物。所雇工人的劳动日多达一千一百四十四个。因为劳工染病死亡，土地都回到了庄园主手里，否则就会被抛弃"[2]。

格洛斯特郡附近的朗特尼小修道院也陷入了困境，修士们不得不请求赫里福德主教将主教区的一个享圣俸的圣职赐予朗特尼小修道院。修士们说，朗特尼小修道院位于大路旁边，有义务随时款待路过的穷人或富人。朗特尼小修道院的财产大部分在爱尔兰，但因爱尔兰形势不好，财产价值锐减。1351年10月15日，朗特尼小修道院又遭受了火灾，所以支撑不下去了。如果没有外援，款待来往客人的善举就不能继续了。因为"在往年，小修道院庄园里的佃农或农奴每年甚至每天缴纳租金，提供劳役。这些租金和劳役可以让小修道院支付服侍上帝的支出。但现在因为瘟疫造成的不同寻常的死亡，大部分租金与劳役已经没有了，而且也难以再有"[3]。

瘟疫过去几年后，一场调查在格洛斯特郡进行。这次对霍斯雷小修道院的调查显示，霍斯雷小修道院庄园里大部分佃农都死了。霍斯雷小修道院当时是萨默塞特郡布鲁顿修道院的附属小修道院。陪审团需要调查的问题是，该小修道院的院长或助理是如何使小修道院衰败的。陪审团首先发现，霍斯雷小修道院的所有收益，除了一部分用于小修道院院长及修士的合理支出，其余都应上交到布鲁顿修道院。但小修道院院长

---

[1]　约翰·史密斯（1567—1640），英格兰律师、历史学家，曾任议员。——译者注
[2]　《布里斯托尔及格洛斯特郡考古学会学报》，第1卷，第307页。——原注
[3]　《特里莱克主教登记簿》，文档102。——原注

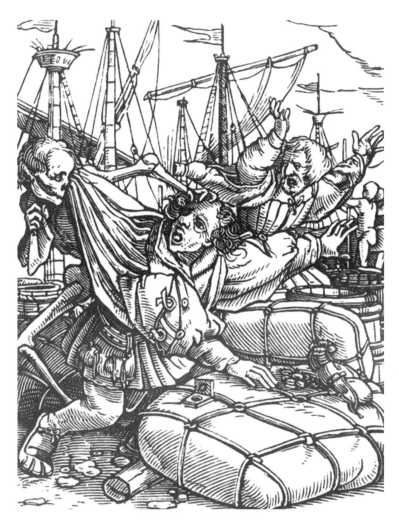

面对瘟疫，人们惊恐万状

亨利·德莱尔并没有这样做。他砍伐了小修道院的树林，卖掉了小修道院的牛，将小修道院的物品挥霍了。另外，陪审团还说亨利·德莱尔"卖了八十头牛，这些牛是瘟疫期间死去的佃农给小修道院的馈赠[①]或贡品"[②]。

威廉·达格代尔所著《沃威克郡志》中列出该郡大约一百七十五个享圣俸的神父职位。瘟疫期间，七十六个职位发生了变动。另外，同一职位短时间内发生多次变动的有好几例。因此，《沃威克郡志》一共记录了大约九十三个空缺圣职的授予情况。

通过一些《死后调查书》，我们可以一瞥沃威克郡因瘟疫沦落到何种境地。瘟疫结束后不久的 1350 年，沃威克的瓦彭伯里有三所房子、三所农舍及二十英亩土地因受瘟疫的影响而无人打理，不值一文。奥尔斯特有个人死于 1349 年 6 月 20 日，他的租金无人缴纳，于是他的房屋回到了领主手中，"这很大程度上是因为租地的人死了"。另外，威尔马科特人约翰·德·温科特的女儿伊丽莎白死于 1349 年 8 月 10 日。对伊丽莎白财产的调查显示，母亲死于 6 月 10 日，两个月后，女儿死去。当时，大部分出租的土地"因佃农在近来的瘟疫中死亡"而回到了领主手中[③]。

一个死于 1350 年 12 月的人的庄园里原有九名维兰。每名维兰租种半威尔格的土地，每年上交八先令租金。五名维兰死后土地撂荒，无人耕种。他的另一个庄园有四名佃农，每人租种六英亩土地，其中两人死去。惠特彻奇庄园归玛格丽特·德拉贝什所有，她死于闹瘟疫的 1349

[①] 当时，教民死去后会将自己的一部分遗产赠送给教会。另外，佃户去世后，也要向领主缴纳一些财物。——译者注

[②] 《布鲁顿特许状》，文档 121b。小修道院院长亨利好像把卖东西得来的钱用在了去罗马和威尼斯的往返旅费上了。该调查于爱德华三世 29 年 6 月进行。——原注

[③] 土地收还官《死后调查书》，系列 1，文档 240。——原注

年 10 月。该庄园没有法庭收入，因为所有房屋都在领主手中。1351 年
5 月，牛津郡另一个庄园里，领主死后有十八个人声称对该庄园有所有
权，但其中八个人死了，没人过来接手庄园。庄园里原有六名农奴，每
人每年上交十四先令租金，但其中三人死了，留下的土地无人耕种①。

　　我们可以再举若干例子来说明各修道院瘟疫结束后所经历的种种困
难。1350 年，西多会的布鲁恩修道院不得不寻求爱德华三世庇护，请求
他约束王室膳食采办，不要让王室官员强住在修道院里。爱德华三世批
准了布鲁恩修道院的请求，因为"布鲁恩修道院境况凄惨，如果不准其
请，那么短期内会就会倒闭，修士离散"②。但国王的庇护也于事无补，
三年后"为避免倒闭"，该修道院交给了一个三人委员会③。

　　牛津郡的圣弗丽德丝维德小修道院情况大致相同。从牛津郡闹瘟疫
期间圣弗丽德丝维德小修道院院长死去的日期推测，1349 年 5 月它便
闹瘟疫了，并且许多人很可能染上瘟疫死去。圣弗丽德丝维德小修道院
众多佃农的死亡一定沉重打击了其财政收入。三年后，圣弗丽德丝维德
小修道院发现很有必要将自己的收益交给一个委员会。据说，"由于经
营不善及种种偶发的不幸，圣弗丽德丝维德小修道院负债累累"，已经
沦落到濒临倒闭、遣散修士的地步了④。

　　"受 1349 年大瘟疫的影响"，牛津郡某修道院的庄园里的佃农"仅
余两人。如果不是修道院院长尼古拉·德·利普顿与这两个人及其他打
算前来的佃农达成新协议，他们早就离开庄园了"⑤。

　　再举两个英格兰其他地方的例子。

---

① 　土地收还官《死后调查书》，系列 1，文档 103。——原注
② 　《公函卷轴》，爱德华三世 25 年，文档 16。——原注
③ 　《公函卷轴》，爱德华三世 28 年，文档 10。——原注
④ 　《公函卷轴》，爱德华三世 28 年，文档 3。——原注
⑤ 　引自《星期六评论》，1886 年 1 月 16 日，《庄园》。——原注

　　瘟疫结束后的 1351 年，巴灵思修道院因贫困不得不请求减税。该修道院虽然承认请求减税的目的是建设新教堂，但同时宣称其"因种种原因陷入贫困"。一份《死后调查书》描述了同样的景象。比如，受到瘟疫的影响，佃农普遍贫穷，大量死亡，两卡勒凯特的土地只租四十先令。"因为类似的缘故"，原来能租两英镑的磨坊现在一文不值了。

　　税官征税时遇到的困难前所未有。土地收还官请求减税时说，1350 年一整年，土地都无人租种。托斯特附近的盖顿及距布拉克利十英里的威登、韦斯顿和莫顿，"因为瘟疫肆虐"，佃农难觅。他进一步解释道，他没有向人们征收租金及财物税 [1]。

---

[1]　档案局：《财政大臣债务征收官备忘录档案》，爱德华三世 25 年。——原注

第 **10** 章

黑死病与历史走向的突变

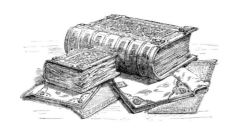

精
彩
看
点

只要读了前面几章关于 1349 年瘟疫历史的总结，读者就会发现，整个英格兰的疫情非常严重。那些亲自查看过当时记录的人最有权对此表达看法。实际上，他们都不约而同地认为，瘟疫导致英格兰和威尔士损失了整整一半人口。

　　笼统地说，有很大比例的人可能死于瘟疫。但要给出一个具体的数字，即便是一个大概的数字，也面临着重重困难，几乎很难令人满意。目前，我们没有足够的数据进行名副其实的估算。通过 1377 年——也就是瘟疫过去大约二十七年后——的补助金卷档，我们可以估算出，爱德华三世末年，英格兰和威尔士大约有两百三十五万人。这二十七年中还发生过几次大小不等的瘟疫，其中包括 1361 年的瘟疫。如果不是1349 年的那场瘟疫，1361 年的瘟疫将是人们记忆中最大的一场瘟疫。同时，与法兰西的战争也消耗着人力，英格兰的人口因此丧失了十分之一。我们可以确信，1349 年瘟疫后三十年内损失的人口足以抵消增长的人口。我们认为，瘟疫结束后，英格兰尚余两百五十万人。如果这个数字确凿的话，那么瘟疫之前英格兰的人口数量很可能在四百万到五百万之间，其中大约一半人口在大瘟疫那一年死了[①]。

---

① 　参见托马斯·阿米欧：《爱德华三世时期英格兰的城市人口》（《考古学报》，第 20 卷，第 524 页到 531 页）。——原注

　　尽管我们可以清楚地推定英格兰有一半人口死于瘟疫，但仍有非常著名的权威人士，比如已故的索罗尔德·罗杰斯教授，认为英格兰 1349 年的人口数量不可能超过两百五十万，"很有可能不超过两百万"[①]。近来，著名学者威廉·坎宁安博士说："对当时人口数研究的结果如下，尽管该结果与前人的结果有很大不同：一、从 1377 年到都铎王朝，人口数量几乎恒定在两百万以上；二、鉴于 1350 年到 1377 年的社会境况，人口不会快速增长；三、爱德华三世统治早期，国家不能维持亨利六世统治时期那么多的人口。"[②] 因此，上面对黑死病之前人口数量的第一个估计与威廉·坎宁安博士的估计是大体相同的。但索罗尔德·罗杰斯先生没有研究人口数字的问题，仅从土地的角度来处理此事，他认为当时所耕种的土地只能养活他所提到的那么多人口，不会养活更多的人口。

　　就整个国家而言，对英格兰最明显、最直接的影响是，瘟疫导致的结果不亚于一场社会革命。无论何地，虽然富贵人家难免传染瘟疫，但穷人才是主要受害者。索罗尔德·罗杰斯教授写道："众所周知，至少在英格兰，黑死病放过了富人，夺走了穷人的生命。这并不令人奇怪。穷人住在密不透风、肮脏污秽的棚屋里，空间狭小，没有窗户，采光靠点灯；喝汤为生，穿麻布衣服，不注意吃蔬菜，一年里有半年靠腌肉过活。因为生活艰苦，不注意清洁卫生，坏血病、麻风病及其他疾病在穷人中间非常流行。"[③]

---

① 《黑死病前后的英格兰》：《双周评论》，第 8 卷，第 191 页。——原注
② 威廉·坎宁安：《英国工商业的发展》，第 304 页。——原注
③ 《双周评论》，第 8 卷，第 192 页。当时的情况确实是这样，但如果不加以限制的话，则会让读者对中世纪时英格兰农民的状况产生一种错误印象。索罗尔德·罗杰斯所述的大部分情况其实也适用于当时社会的各个阶层。威廉·坎宁安博士（《英国工商业的发展》，第 275 页）所述则更切近实际："生命不仅仅在于饮食，尽管普通村民们的居住条件糟糕，但他们的饮食娱乐更胜一筹。"——原注

　　瘟疫给劳工阶层带来的最明显、最不容置疑的影响是，那些在瘟疫中幸存的劳工要做的活计更多了。英格兰到处缺少劳工，需要他们来收割庄稼、耕种土地、放牧牛群。多少年里，渴求劳工的呼声回荡着，直到领主们从经验中发现，过去的耕种方式、土地所有权方式已经因为横扫全国的瘟疫无法再继续下去了。

　　对领主们来说，这段时期是非常艰难的。他们只能各自面对自己的困境。各种租金已经降到原来的一半。数千英亩耕地无人租种，一文不值。农舍、磨坊、房子没有佃农租用。果园、菜园、田地废弃、荒芜。随之而来的是各种商品价格上升。正如索罗尔德·罗杰斯教授所指出的，领主们不得不买的东西的价格上涨了"百分之五十、百分之一百、甚至百分之二百"。铁器、盐、布料价格翻了一番。鱼，尤其是那一代人喜食的鲱鱼，已经贵得大部分人买不起了。罗切斯特的修士威廉·迪恩说："鱼类极其缺乏。周三时人们只能吃肉[1]。当时下了一道命令，四条鲱鱼只可以卖一便士。但大斋节时，鱼仍然缺乏。许多过去生活不错的人现在只能以面包和浓汤度日。"[2]

　　这场对大多数人来说都是灾难的瘟疫，却让一些人因祸得福。领主们的需求正是劳工们要尽快抓住的机会。许多地方的工资都比原来翻了

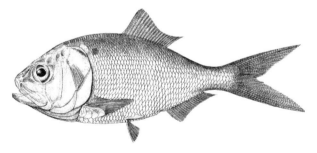

当时英格兰人喜食的鲱鱼

---

① 当时的人逢周三、周五及一些宗教节日要斋戒，不能进食肉类、牛奶等，只可以吃鱼和蔬菜。——译者注

② 大英博物馆：《科顿手稿》，福斯蒂娜部分，B.v 分部，文档 99b。——原注

一倍多。虽然国王及枢密院想通过立法来禁止劳工索取、禁止领主支付较以往更多的工资，但无济于事。爱德华三世的第一道谕令便形同虚设。接下来发往全国的谕令及对谕令得不到遵守的抱怨，都可以作为证据证明通过立法禁止工资增长是徒劳的。爱德华三世因考虑到"受瘟疫及其他原因的影响，许多乡村已经陷入赤贫，其他乡村则完全荒芜"而特别规定，如果劳工的报酬是近三个月支付的，那么因多索工钱让雇工与其他人所交的罚款，以及因多付工钱让雇主所交的罚款，都可以充作应缴的什一税或十五取一税[①]。奉命征税的官员向爱德华三世陈情道，他们"收不上来这种罚款"[②]。实情好像是，雇主们常说要支付超出往常的工资，这是他们因没钱向国王缴税而找理由。爱德华三世发布谕令限制工资增长是为了征税，而不是为了照顾这些富贵人家的收益。但事实很快就让爱德华三世意识到，"工人、仆人和劳工公然漠视谕令"对工资的规定，为自己的劳动索求同瘟疫时期及瘟疫过后一样高甚至更高的报酬。爱德华三世命令法官将那些不遵守限制工资谕令的人投入监狱，可是非但无济于事，反倒加剧了事态。那些执行谕令的地方很快陷入贫困，因为能劳动的人及那些敢于以市场价向劳工支付报酬的人都被关进了监狱[③]。

亨利·奈顿是这样描述当时情况的："国王谕令诸郡，收割工人及其他工人不能索要高于以往的工资，否则依律论处。但工人们春风得意，斗志旺盛，对国王的谕令不闻不问。如果有人想雇劳工，则不得不按照劳工的要求付报酬。雇主要么不管自己的收成，让庄稼丢在地里，要么向劳工屈服，满足他们自傲而贪婪的要求。国王获悉后，就对大大小小

---

① 档案局：《原始令状卷轴》，爱德华三世 26 年，文档 27。——原注
② 档案局：《原始令状卷轴》，爱德华三世 27 年，文档 19。——原注
③ 档案局：《原始令状卷轴》，爱德华三世 26 年，文档 25。——原注

的修道院院长、领主与庄园主罚以重金，因为他们违反国王的谕令，向工人们发了高工资。根据每人缴纳罚款的能力，有的被罚一百先令，有的被罚四十先令，还有的被罚二十先令。除了征收十五取一税，每卡勒凯特土地国王还征收二十先令。"

"许多工人被逮捕入狱。有些工人逃脱了，在森林里躲了一段时间。那些被捕的人被罚了重金。不少人被迫宣誓，称不会拿比高于惯例的日

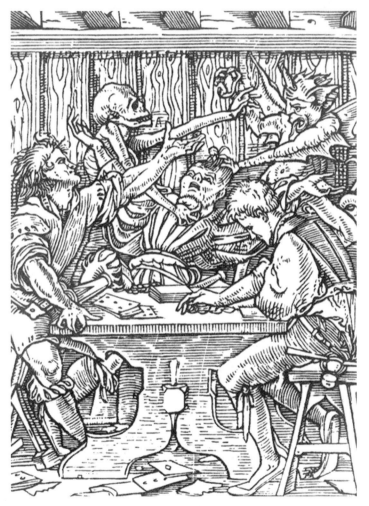

瘟疫缠上了几个正在娱乐的劳工

薪，然后被放了出来。国王还以同样的方式惩罚了城镇里的工匠。"①

上文记录了瘟疫后劳工缺乏的情况。现在我们看看罗切斯特郡威廉·迪恩的记录。当时，"各行各业的劳工都非常缺乏，全英格兰有三分之一以上的土地无人耕种。劳工及熟练工人非常难以控制，即便是国王、法律、法官、执法者也无法惩罚他们"②。当时的公文中可以发现许多实例。劳工们联合起来拒绝接受瘟疫前的工资惯例，要求更高的工资。瘟疫使幸存下来的劳工愈加稀缺。用当时法令中的话说，劳工们联合起来要求提工资是"恶谋"。同样，瘟疫中劫后余生的佃农们拒绝按照原来的标准支付地租，并威胁领主说如果地租没有实质性下降，他们将离开。因此，如上面已经提到的例子那样，领主减免了佃农三分之一的地租，"因为如果不减少地租的话，佃农就走了，土地等便无人管理了"③。

随着佃农及劳工纷纷要求增加工资，同时立法机关无法妥善处理幸存劳工的"罢工"威胁，领主们很快便对领主提供农具、管家进行管理的传统农业制度绝望了。索罗尔德·罗杰斯教授指出，"瘟疫过后，这种靠管家管理的农业制度很快便维持不下去了，取而代之的是土地租赁制度"。起初，佃农们想在土地上干活，但资金上有困难，于是便产生了土地所有者为佃农提供牲口及种子的制度。这种制度一直持续到14世纪末，然后一般意义上的土地租赁方式产生了。当时的土地所有权是固定的，这与我们今天的土地租赁形式有所不同。一些领主尝试着维持旧制度，并多多少少有点儿成功，但这只是例外。到15世纪初，英格兰土地所有权制度彻底改变了，一方面是因为1349年大瘟疫，另一方

---

① 罗杰·特怀斯登：《十家著早期英国史》，第2699栏。——原注
② 大英博物馆：《科顿手稿》福斯蒂娜部分，B.v分部，文档98b。——原注
③ 档案局：《女王债务征收官司库账簿》，第801捆，文档1。——原注

面是因为幸存劳工中间出现的"工会"发挥了作用。反对工会的法令将"工会"描述为"同盟、同谋、集会者、会众、缔约者和盟誓者"。

　　劳工与佃农很快就意识到自己力量的强大，并在与领主的较量中占了上风。尽管在之后的三十年中，领主竭力维持着中世纪的农奴制度，不让其覆灭，但自大瘟疫那一年开始，农奴制覆灭的命运便不可避免了。1381 年的农民起义[①]后，劳工与佃农最终获得了实际意义上的解放。但即便到了最后关头，拥有土地的阶层看起来仍对这些火烧眉毛的事情茫然无知。他们坚持按照旧标准向在庄园里劳作的佃农索要地租，同时坚持过去的收租方式。他们希望延续原来佃农依附领主土地的农奴制度。

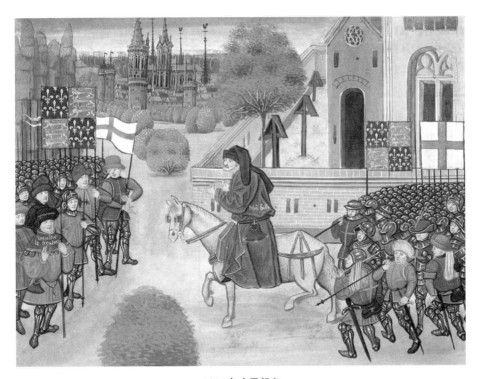

1381 年农民起义

① 沃特·泰勒和约翰·保尔领导的农民起义，加速了农奴制的瓦解。——译者注

即便是议会，在威胁旧制度的危险因素面前也是不知所措。但只要读一读当时的布道词，我们就会看到圣职人员完全站在决心保证当代及后代自由的普通大众一边。理查二世①在位第一年时通过了一项法案，其前言中写道："维兰们在某些势力的支持与教唆下，不再向领主交租税、服劳役。那些包揽词讼的人、教唆犯②得了维兰及佃农的好处，坚持《末日审判书》③中的先例，告诉维兰与佃农，说他们不用再承担赋税劳役，不用再忍受贫困。之后，维兰们聚集在一起，提出只要他们团结起来，使用武力，就能抗衡领主。"这篇前言中提到的内容很可能便是圣职人员对劳工们的鼓励及建议。

我们应该注意土地所有权变化造成的一个结果。大瘟疫暴发前，土地都是划成小块出租的。索罗尔德·罗杰斯教授举了某堂区的一个例子。每人或多或少都持有一定数量的土地，这是英格兰数千庄园的一个缩影。

《末日审判书》

---

① 理查二世（1367—1400），英格兰国王，1377年到1399年在位。——译者注
② 即圣职人员。——译者注
③ 1086年，征服者威廉下令调查全国土地状况，以便收取租税，加强财政管理。这些调查的汇编被称为《末日审判书》。——译者注

索罗尔德·罗杰斯教授说，这就是"当时土地划分的普遍状况"。现在，这种将土地分成小块耕种的方式在法国仍然常见，其实五百年以前就已经风行英格兰了。尽管土地归不同的佃农耕种，但大部分土地都是敞着的，没有围垣。当时，因为耕地没有划分开来，只能靠大批的佃农进行耕种，所以人们纷纷抱怨。佃农们大都死于瘟疫。瘟疫过后，为了能让耕地产生利润，在新形成的出租方式条件下，大片土地被篱笆分割开来。现在，这成了英国耕地与他国显著不同的标志。

在瘟疫的影响下，人与土地分开了。农奴制瓦解之前，人们便不再受土地的禁锢。农奴制瓦解后，其他国家出现了由大量自耕农组成的阶层，但英格兰出现了较小的大地主阶层。

当然，"地主"这个概念并不能按照现代定义来理解，认为"地主"便是土地的"主人"。根据当时的习俗及土地所有权制度，这种拥有土地的形式是无法理解的。当时土地所有权的变化某种程度上影响了现在通行的土地所有方式。

因为瘟疫实在太严重了，所以不可避免地影响英格兰的教育、艺术及建筑等领域。首先，除了暂时影响了大学的教学，《什鲁斯伯里史》的作者们写道："在我们的语言发展史上，这场瘟疫也占有一席之地。自诺曼征服[①]到瘟疫暴发前，英格兰的贵族及绅士都习惯说法语，甚至小孩子都学法语。至少，雷纳夫·希格登[②]在《历代记》中是这样记载的。但从'第一次瘟疫'开始，正如《历代记》的译者约翰·特里维萨[③]所言，这种情况便'有了些许改变'。一个叫康沃尔的校长是第一

---

① 1066 年，诺曼底公爵威廉征服英格兰，成为英格兰国王威廉一世，史称"诺曼征服"。之后，英格兰官方用语是法语。——译者注
② 雷纳夫·希格登（1280—1364），英格兰编年史家，本笃会修士。——译者注
③ 约翰·特里维萨（1342—1402），亦称"特里维萨的约翰"，他将《历代记》由拉丁文翻译为英文，并加上了评论及序言。——译者注

个用英语来教学生的。很快，人们纷纷学习康沃尔的做法。到了1385年，约翰·特里维萨记载，这种做法已经非常普遍。当时，在所有基督教国家中，青少年主要由教会人士施教。因为我们所讨论的这场天灾夺去了许多教会人士的生命，所以康沃尔校长才有机会变革教学方式。要不是闹瘟疫，他永远不会有这种机会，他的变革引起了英国文学史上的巨大革命。"

瘟疫给建筑留下的痕迹在许多地方都可以看到。有的建筑仅仅完成了一部分便停工了，之后再也没有开工。有的建筑竣工了，但风格上有了变化，是按照瘟疫席卷全国后的盛行式样建造的。约翰·查尔斯·考克斯博士在《德比郡教堂札记》一书中提到过这一点，"瘟疫使英格兰和欧洲人惊慌失措，有那么一段时间，艺术及其他行业都陷入了瘫痪。当时，处在巅峰时期的教堂建筑艺术跌入了低谷，许多年后才从瘟疫的影响中恢复过来。一些在建的建筑停工了，再也没有继续。比如雅茅斯的圣尼古拉大教堂，当时教堂西楼正在建造两座宏伟的塔，但因瘟疫停了下来，再没有继续。眼尖的人经常会发现14世纪建造的教堂会有停工再建的痕迹，这正是瘟疫所致，同时解释了为什么一些建筑的工期持续了很长时间。我们相信，泰兹韦尔的著名教堂的工期长达数年的秘密就在于这场瘟疫。我国许多建筑有的中间暂停了，有的停工后又突然复工了，这些现象都与瘟疫有关"[1]。我们可以进一步说明这种情况。瘟疫时期的彩色玻璃与以往有所不同，原来，瘟疫既导致彩色玻璃制造的连续性上出现了间断，也造成了彩色玻璃风格上的变化。

上文在估计教会人士的死亡情况时已经指出，与估算普通人的死亡情况相比，我们有更确实的数据来估算教会人士的死亡情况。前几章已

---

① 《德比郡教堂札记》引言，第9页。——原注

经提及瘟疫时期每个郡空缺圣职授予的数字，尽管有些地方不能从文献记录中找到空缺圣职授予的确切数字，但根据有文献记录的结果推测，有一半享圣俸的圣职在瘟疫这一年发生了空缺。据此推测，大约有五千名享圣俸的圣职人员在瘟疫中殉职。正如已经指出的那样，这个数字仅仅是部分圣职人员在瘟疫中死亡的情况，如果要推测具体有多少圣职人员死亡，还要考虑专任神父、附属小教堂的神父、修道院修士和其他圣职人员的死亡情况。

当然，可我们以根据享圣俸的圣职人员和不享圣俸的圣职人员的比例来进行推测，进而得出结论。比如，根据温切斯特的主教登记簿，我们发现在 1349 年之前的三年里，平均每年有一百一十一人领受神父圣秩[1]。而在同一时期，空缺圣职授予的年平均数量仅为二十一人。通过这两个数字我们可以看出，享圣俸圣职人员与不享圣俸圣职人员的比例大约是一比四。根据这个推断，并假设享圣俸的圣职人员的死亡数量在五千人左右，那么我们可以推测出各类宗教机构的死亡总数是大约两万五千人。

这个数字尽管很大，但并不能说夸张，因为我们要记住，这些人的职业性质使其更容易被感染。修道院的修士们都住在一起，非常有利于致命的瘟疫蔓延。但奇怪的是，主教们在瘟疫中大多幸存下来，尽管我们可以确定，他们没有逃避责任，并且有证据表明，他们坚守着岗位。18 世纪时，马赛闹瘟疫，主教幸免于难，有诗人就此写了两句诗。这两句诗也可以用在此处：

---

[1]　当然，这些领受神父圣秩的人有好些是其他主教区的。但同样，温彻斯特的神父也可以依照教令在其他地方领受神父圣秩。所以，从整个英格兰来看，我们可以认为这实际上是均衡的。如上文所言，伦敦主教区 1362 年至 1374 年十二年中，非修会圣职人员与修会圣职人员领受神父圣秩的人数比例大约在六比一。——原注

> 大自然已经生病，每次大风都是死亡，
>
> 为什么马赛主教所吸的空气却纯净无恙？ [1]

　　基于有两万五千名圣职人士死于瘟疫这一估计，假设每一百名英格兰人便有一名圣职人士，并假设圣职人士与非圣职人士的死亡比例是相同的，那么在瘟疫中英格兰死亡总数应该在两百五十万人左右。奇怪的是，这个数字与上文估计的数字相同。上文的估计是基于爱德华三世统治末期人口恢复后的数字做出的。这就表明，瘟疫暴发之前，英格兰的人口总数在五百万左右 [2]。

　　毫无疑问，这场瘟疫深刻影响了教会。现在我们可以简略地谈一下该问题。很明显，这么高的比例的圣职人员突然死去，一定会造成教会习俗和教导等优秀传统的中断。另外，对圣职人员的现实需要迫使主教们将空缺圣职授予那些年轻没有经验的圣职人员，这样就不可避免地对后面几代人产生影响。约克大主教向教皇请求随时授予圣职及忽视以往对不同品秩间任职时间间隔的权力。教皇克雷芒六世批准了他的请求。他还同意诺威奇的贝特曼主教任命六十人为堂区主持，尽管他们才二十一岁，"仅仅是修士" [3]，因为如果不这样做，其堂区教堂及其他地方教堂的日课将无人主持。

　　亨利·奈顿是莱斯特郡的修士，在瘟疫中幸免。他写道："到处缺乏神父。许多教堂都没有日课、弥撒、晨祷、晚祷及各种圣礼圣餐。如果薪俸少于十英镑或十马克，几乎找不到神父来执掌一座教堂，但瘟疫

---

① 亚历山大·浦柏：《论人》，第 107 到 108 行。——原注

② 索罗尔德·罗杰斯估计 1348 年英格兰的人口数仅为二百五十万左右，该估计是基于男人女人的人口数大致相同做出的，这可以推导出每二十五人便有一名神父，很明显这是自相矛盾的。——原注

③ 根据天主教的传统，修士在修道院苦修几年后才能成为执事，再过几年才能成为神父。——译者注

前神父非常多的时候，只要出四马克到五马克或出两马克外加包膳宿 [①]，就能找到一名神父了。如果要找堂区的代理主持人，没有二十英镑或二十马克的薪俸，几乎没有人愿意干。瘟疫过后不久，许多在瘟疫中死了妻子的人来接受圣职。他们大都是文盲，而且是非圣职人员，只是知道怎么读怎么念而已，但并不理解所读的内容。" [②]

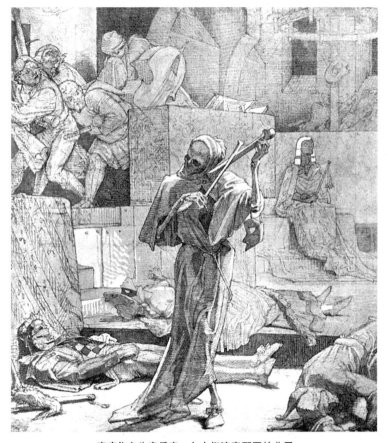

瘟疫化身为音乐家，向人们演奏邪恶的曲子

---

① 托马斯·阿米欧提到，连士兵的工资都要比圣职人员高。一名步兵一天拿三便士或一年拿七马克，一名骑兵一天拿十便士或十二便士。乔叟提到的堂区负责神父，仅"富于圣洁的思想和工作"，收入可能并不乐观。——原注

② 罗杰·特怀斯登：《十家著早期英国史》，第 2699 栏。——原注

　　这里可以举一个为了不让圣职长时间空缺而快速提拔圣职人员的例子。温切斯特主教区主教登记簿登记了许多没有等级的圣职人员被授予享圣俸的圣职的例子。比如，1349 年，温切斯特市至少有十九名已经被任命到各教堂担任圣职的人来领受圣秩圣事①，1350 年有八名这样的圣职人员。这二十七人接连被授予副执事、执事和神父圣秩，各级圣秩中没有服侍上帝时间的间隔②，这显然违背了惯例。

　　巴斯和韦尔斯主教区的主教登记簿记载了两个例子。我们从中可以看出，主教们因神父缺乏而陷入了困境。一个例子是，某人被允许领受最低级的圣秩，其妻子仅承诺会终身守贞，而不是像往常那样被迫去修道院度过余生，"因为她上了年纪，毫无瓜前李下之虞"③。第二个例子是，欣顿布鲁特堂区的代理主持人亚当获准礼拜日和诸宗教节日时在威廉·德·萨顿小教堂做弥撒，尽管他在自己的教堂已经主持过这些仪式④。

　　再举一个奇怪的例子。这个事件可能也是因为神父缺乏而引起的。1352 年 12 月，伊利举行了一次圣秩圣事。被按立⑤为神父的四个人中，有两个是修士。他们和另外两个都宣誓服从主教及其继任者，并保证"若被宣召，可主持堂区内任何教堂的工作"⑥。

　　这种因无人履行神圣的使命而急匆匆授予平信徒空缺圣职的例子还

---

① 亦称圣职圣事、神品圣事或按立圣职圣礼。——译者注
② 贝金特先生手稿，主教登记簿摘要。需要注意的是，平常时期，被授予圣职后才成为神父的例子很少。因此，还以温切斯特市的诸教堂为例，除了这次瘟疫的时期及 1361 年那场圣职人员死亡较多的瘟疫时期外，1349 到 1361 年期间，只有八或九人成为神父。如下表：

1346 年	1348 年	1349 年	1350 年	1351 年	1352 年	1354 年	1359 年	1361 年	1362 年	1363 年
1	1	19	8	4	1	2	1	5	1	1

③ 《哈利手稿》：第 6965 号，文档 145（1349 年 7 月 7 日）。——原注
④ 《哈利手稿》：第 6965 号，文档 146b。——原注
⑤ 宗教名词，意为"授予神父"圣职。——译者注
⑥ 大英博物馆：《科尔手稿》，第 5824 号，文档 23b。——原注

很多。这里仅举温切斯特的两个例子。通过这两个例子，我们既可以看
出当时神父有多么缺乏，也可以看出中世纪主教们谨防邪恶的热忱有多
么强烈。1385 年 6 月 24 日，著名的温切斯特主教怀克姆的威廉让温切
斯特朱瑞大街上圣米迦勒教堂的代理主持罗杰·迪恩爵士对圣福音宣
誓——他能在十二个月内学会以下内容：关于信仰的教义、需主教处理
之事、十诫、七善行、七宗罪、教堂诸圣事、主持圣事、施洗礼等。这
些都是佩卡姆大主教的命令所涵盖的内容①。1385 年 7 月 2 日，主教强
迫约翰·科比特在圣米迦勒节前将前文所述内容学会。1385 年 6 月 2
日，约翰·科比特被任命为汉普郡布拉德利的堂区主持人。上文所说的
罗杰·迪恩曾是诺福克郡赖斯顿的堂区主持人，1358 年 6 月 21 日便被
诺威奇主教授予温切斯特的享圣俸的圣职，三天后，怀克姆的威廉主教
便要求他完成上文所述的任务②。

　　前文已经说过，瘟疫对教会造成明显的影响之一，便是圣职候选人
的数量的明显下降。比如，温切斯特主教区在 1349 年之前的三年里，
领受神父圣秩的平均数量是每年一百一十一人，而在 1349 年后的十五
年里，直到伊登顿主教去世的 1365 年，每年领受神父圣秩的平均数量
只有二十人。从 1367 年到 1400 年，即便是主教区由怀克姆的威廉这样
极富宗教热忱的高级教士掌管，每年平均只有二十七人领受神父圣秩。
到了 15 世纪，这个数字进一步下降③。

　　瘟疫对其他地方的教会也产生了同样严重的影响。比如，伊利主教
登记簿显示，1349 年之前的七年里，领受神父圣秩人员的年平均数量

---

① 　关于学习主祷文等材料的真正意义，可以参考我的文章《14、15 世纪英格兰的宗教教育》，
　　见于 1893 年 10 月的《都柏林评论》第 900 页。——原注
② 　见于贝金特先生手稿。——原注
③ 　1400 年到 1418 年，每年平均只有十七人领受神父圣秩；1447 年到 1467 年，每年平均只
　　有十八人领受神父圣秩。——原注

是一百零一点五人，但 1349 年之后的七年中，只有四十点五人。很明显，1349 年根本没有进行按立神父圣秩圣事。1374 年到 1394 年，每年平均只有十四人领受神父圣秩。事实上，二十年间总共只有两百八十二人领受神父圣秩，并且这些人大部分都来自其他主教区，另外有一半以上，也就是一百六十一人，来自各个修道会。因此，伊利主教区领受神父圣秩的人有限。

我们还可以举一个赫里福德主教区的例子。1349 年前，该主教区领受神父圣秩的人非常多。1346 年 3 月 11 日，四百三十八人领受不同的圣秩，其中八十九人领受神父圣秩。这八十九人中有四十九人被授予赫里福德主教区的职位。1346 年 6 月 10 日，特里莱克主教发布命令，莱德伯里堂区教堂的四百五十一名候选人中，有一百四十八人领受神父圣秩，五十六人被授予主教区的职位。1346 年，主教共为大约三百一十九人按立神父圣秩，其中一半属于自己主教区的圣职人员①。1349 年，领受圣秩的人数与 1346 年大体相同。1350 年，三百七十一人领受圣秩。事实上，直到 1353 年，领受圣秩的人数一直都比较多，但其中大部分人都是其他主教区的。与温切斯特和伊利主教区一样，赫里福德主教区领受圣秩的人数也下降了。1345 年到 1349 年，主教平均每年为自己主教区七十二人按立圣秩，但其后五年的年平均数量只有三十四。特里莱克主教后面的任期中，领受圣秩的数量没有一年超过二十三人。

上述三个例子足以说明，瘟疫严重影响了教会人员的补充。其中的原因很容易找到。瘟疫期间，人口大量死亡，于是幸存者需要承担更多的事务，而事务繁忙导致工资升高，尽管国王谕令禁止增加工资。事实上，劳工所拿的高工资不利于圣职人士的职业发展。大瘟疫已经造成人

---

① 特里莱克主教登记簿，文档 180 等。——原注

口非常不幸的损失，英格兰与法兰西的战争则使英格兰对人口的渴求更加迫切。其后的社会动荡及玫瑰战争进一步加剧了人口短缺，这种短缺一直持续到都铎王朝时代。

1349 年瘟疫过后，在某种程度上，牛津大学与剑桥大学出现了学生的短缺，此事上文业已提及。毫无疑问，牛津大学的学生与当地居民之间的严重冲突，导致形势进一步恶化。教会教育的中心——牛津大学——的境况每况愈下。瘟疫过后五年多，爱德华三世不得不谕令主教们关注牛津大学的情况。由此可见牛津大学的境况已经有多么糟糕。国王要求主教们协助牛津大学重生。国王谕令道："朕知道，天主教的信仰要靠博学的教士来支撑，而政府治理也离不开谨慎的教士。朕由衷希望教会的人数增长，教士的德行进步，学识精进，英格兰尤其应该如此。牛津大学虽贵为教士教育之源泉"，现在却被学生抛弃，盛名不再，变成了"不结果的无花果树"[1]。上文已经提到，近半个世纪后，牛津大学也没有从瘟疫的重击中恢复过来[2]。

人们好像确实对此时非修会圣职人员和修会圣职人员教士之间的关系，或二者之间人数的比例关系，存在着广泛的误解。有人认为，14 世纪中叶以后加入修会的圣职人员减少，该现象可以作为这个时期修会圣职人员人数减少的证据。他们强调，14 世纪中叶之前，无论从数量上还是从影响力上，修会圣职人员都是英格兰教会系统中的主体。但14 世纪中叶之后，修会圣职人员的重要性、公共评价及人数骤降。他们不仅举出了修会圣职人员人数减少的证据，还指出 14 世纪中叶之后，新建的宗教机构都以学院的形式出现，而不是以修道院的形式出现。上

---

[1]　特里莱克主教登记簿，文档 163。——原注

[2]　西蒙·伊斯利普大主教在牛津创建了坎特伯雷学院，用来提升教士层次，增加学习场所（大卫·威尔金斯：《大不列颠和爱帕尼亚宗教会议》，第 3 卷，第 52 页）。怀克姆的威廉也出于同样目的建立了自己的学校和学院。——原注

述观点是错误的。中世纪时，其他国家的圣职人员是教会的中坚力量，至少从人数上、为教众提供的属灵服务上看都是这样。但英格兰与他们不同。中世纪时，英格兰的圣职人员不是教会的中坚。持有这些错误观点的人或是因为修道院建筑的宏伟而影响了其判断力，或是因为一些修士们在教会管理中的重要作用而影响了其判断力。他们忘记了，相对而言，这些大修道院的数量其实很少，修会圣职人员的数量相对于整个庞大的教会而言，所占比例也不大。

对那些专门关注中世纪时期的人来说，或者对那些对中世纪有所关注但分不清理论与事实、摆脱不了自己头脑中先入为主的想法的人来说，列举一些数字更有助于将事情解释清楚。比如，1344 年到 1345 年，约克主教区两百七十一人领受神父圣秩，其中只有四十四人是修会圣职人员，此时托钵修会广泛成立并纷纷开展活动。同样，斯塔佩尔顿主教登记簿记载了埃克塞特教区 1301 年到 1321 年领受神父圣秩的情况。其间，有七百零三名非修会圣职人员领受神父圣秩，而修会圣职人员只有一百一十四名领受神父圣秩。通过这两个例子我们可以看出，非修会圣职人员领受神父圣秩的数量是修会圣职人员数量的六倍多。

这个事实对评估上述宗教机构的方向变化非常重要。整个 13 世纪，理性思考暗流涌动。教会中负责任的管理者已经注意到，对在职的圣职人员进行教育，至少是对大部分圣职人员进行教育，是非常重要的。当时，大大小小的修道院遍布英格兰。1349 年大瘟疫过后，教士缺乏。尽管对圣职人员的需求迫切，但修道院伤痕累累，难以填补缺口。加之，瘟疫中神父数量是突然减少的，解决此事就更棘手了。从 1350 年到 1500 年，一个半世纪中，许多学院式机构成立了。这些机构有的属于大学类型，有的是为培养非修会神父而建的乡村学院，比如斯托克克—莱尔乡村学院与阿伦德尔乡村学院。这些林林总总的学院的成立，正是瘟疫造成的结果。因此，我们没有必要据此推测修道院已经式微，怀疑修道院的工作已经终结，从而解释为什么修道院的数量减少，为什么没有新的修道院成立。如果我们用 14 世纪中叶之前和之后非修会圣职人员和修会圣职人员领受圣秩的数量来检测一下这种怀疑是否正确，那么现有的统计数字可以证明，这种怀疑是站不住脚的。比如，据巴斯和韦尔斯教区主教登记簿记载，1443 年到 1523 年八十年间，有九百零一人领受神父圣秩，其中，六百七十九人是非修会圣职人员，两百二十二人是修会圣职人员，非修会圣职人员和修会圣职人员领受神父圣秩的比例为八点五比二点七，或者说是大于三比一①。

　　与那些担任世俗职务的人一样，劫后余生的教士们也要求教会支付比往日更高的俸金。考虑到当时的历史背景及因为教众大量死亡，教士们所得收益已然无多，我们不能苛责这些教士。要知道，教士们要求提高俸金，毫无疑问是教士数量锐减的结果。但当时，就像国王试图阻止劳工们要求提高工资那样，国王、议会、大主教和主教都试图制止教士们提出俸金方面的要求。伊斯利普大主教在致主教们的信中提到，这种"不加约束的贪婪"要受到法律的制裁，除非"世间已无仁爱"。大主教写道，"人们向我抱怨，并且经验——世间最好的老师——告诉我，劫后余生的神父们并不觉得自己是因为上帝的旨意才得以躲过大瘟疫幸存下来，并不觉得履行自己肩负的职责是为了上帝的子民，是为了公共福祉"，这些神父和劳工们一样，因为贪婪，完全不顾助理神父所肩负的重担，占据了更多有利可图的职位，并索要更多的俸金。此事若不马

---

① 从 1362 年到 1374 年，伦敦主教区萨德伯里主教共为 1046 名非修会圣职人员及 456 名修会圣职人员按立神父圣秩，两者的比例大约为 2.3 比 1。从 1381 年到 1401 年，布雷布鲁克主教仅为 584 名非修会圣职人员按立神父圣秩，同时期修会圣职人员被按立神父圣秩的数量是 425 人。换句话说，从 1362 年到 1374 年，伦敦主教区非修会圣职人员被按立神父圣秩的年平均数量超过了 87 人，而从 1381 年到 1401 年，年平均数量仅为 29.2 人。相应地，修会圣职人员被按立神父圣秩的数量分别为 35 人和 21.2 人。约克教省诸主教区的登记簿也出现了类似的结果。——原注

上制止，那么"主教区乃至整个教省的许多甚至大部分教堂、堂区教堂、小礼拜堂等将没有神父来执掌"。于是，大主教要求不能任用那些要求提升俸金的神父，并且教士们必须以原来的俸金来主持日常教务。此时，教俗两界都试图以法律来压制人们的自由，但最后导致教士们更加接近人民，与人民同舟共济，争取自由。

教士的缺乏从某种程度上导致了兼任圣职现象的泛滥。如果不考虑物色合适干练的人来担任教会重要职务、履行教会重要职责是如何困难重重，那么人们就很难理解此时为什么会有大量圣职是兼任的。比如，大瘟疫后的1361年怀特姆的威廉进入教会，身兼数职。该现象可以解释当时兼任圣职的现象如此普遍的原因。在当时的情况下，训练有素、胜任繁重教务的人因受瘟疫的影响而缺乏，于是圣职不得不由高级教士来兼任。

瘟疫过后，尽管英格兰教会困难重重，但有足够证据表明，教会的管理者们孜孜不倦，尽量使教务回到正轨。当时，教会将圣职授予许多虔诚的宗教社团，将更多的自由慷慨地赋予诸教堂。

瘟疫对修道院的影响，本书已经多次提到。瘟疫结束后，各级教士都很难招募到新人。修道院无法从瘟疫所造成的灾难中恢复过来。除此之外，主要因修道院佃农死亡而引起的土地所有权的突然变化，至少在相当长的一段时间里，削弱了修道院的经济地位。于是，修道院本身尚且左支右绌，根本无力他顾了。

上文列举的种种事实，充分说明了在瘟疫期间修道院的人口大量减少，这里可再加一例。1235年，圣奥尔本斯修道院有大约一百名修士。1349年瘟疫中，修道院院长及大约四十七名修士同时死亡，随后又有一名修士死于坎特伯雷，当时该修士正在陪新当选的院长赴罗马教廷拜谒的路上。假定瘟疫暴发前圣奥尔本斯修道院的修士数量和1235年相同，那么此时该修道院最多有五十一名修士。1396年，六十名修士参加了一次选举，因为这次参加选举的修士中包括九名小修道院院长，由此可以看出，该修道院实际上仅余五十一名修士。1452 年，该修道院仅有四十八名修士。近一个世纪后，该修道院解散，修士的数量减少到了三十九人。格拉斯顿伯里修道院的情况与圣奥尔本斯修道院一般无二，因为瘟疫袭击而修士骤减。加之，瘟疫对全国人口的影响，格拉斯顿伯里修道院修士数量多年都不能回升到原来的水平。无论从哪方面讲，地处英格兰西部的格拉斯顿伯里修道院一直以来都被视为英格兰最重要的本笃会修道院。假设该修道院全盛时期有大约一百名修士，这种假设没有夸张。但根据补助金卷档记载，1377 年该修道院仅有四十五名修士。1456 年，修士的数量增加到四十八人，该修道院被解散时，修士的数量大约也是四十八人。瘟疫对巴斯修道院修士数量造成的影响，上文已经提到，这里不再赘述。

毫无疑问，这场灾难让人们丧失了对教规的信心。人们不再相信传统，对信仰产生了怀疑。众所周知的是，人们并没有因为瘟疫这场天谴变得更好，这和往常是大不相同的。人们注意到，和历次瘟疫所造成的结果一样，或者正如凯撒里亚的普罗科皮乌斯[1]谈及拜占庭帝国皇帝查士丁尼一世[2]统治时所说的那样，"无论是出于偶然，还是来自天意，在灾难中活下来的都是那些最邪恶的人"[3]。这次灾难亦然。从意大利到英格兰，在瘟疫中活下来的人都是心中的邪恶被唤醒的人，都是呆板迟钝的人，这是非常普遍的。《方济各会年鉴》作者卢克·沃丁[4]说，1348 年到 1349 年的瘟疫导致宗教热情明显下降。他写道："邪恶的瘟

---

[1]　凯撒里亚的普罗科皮乌斯（500—554），历史学家。——译者注
[2]　查士丁尼一世（约483—565），拜占庭帝国皇帝，527 年到 565 年在位。——译者注
[3]　1350 年，伊斯利普大主教说道："每当回忆起这场前所未有、突如其来的瘟疫，我们就会发现，好人都死了，不该活的却活了下来。"——原注
[4]　卢克·沃丁（1588—1657），爱尔兰方济各会修士、历史学家。——译者注

疫给神圣的修会造成巨大破坏，带走了修会中持规守戒的人，带走了修会中经验老到的人。从此以后，诸修会，尤其是托钵修会，失去了修行的热情，不像往日那样虔诚了。在研修方面，修士们虽已经开始登堂入室，但粗心大意起来。我们最杰出的修士因瘟疫而死，活下来的修士持规守戒的热情减弱。新入会的修士因缺少必要的训练，很难像从前那样严守教规。靠他们重振教会的雄风是不可能的，他们只是使修道院不至空无一人罢了。"①

我们可以用一位可靠的研究者的话来为瘟疫造成的危害作结。威廉·坎宁安博士写道："要注意下面这一点，它非常重要。12 世纪及 13 世纪稳步发展的社会，到 14 世纪突然停滞不前了。加上百年战争的重负，英格兰几乎被压垮了。然而，即使黑死病夺走了一半的人口，并重构了整个社会，英格兰也必须咬牙坚持。"②

研究黑死病时，我们发现，很难彻底搞清楚它波及的范围及其所带来的断裂给当时的制度造成多么深刻的影响。1349 年的瘟疫摧毁了当时的制度。只有不断地重申、反复地思考这一现象，我们才能慢慢理解这场社会和宗教灾难的特点。但与此同时，如果想深入了解社会和宗教重构的伟大过程——我们下一代人马上要不得不面临一场类似的重构了，那么我们首先就要全面地认识黑死病。黑死病是一场悲剧，人们不能仅仅报以哀痛。这是因为，如果仅凭经验或感情进行社会重构，那么正如约翰·威克利夫一样，只能加重罪恶。社会重构实际上是一场重要机遇，离不开各行各业人们的艰苦努力和不懈追求。此处仅仅展现中世纪时期的一个特点，用已故爱德华·奥古斯图斯·弗里曼③教授的话说

---

① 《小兄弟会编年史》，第 8 卷，第 22 页。——原注
② 《英国工商业的发展》，第 275 页。——原注
③ 爱德华·奥古斯图斯·弗里曼（1823—1892），英国著名历史学家、伟大的建筑艺术家。——译者注

便是，中世纪时期的伟大之处。我们所处的时代，诸事易成，但中世纪的人们苦于应付物质上的种种困难。当今的知识分子没有充满生机，变得包容，而是陷入了悲观。但中世纪时，困难只会让人愈挫愈勇。人们直面困难，克服困难。那句老生常谈的、在某种意义上讲并不正确的短语"信仰时代"，正可用在这里。因为没有什么能比悲观更不符合我们这个时代的精神和心灵的基调了，没有什么能比希望更符合我们这个时代的精神和心灵的基调了。一位知名的现代作家在观研艺术作品时，发现中世纪的人们无法认清事物的真实面目，在羊皮纸或油画布上作画时，常画不出所画之物的真实形状。但实际上他并没有注意到这些画的意义所在。确实，这些画存在上述缺陷，但实际上它们对完的写实风格是一种必要的矫正或补充。放眼未来，对艺术的发展及人类不懈的努力来说，这是非常重要的。

这场通常称之为"黑死病"的大瘟疫，是一场突如其来的灾难，其势如溃堤之水，令"同类"难以望其项背。如果没有这场灾难，许多高贵的想法将得以实现；如果没有这场灾难，许多睿智的理念将得以发展。这些想法、理念原本能给人类带来丰硕的成果，但因黑死病而受重创，一蹶不振。尽管这样，我们也不能把时间浪费在无谓的悲痛上。逝者已矣！时间、努力奋进的力量属于在黑死病中幸存下来的人。

意大利两座宏伟的教堂——锡耶纳大教堂和米兰大教堂，体现了黑死病的双重特征。锡耶纳大教堂坐落于托斯卡纳山顶。它尽管雄伟，但与原来的建筑方案相比，仅是未完成之作，实际上正处于建造之中，如若完工，其规模不亚于当今的圣彼得大教堂。大教堂的耳堂① 已经拔地而起。黑死病突然暴发时，大教堂的中殿和高坛② 宏大的地基已经打好，之后工程暂停了，从此再未开工。

---

① 亦称横厅，是十字形教堂的横向部分。——译者注
② 教堂内唱诗班或教士席所在的部位。——译者注

瘟疫结束后又过了不到两代人的时间，意大利最宏伟的哥特式建筑——米兰大教堂——已经在伦巴第高高耸立，其寓意是新的生命、新的希望、新的伟大。它的伟大远胜于已经被埋葬的过去的伟大。米兰大教堂并不是依靠王公贵族的力量完成的，实际上是米兰人民自己的智慧和汗水的结晶，是米兰人民自己的成就①。

黑死病过后一百五十年的时间里，欧洲才从几乎崩溃的边缘恢复，实现了经济振兴和宗教复兴，这个话题可能最有趣味了，但这里不宜讨论这一重要而有趣的话题，仅陈述一下对黑死病结束后的历史的看法便可以了。黑死病结束后，尽管战事频仍，起义不断，但这个时期明显是进步的；黑死病结束后的历史，明涛暗浪汹涌，形势错综复杂，有时甚至让耐不住性子的研究者茫然无措，这是因为他们只想将世间万事简单地分为两类，要么是好，要么是坏。

---

① 大教堂管理层出版的《建造年鉴》事无巨细地记载了如何筹集必要的款项。因此，我们知道这一高尚的公共事业是如何完成的。现在，我们已经了解，乐意提供志愿服务的市民们每周挨家挨户去筹钱。教堂筹来的财物、教堂每月义卖的财物各式各样，有珠宝、衣服、亚麻布、瓶瓶罐罐……无论贫富，人人都想以某种方式参与，正如组织者所言，"出于神的启示，为了耶稣基督及圣母玛利亚的荣誉"。可参考埃德蒙主教 1893 年 7 月发表在《唐赛德评论》上的文章。——原注

译名对照表

Black Sea	黑海
Mediterranean	地中海
Pope Clement VI	教皇克雷芒六世
Avignon	阿维尼翁
Prague	布拉格
Matteo Villani	马泰奥·微拉尼
Genoese	热那亚
Florence	佛罗伦萨
friar minor	小兄弟会
Lamech	拉麦
Epidemics of the Middle Ages	《中世纪大瘟疫》
Cairo	开罗
Tartary	鞑靼
Mesopotamia	美索不达米亚
Syria	叙利亚
Armenia	亚美尼亚
Kurd	库尔德人
Caramania	尕勒莽尼阿
Caesarea	凯撒里亚
Aleppo	阿勒颇
Gaza	加沙
Cyprus	塞浦路斯
North Sea	北海
Marino Sanudo	马里诺·萨努多
Bagdad	巴格达

Lycia	利西亚
Trebizond	特拉布宗
Caspian	里海
Caucasus	高加索山脉
Crimea	克里米亚
Alexandria	亚历山大港
Mahabar	马哈巴尔
Cambeth	坎姆贝斯
Persian Gulf	波斯湾
Red Sea	红海
Aden	亚丁
Chus	楚斯
Piacenza	皮亚琴察
Gabriele de'Mussi	加布里埃莱·德姆西
Upper Italy	上意大利
Caffa	卡法
Saracens	撒拉逊人
Tana	塔纳
Constantinople	君士坦丁堡
Black Death	黑死病
Pestilence	瘟疫
plague of Florence	佛罗伦萨瘟疫
Johannes Isacius Pontanus	约翰内斯·伊萨契斯·彭塔努斯
Eastern plague	东方鼠疫
bubonic plague	淋巴腺鼠疫
Gui de Chauliac	居伊·德·肖利亚克
John Cantacuzene	约翰·坎塔库津
Thucydides	修昔底德
Scythia	赛西亚
Pontus	蓬蒂斯
Thrace	色雷斯
Macedonia	马其顿
Judea	朱迪亚
Andronicus	安多尼哥
Adriatic	亚得里亚海
Messina	墨西拿
Dominican	多明我会
Agatha	圣阿加莎
Catania	卡塔尼亚
Joanna I	乔安娜一世

Don Frederick	弗雷德里克
Gerard Otho	杰拉德·奥托
Duke John	约翰公爵
Syracuse	叙拉古
Girgenti	吉尔真蒂
Sciacca	夏卡
Trapani	特拉帕尼
Boccaccio	薄伽丘
Decameron	《十日谈》
Engelberg	恩格尔贝格
St. Denis	圣丹尼斯
Petrarch	彼特拉克
Rivarolo	里瓦罗洛
Piacenza	皮亚琴察
Bobbio	博比奥
Fulchino della Croce	富尔希诺·德拉·克罗斯
Oberto di Sasso	奥韦尔托·迪萨索
Sifredo de'Bardi	西弗雷多·迪巴尔迪
Bertolin Coxadocha	贝尔托兰·考克斯阿多察
Carmelites	加尔默罗修会
Servites of Mary	圣母玛利亚会
Galen	伽林
Hippocrates	希波克拉底
Aesculapius	埃斯库拉庇乌斯
Giovanni Villani	佐凡尼·微拉尼
Matteo Villani	马泰奥·微拉尼
Milan	米兰
Lombardy	伦巴第
Alpine	阿尔卑斯
Padua	帕多瓦
Siena	锡耶纳
Agniolo di Tura	阿格尼欧禄·迪图拉
Orvieto	奥尔维耶托
Rimini	里米尼
Parma	帕尔马
Reggio	雷焦
Laura	劳拉
Monrieux	蒙里埃
Marcus Tullius Cicero	马库斯·图利乌斯·西塞罗
Bartolomeo Cecchetti	巴尔托洛梅奥·切凯蒂

Andrea di Padova	安德烈亚·迪·帕多瓦
Great Council of Venice	威尼斯市政会
Marco Leon	马尔科·莱昂
Perugia	佩鲁贾
Olivetan	橄榄会
Blessed Bernard Ptolomey	贝尔纳德·托勒密
Marseilles	马赛
Merton College	墨顿学院
William Grisant	威廉·格里桑
School of Montpellier	蒙彼利埃医学院
Montpellier	蒙彼利埃
Simon de Covino	西蒙·德·科维诺
Rhone Valley	隆河谷
Languedoc	朗格多克
Narbonne	纳博讷
Lent	大斋节
Arles	阿尔勒
Carmelites	加尔默罗会
Laura de Noves	劳拉·德·诺韦斯
Good Friday	受难节
Bruges	布鲁日
Provence	普罗旺斯
Rhone	隆河
Toulouse	图卢兹
Valence	瓦朗斯
Stella	斯特拉
St.Michael	圣米迦勒
Nicholas IV	尼古拉四世
Hungary	匈牙利
Louis I	路易一世
Verona	维罗纳
General Chapter of the Friars Minor	小兄弟会总会
Bordeaux	波尔多
Princess Joan	琼公主
Castille	卡斯蒂尔
Pedro	佩德罗
Lyons	里昂
Michael Pancsus	米夏埃尔·潘克索斯
St. James	圣雅各节
Abbey of Foucarmont	福卡蒙修道院

译名对照表

Gascony	斯科涅
Poitou	普瓦图
Brittany	布列塔尼
Picardy	皮卡第
Léopold Victor Delisle	利奥波德·维克托·德利勒
St.Denis	圣丹尼镇
Rheims	兰斯
Louis X	路易十世
Joan of Navarre	纳瓦拉的琼
Valois	瓦卢瓦
Philip VI	腓力六世
Joan of Burgundy	勃艮第的琼
William of Nangis	南吉斯的威廉
Hotel-Dieu of Paris	巴黎主宫医院
Gascony	加斯科涅
Amiens	亚眠
Tournay	图尔奈
Abbot of St. Martin	圣马丁修道院
Gilles Li Muisis	吉勒·利·穆伊西斯
Paris Parliament	巴黎议会
Aragon	阿拉贡
Santiago	圣地亚哥
Flanders	佛兰德斯
John de Pratis	约翰·德·普拉蒂斯
Corpus Christi Day	圣体节
Arras	阿拉斯
Cambray	坎布雷
feast of St. John	圣约翰节
Merdenchor	墨尔登绍
St. Piat	圣皮亚
St. Brice	圣布里塞
St. Matthew's day	圣马修节
De Valle	德瓦勒
Leper House	麻风医院
Crutched Friars	圣十字会
Liège	列日
Abbey of St. Trond	圣特龙修道院
Laon	拉昂
Abbey of St. John	圣约翰修道院
Sardinia	撒丁岛

Corsica	科西嘉岛
Balearic Islands	巴利阿里群岛
Majorca	马略卡岛
Jerónimo de Zurita	赫罗尼莫·德·苏里塔
Almeira	阿尔梅里亚
Barcelona	巴塞罗那
Valencia	巴伦西亚
Pedro IV	佩德罗四世
Saragossa	萨拉戈萨
Alfonso XI	阿方索十一世
Gibraltar	直布罗陀
Compostella	孔波斯泰拉
St. James	圣雅各教堂
Notre Dame de Roc Amadour	罗卡马杜尔圣母院
Galicia	加利西亚
Salvaterra	萨尔瓦特拉
Salvatierra	萨尔瓦提拉
Sierra de la Pena	谢拉德拉佩纳
Dalmatia	达尔马提亚
Ragusa	拉古萨
Spalatro	斯帕拉托
Archbishop Dominic de Lucaris	多米尼克·德·卢卡里斯大主教
Sebenico	塞贝尼科
Istria	伊斯特拉半岛
Valley of Etsch	伊茨谷
Botzen	博尔扎诺
Tyrolese Alps	提洛尔阿尔卑斯山
Brenner Pass	布伦纳关
Bavaria	巴伐利亚
Inn	因河
Muhldorf	米尔多夫
Carinthia	卡林西亚
Styria	施蒂里亚
Neuberg	诺伊堡
valley of the Mürz	米尔茨河谷
Novara	诺瓦拉
Peter Azarius	彼得·阿扎里厄斯
Momo	莫莫
Gallarete	加拉泰
Varese	瓦雷泽

译名对照表

Bellinzona	贝林佐纳
St.Gothard Pass	圣哥特哈德关
Tortona	托尔托纳
Rhine Valley	莱茵河谷
Dissentis	第森提斯
Pfaffers	普法费斯
Lake Constance	康斯坦斯湖
Abbey of St. Gall	圣加伦修道院
Lake of Geneva	日内瓦湖
Berne	伯尔尼
Lucerne	卢塞恩
Ruswyl	鲁斯维尔
Valley of Engelberg	恩格尔贝格山谷
Abbey of Engelberg	恩格尔贝格修道院
Superior Catherine	凯瑟琳院长
Countess of Arberg	阿尔贝格伯爵夫人
Holy Innocents	悼婴节
Mechtilde of Wolfenschiessen	沃尔芬希森的梅西蒂尔德
Constance	康斯坦斯
Easter	复活节
St. Stephen	圣斯蒂芬
Bohemia	波希米亚
Colmar	科尔马
Strasburg	斯特拉斯堡
Cologne	科隆
William von Gennep	威廉·冯·热内普
Frankfort	法兰克福
Caspar Camentz	卡斯帕·卡门茨
feast of St. Mary Magdalene	圣玛丽·玛格达莱尼节
Prussia	普鲁士
Bremen	不来梅
St. Mary	圣玛丽
St. Martin	圣马丁
St. Anschar's	圣安斯加尔
St. Stephen's	圣斯蒂芬
Monastery of Fleurchamps	弗勒尚帕修道院
Abbey of Foswert	福斯沃特修道院
Sven Lagerbring	斯文·拉格尔布林
Bergen	卑尔根
Archbishop of Drontheim	德龙塞姆大主教

West-Gotland	西哥特兰
Isle of Gotland	哥特兰岛
Wisby	维斯比镇
Franciscan	方济各会
Magnus II	马格努斯二世
Hacon	哈康
Knut	克努特
Schleswig Holstein	石勒苏益格－荷尔斯泰因
John of Parma	帕尔马的约翰
Mayence	美因茨
Henry	亨利
Marbach	马尔巴赫
Jersey	泽西岛
Guernsey	根西岛
John Mautravers	约翰·马特拉沃斯
Bath	巴斯
Wells	韦尔斯
Ralph of Shrewsbury	什鲁斯伯里的拉尔夫
Dorsetshire	多塞特郡
Galfrid le Baker	加尔弗里德·勒贝克
Devon	德文郡
Somerset	萨默塞特郡
Bristol	布里斯托尔郡
Melcombe Regis	梅尔科姆里吉斯
Malmesbury	马姆斯伯里
Eulogium Historiarum	《史颂》
Translation of St. Thomas	圣托马斯升天节
Melcombe	梅尔斯科姆
Nicholas Trivet	尼古拉·特里维特
Bridlington	布里德灵顿
Weymouth	韦茅斯
Island of Portland	波特兰岛
Henry Knighton	亨利·奈顿
Leicester	莱斯特
Strafford	斯特拉福德
St. Bartholomew's	圣巴托洛缪日
Prior of Canterbury	坎特伯雷修道院院长
Dean of College of Bishops	主教团团长
Salisbury	索尔兹伯里郡
Exeter	埃克塞特郡

Robert of Avesbury	埃夫斯伯里的罗伯特
Sarum	塞勒姆
Abbotsbury Abbey	阿伯茨伯里修道院
Bincombe	宾库姆
Blandford	布兰德福德
Spettisbury	斯佩茨伯里
Stour	斯陶尔河
Grimsby	格里姆斯比
John le Spencer	约翰·勒斯宾塞
Adam de Carleton	亚当·德·卡尔顿
Robert de Hoveden	罗伯特·德·霍夫顿
West Chickerell	西奇克列利
Warmwell	沃姆韦尔
Combe Kaynes	库姆卡伊纳斯
Dorchester	多塞特特
Bridport	布里德波特
East Lulworth	东拉尔沃斯
Tynham	泰恩汉姆
Langton	兰顿
Wareham	韦勒姆
Shaftesbury	沙夫茨伯里
Portesham	波特舍姆
St. Laurence's	圣劳伦斯教堂
Michael de Molis	迈克尔·德·莫里斯
St. Martin's	圣马丁
St. Peter's	圣彼得
St.John's	圣约翰
Poole	普尔
John Hutchins	约翰·哈钦斯
Baiter	拜特
Henry VIII	亨利八世
Cornwall	康沃尔
Wiveliscombe	威弗利斯科姆
Evercreech	埃弗克里奇
Castlecary	卡斯尔卡瑞
Almsford	阿尔姆斯福特
Bridgwater	布里奇沃特
Clevedon	克里夫登
Portishead	波蒂斯黑德
Bristol Channel	布里斯托尔湾

North Devon	北德文
Keynsham	凯恩舍姆
Freshford	弗雷什福德
Twerton	图尔顿
Hardington	哈丁顿
Holcombe	霍尔科姆
Cloford	克洛福德
Kilmersdon	基墨尔斯顿
Babington	巴宾顿
Compton	康普顿
Doulting	杜尔汀
Bathampton	巴斯安普顿
Frome	弗罗姆
Yeovil	约维尔
Athelney	阿瑟尔尼
Muchelney	马彻尔尼
Abbey of Glastonbury	格拉斯顿伯里修道院
John de Ford	约翰·德福特
Samuel Pepys	塞缪尔·皮普斯
Samuel Seyer	塞缪尔·赛耶
Gloucestershire	格洛斯特郡
High Street	高街
Broad Street	宽街
Holy Cross de la Temple	圣十字教堂
Grandisson	格兰迪森
Northam	诺瑟姆
Alverdiscott	阿尔弗迪斯科特
Fremington	弗雷明顿
Barnstaple	巴恩斯特伯尔
Exe	埃克斯河
Fowey	福伊
Bodmin	博德明
John de Wye	约翰·德怀
Pilton Priory	皮尔顿小修道院
William de Huma	威廉·德胡默
Cornish	凯尔特语
Newenham Abbey	努恩哈姆修道院
Augustinian	奥古斯丁会
Hartland Abbey	哈特兰修道院
Aquitaine	阿基坦

Roger de Raleghe	罗杰·德罗利
Benedictine	本笃会
Tavistock	塔维斯托克
Richard de Esse	理查德·德·埃塞
William of Worceste	伍斯特的威廉
John de Kilkhampton	约翰·德·基尔克汉普顿
Launceston	朗斯顿
Robert of Avesbury	埃夫斯伯里的罗伯特
Smithfield	史密斯菲尔德
Westminster	威斯敏斯特
John Stow	约翰·斯托
John Corey	约翰·科里
Aldgate	阿尔德盖特
Priory of the Holy Trinity	圣三一小修道院
Nicholas	尼古拉
churchyard of the Holy Trinity	圣三一小修道院墓地
William Elsing	威廉·埃尔辛
Robert Elsing	罗伯特·埃尔辛
Ralph Stratford	拉尔夫·斯特拉特福德
Charterhouse	查特豪斯修道院
Sir Walter Manny	瓦尔特·曼尼爵士
Spittle Croft	斯皮特尔克拉夫特
St. Bartholomew's Hospital	圣巴托洛缪修道院医护所
New Church Haw	新教堂墓地
Knightsbridge	奈茨布里奇
Court of Hustings	哈斯廷斯法院
Courts of Justices	王座法院
Bircheston	伯彻斯顿
Hospital of St.James	圣雅各修道院医院
William de Weston	威廉·德·韦斯顿
Gesta Abbatum	《历任院长志》
St. Albans	圣奥尔本斯
Michael Mentmore	迈克尔·门特莫尔
Thomas de Risburgh	托马斯·德·里斯伯
Hertfordshire	赫特福德郡
Hertfordshire Manors	赫特福德庄园
Bedfordshire	贝德福德郡
Buckinghamshire	白金汉郡
Berkshire	伯克郡
Inquisitiones post mortem	《死后调查书》

Escheator	土地收还官
King's Court of Chancery	衡平法院
Berkhampstead	伯克姆斯特德
John Robyns	约翰·罗宾斯
Storington	斯图灵顿
Husee	休斯
Crokham	克罗克汉姆
William de Montagu	威廉·德·蒙塔古
Catherine Grandison	凯瑟琳·格兰迪森
Rochester	罗切斯特
Medway	梅德韦
Sussex	萨塞克斯
Sheerness	希尔内斯
Dover	多佛
Christchurch	克赖斯特彻奇
Stephen Birchington	斯蒂芬·伯青顿
Christchurch	克赖斯特彻奇
St. Gregory's	圣格雷戈里
Faversham	法弗舍姆
Ospring	奥斯普林奇
Thomas Dene	托马斯·迪恩
Benedicta	贝妮迪克塔
Margaret	玛格丽特
Martha	玛莎
Joan	琼
William Dene	威廉·迪恩
Malling Abbey	莫灵女修道院
Halling	霍灵
Trotterscliff	特罗特斯克里夫
Birchington of Canterbury	斯蒂芬·伯青顿
Thomas Bradwardine	托马斯·布拉德沃丁
Lesnes	列斯涅斯
Winchester	温切斯特
Surrey	萨里郡
Hampshire	汉普郡
Isle of Wight	怀特岛郡
William Edington	威廉·伊登顿
Rama	拉玛
Hail Mary	万福玛利亚
St. Swithun's	圣斯威森

John de Hampton	约翰·德·汉普顿
Robert de Popham	罗伯特·德·波帕姆
William de Fyfhide	威廉·德·法弗海德
Henry I	亨利一世
Wiltshire	威尔特郡
Ivychurch	艾维彻奇
Fordingbridge	福丁布里奇
Southampton	南安普顿郡
Portsmouth	朴次茅斯
Hayling	海灵
Wandsworth	旺兹沃思
Austin Friars	奥斯丁会修道院
Southampton	南安普顿
Francis Joseph Baigent	弗朗西斯·约瑟夫·贝金特
Sandown	桑当
Winchelsea	温奇尔西
John de Scarle	约翰·德·斯卡利
Matilda Lycotin	玛蒂尔达·吕科丁
Boxgrove	博克斯格罗夫
John de Waring	约翰·德·韦林
Ely	伊利
Cambridgeshire	剑桥郡
Whaddon	瓦登堂区
Lewes	刘易斯
Battle	巴特尔
Oxfordshire	牛津
Midlands	英格兰中部
Walter de Manny	瓦尔特·德·曼尼
King's Bench	王座法庭
Common Pleas	民事高等法院
John Montgomery	约翰·蒙哥马利
Captain of Calais	加来上尉
Lord of Clistel in Calais	克里斯特尔勋爵
Friars of the Blessed Mary of Carmel	加尔默罗会圣玛丽修道院
Thomas de Clopton	托马斯·德·克洛普顿
Pembroke	彭布罗克
Laurence de Hastings	劳伦斯·德·黑斯廷斯
Abergavenny	阿伯加文尼
Carmarthen	卡马森
Bosphorus	博斯普鲁斯海峡

Whitland	惠特兰
Talley	塔利
Premonstratensian	普雷蒙特雷修会
Kidwelly	基德韦利
John Clyn	约翰·克莱因
Kilkenny	基尔肯尼
That-Molyngis	萨莫里恩吉斯
Howth	霍斯
Drogheda	德罗赫达
Cork	科克
Great Malvern	大莫尔文
Powick	波伊克
Wulstan de Braunsford	伍尔斯坦·德·布劳恩斯福特
Hartlebury	哈特尔伯里
St. Oswald	圣奥斯瓦尔德
John Leland	约翰·利兰
Leo de Perton	利奥·德·佩尔顿
William Dugdale	威廉·达格代尔
History of Warwickshire	《沃威克郡志》
Ditchford Friary	迪奇福特男修道院
Kenilworth	凯尼尔沃思
Jordan well	乔丹井
Coventry	考文垂
Jordan Shepey	乔丹·舍佩
John de Dunstable	约翰·德·邓斯塔布尔
Pollesworth Abbey	波尔斯沃思女修道院
Leticia de Hexstall	利蒂西娅·德·赫克斯特尔
Lincoln	林肯
Godstowe Nunnery	哥斯托女修道院
St. Frideswide	圣弗丽德丝维德
Nicholas de Hungerford	尼古拉·德·亨格福德
Anthony Wood	安东尼·伍德
Armagh	阿马
Richard FitzRalph	理查德·菲茨拉尔夫
Thomas Gascoigne	托马斯·加斯科因
Theological Dictionary	《神学词典》
Richard de Selwood	理查德·德·塞尔伍德
Richard de Cary	理查德·德·卡里
Osney Abbey	奥斯尼大修道院
John Dereford	约翰·德雷福特

译名对照表

New College	新学院
William of Wykeham	怀克姆的威廉
Norwich	诺威奇
Norfolk	诺福克
Suffolk	萨福克
Hulme	霍姆
East Anglia	东盎格利亚
Heveringland	赫弗灵兰德
Hickling	希克灵
College of St. Mary-in-the-Fields	诺威奇的圣玛丽学院
Friars of our Lady	圣玛丽女修道院
Cornard Parva	康纳德帕尔瓦
Hunstanton	亨斯坦顿
Snetterton	斯内特顿
Dunwich	邓尼奇镇
Thomas de Lisle	托马斯·德·莱尔
Arles	阿尔勒
Barnwell	巴恩韦尔
Walter de Peckham	瓦尔特·德·佩克汉姆
Philip Dallying	菲利普·达易灵
Adam de Lynsted	亚当·德·林斯泰德
John of St. Ives	圣艾夫斯的约翰
Robert de Sprouston	罗伯特·德·斯普劳斯顿
Roger de Broom	罗杰·德·布鲁姆
John Lynot	约翰·利诺特
Meln-street	梅恩大街
John Atte Welle	约翰·阿特·韦勒
Huntingdon	亨廷顿
Ramsey	拉姆西
Caldecot	科尔德科特
John Bridges	约翰·布里奇斯
Luffield	拉夫菲尔德
William de Skelton	威廉·德·斯凯尔顿
Delaprey	德拉波雷
Catherine Knyvet	凯瑟琳·尼维特
Worthop	沃思哈普
Emma de Pinchbeck	埃玛·德·平奇贝克
Agnes Bowes	阿格尼丝·鲍斯
Thomas Holland	托马斯·霍郎德
Stamford	斯坦福德

Blisworth	布利斯沃思
Rutland	拉特兰
Briton	布立呑
Vortigern	沃提根
Bede	比德
De gestis Anglorum	《英吉利教会史》
Croxton	克罗克斯顿
Knighton	奈顿
William de Botereaux	威廉·德·博特罗克斯
Isabella	伊莎贝拉
St. James' Day	圣雅各伯庆日
Sadington	萨丁顿
Staffordshire	斯塔福德郡
Lichfield	利奇菲尔德
Tamworth	塔姆沃思
Hereford	赫里福德郡
Shropshire	什罗普郡
Trileck	特里莱克
Bromyard	布罗姆亚德
Great Colington	大科灵顿
Little Colington	小科灵顿
Salop	萨洛普
Hugh Owen	休·欧文
John Brickdale Blakeway	约翰·布里克戴尔·布莱克韦
Dodington	多丁顿
Fulk	富尔克
Humphrey	汉弗莱
Wash	沃什湾
Dee	迪伊河
Chester	切斯特
Notthingham	诺丁汉
County Palatine of Chester	切斯特伯爵领地
Frodsham	弗罗德舍姆
Netherton	内瑟顿
Bucklow	巴克洛
Margery del Holes	玛格利·德尔霍莱什
Rudheath	鲁德希思
John Charles Cox	约翰·查尔斯·考克斯
Churches of Derbyshire	《德比郡教堂札记》
Eckington	埃金顿